中医一本通丛书

中医妇科一本通

主　编　魏睦新　胡　平　陈燕萍
副主编　袁　颖
编　委　王　平　苏维维　魏晴雪
邵丽娟　王　岚　刘佳莅

科学技术文献出版社
Scientific and Technical Documents Publishing House
北　京

(京)新登字130号

内 容 简 介

本书是大型丛书——《中医一本通》丛书之《中医妇科一本通》分册。

妇科病证有许多需要中医调治才能取得效果。这是因为中医妇科有独特的理论体系和丰富的临床经验。作为科普和自学为主的本书分为十个篇章，通俗易懂地介绍了中医妇科知识。第一至第四章相当于总论部分，重点介绍了中医妇科学概论、女性解剖生理特点、病理特点和妇科疾病的治疗原则。第五至第十章为各论部分，详细介绍了妇科常见疾病的概念、诊断与鉴别诊断、病因病机、辨证论治、调护要点。尤其是鉴别诊断方面非常清晰详细，目的在于提高读者临床应用的能力。

体例上更多采用条理清晰的文字以及大量鉴别诊断图表，尤其是思维导图的方式；注意知识点的由浅入深、循序渐进，力求内容全面，层次清晰，以利于读者学习和掌握。

本书适合于对传统中医妇科有兴趣的各种教育背景的爱好者自学使用，对于医学院校学生的中医学习，西医学习中医的人员，也有重要参考价值。

《中医一本通》丛书编委会

前言

在现代科学技术迅猛发展以及西方医学体系占据主导地位的今天,我们的老百姓对中医中药的热情却丝毫未减。这首先应该归功于中医中药对许多慢性病、疑难病的疗效,以及中医中药在体质调理、治疗未病、养生康复和提供生存质量方面所具有的不可替代的效用。中医学是中华民族千百年来医疗科技、文化、哲学、思维的智慧结晶,是中国传统科学和传统文化的载体,为中华民族的繁衍生息做出了巨大的贡献。但是我们也关注到了中医的很多理论、方法不能被解释与证明,很多疗效无法被确切再现,从而在其生长的土壤上一度遭遇了信任危机。另一方面,目前中医科普市场菁芜并存,既有科学活泼的好作品,也有缺乏科学性甚至误导读者的作品存在。由于历史的原因和学科的独特性,要在短期内把中医融入现代自然科学是不现实的。我们应该做的和能够做的,就是要加强科普宣传,让大众尤其是青年人更好地走近中医、了解接受中医。如果把中医比作开在树梢的美丽鲜花,科普就是为摘花的朋友搭起脚手架,帮他一把,但又不是替代,要让读者凭借自己的智慧摘到鲜花,使中医的独特魅力为大家所认同,这就是编写本丛书的目的所在。

本丛书从基础到临床,从诊断到食疗,共分11分册。分别是:《中医基础一本通》、《中医诊断一本通》、《中药一本通》、《方剂一本通》、《中医内科一本通》、《中医妇科一本通》、《中医儿科一本通》、《中医进补一本通》、《中医食疗一本通》、《中医针灸一本通》、《中医推拿一本通》。各分册自成体系，又相互关联。读者可以成套购买学习备查，也可以选择自己感兴趣的分册单独使用。在编写过程中，我们编写基础时注意结合临床实践；编写临床时注意基础知识的温习。作为全书编写的灵魂部分，中医学理论的普及性诠释贯穿了始终。这是因为中医理论体系是在长期的临床实践经验积累的基础上，用中国古代哲学思想包被，其理论的表达有着深刻的古代哲学意味，如“天人合一的整体观念”、“精气学说”、“阴阳五行”等。本丛书用通俗易懂的语言将其深奥的道理表达出来，让人们理解应用，用常理解释医理。从内容上要注重与现代生活结合，注重为读者解决实际问题；从形式上迎合“读题时代”、“读图时代”人们的阅读习惯。首次尝试把英国著名科学思维专家托尼巴赞创造的思维导图引用到中医知识结构的梳理，加强了趣味性，提高了理解记忆效果。对于针灸、按摩这些都是广大读者认知度很高的实用中医技术，我们注意多用线条图或照片图来说明问题，少用文字，使读者能够“一看就懂，一学就会”，进一步能够“按图索骥”，极大地方便了读者。此外，针对部分立志于学习中医却没有机会走进课堂的青年读者，我们特意在每章结束时，做一小结用以归纳全章内容。其后又附一题解，帮助读者复习掌握。由于各分册内容不同，在题解体例上没有要求各分册的绝对统一。对于把中医当科普常识了解的读者，这两部分可以跳开，不必深究。

与一般教科书不同，为了把本丛书编为一部受欢迎的、有持久生命力的科普作品，编著者首先从内容上注意了对艰深晦涩的专业词汇的处理，尽量用非医学专业读者看得懂、听得进的语言来写，在部分分册我们将一些初次接触很难理解的中医术语处理为副标题，又另外起了一个通俗易懂的主标题，帮助读者理解，引起读者的阅读兴趣。如“经络”——人体内部的互联网；“气血津液”——生命活动的基本物质；“灸法”——温馨的一把草等。努力把艰深的医理、枯燥的术语变成有亲和力、有表现力、有新鲜感，与现代生活接轨的语言，引起读者的兴趣。笔者以为现在是一个讲究包装的时代，中医科普作品在形式上也要多下工夫，力求标题醒目，层次清楚，检索性强，这样才能更好地表现内容，读者也更乐于接受。本丛书具有以下特色：

1. 中医的人文关怀思想的挖掘

传统中医一向注重人文精神，强调以人为本，作为中医学理论的奠基著作《黄帝内经》一书把人定位在一个重要的位置，认为人的生命是宇宙间最宝贵的东西。如今传统的生物医学模式已被生物—心理—社会模式所取代，这种医学模式的转变实际上是医学人文的回归。我们力求通过我们的笔墨，让读者理解中医治疗的是人，是有病的人，或需要防病的人。人的状态在各种因素影响下发生了偏差就是病。中医的本质就是发现偏差，通过药物针灸等各种渠道扭转了偏差，使人恢复到阴阳平衡的常态，疾病就好了。在防病治病中，人的精神生活非常重要，“精神内守，病安从来”。中医注重人文关怀，情志调节，提高人们的生活质量和生存质量是中医追求的目标。

2. 中医整体观念的挖掘

中医学是以中国古代“天人合一”的道家思想为核心，强调天人是合一的，人类从大自然得到我们所需要的一切。这就是中医独特的整体观念。自然界的风、寒、暑、湿、燥、火和人体内的气血在正常情况下是一种自然的和谐。而当人与它们不能和谐的时候，就要得病。因此必须遵循自然变化规律，遵循自身的体质条件，研究各种外来因素对人自身体质所可能产生的正、负两方面的作用。用整体观念、阴阳平衡观念为指导，调整机体偏差，适应自然环境变化，是中医治疗的本质。现代医学依赖高科技手段，有各种诊疗仪器，而传统中医在整体观念的指导下，认为疾病变化的病理本质虽然藏之于“内”，但必有一定的症状、体征反映于“外”。故诊病以“司外揣内、见微知著、以常达变”为基本原理，通过望、闻、问、切四诊合参。本书虽然无法期待读者对中医诊病方法了如指掌，但通过阅读力求使其掌握一些基本的手段、方法，理解中医诊断方法的科学性，并学会对常见现象的判断：如观察病人面色淡白无华，多为血虚证或失血证；面黑暗淡，多为肾阳虚的表现；舌有瘀斑，是体内有瘀血的表现，听声音高亢有力的多为实证等。

3. 中医辨证论治思想的挖掘

中医中药因为毒副作用小，很多人只凭对中医的简单了解就将一些常用的中成药作为保健类药物长期服用。如目前人们比较推崇的六味地黄丸，对于那些肾阴亏虚，即在肾虚的基础上还伴有潮热盗汗、口干舌燥、舌红少苔等阴虚症状的人确实有效。而对于肾虚又怕冷的就不能使用，应该换用金匮肾气丸。这就是中医的辨证论治。根据患者对各种内外因子产生偏差的表现，寻找引起偏差的本质，然后纠正，就达到了治疗的目的。中医治疗以“辨证施治”为其基本特点，强调个体化，主张“因人、因地、因时”制宜。现代医学随着人类基因研究的深入，这两年也开始强调“个体化医疗”的重要性了，佐证了中医辨证论治的意义。

4. 中医治疗“未病”思想的挖掘

近年来国际上医学研究的热点之一“亚健康”，就是指介于健康与疾病之间的边缘状态，又叫慢性疲劳综合征或“第三状态”。如今医学界对亚健康状态的重视正好和古人“治未病”的思想不谋而合。中医除了治病之外，在预防疾病上也有很大的优势。自古就有“不治已病治未病”的古训。治未病，其含义广泛，主要包括未病先防和既病防变两个方面，就是指在疾病未发生之时、未加重之时、未演变之时、未复发之时、未后遗之时，预先采取措施，防止疾病的发生、发展、传变等。本丛书在《中医进补一本通》和《中医食疗一本通》中，充分强调注意把治未病的思路贯彻到养生保健中去，强调中医可以根据自身体质偏阳、偏虚、偏寒、偏热等服用中药调理，选择食品调理。治未病的方法自古以来相当丰富，我们在取材方面注意甄别，尽可能地把简便易行，有中医科学内涵，能够期待疗效，改善体质的好方法介绍给读者。

本分册由南京医科大学博士生导师魏睦新教授和南京医科大学第一附属医院胡平硕士、第二附属医院陈燕萍硕士主编策划审改。编委南京医科大学第一临床医学院王平医师、第四临床医学院苏维维医师和南京中医药大学及江苏省中医院魏晴雪、邵丽娟、刘佳莅医师在全书的编写、图表编制和通稿方面做出了贡献。

中医科普任重而道远，要用读者可以接受的方式，让人们真正走近中医，认识中医，喜欢中医，让中医的独特魅力终将为世界所认同，是每一个中医工作者的义务和责任。为此本丛书由南京医科大学牵头，邀请了中国中医科学院、世界华人消化杂志社、南京中医药大学和遵义医学院等国内知名大学及其附属医院的中医专家和博士、硕士年轻学者为主执笔，他们既有坚实的中医理论基础和临床功底，又对现代科学、现代医学有较深的理解。尽管我们尽了最大努力，但是由于中医科学的博大精深，其形成时代的久远，以及我们作者群知识面的局限，所以难免有不到之处。我们真心期待读者朋友给予批评指正。希望如果有机会再版，能使我们的丛书将变得更完美（主编电子邮箱 weimuxin@njmu. edu. cn）。

魏睦新　书于石城

目　录

导论

中医妇科学是运用中医学的理论研究妇女生理、病理特点和妇女疾病的发生、发展规律，以及相应的诊断、治疗和预防方法的一门独立的临床医学学科。其之所以成为一门独立的学科，在于女性独特的生理、病理、心理的特点，生理上有经、孕、产、乳；病理上有经、带、胎、产、杂。这些都是建立在其特有的解剖基础之上，中医传统医学对妇科理论的认识及疾病的临床治疗有着源远流长的历史，中医妇科学也早已成为一门独立的学科，本书较清楚地讲解了中医对各种常见妇科疾病的认识，及中医对生殖器官的名称，并将其与现代理论中的名称相对应起来。在明确这些名称所指部位及其功能的同时，我们也要知道不同点。如同样是“子宫”，古时所指与现代的不尽相同。

全书分导论和各章节两部分。导论主要介绍了中医妇科的定义、特点和研究范围，使读者对其有初步的认识，并给出了一些建议，能帮助读者更好地学习并运用所学知识。

各章节系统介绍了中医妇科的基础知识和基本理论。其中第二章介绍了有关女性生理的理论，明确界定了胞宫、子宫的含义，并与现代理论中的名称相对应起来，让读者从比较中掌握概念；补充了肾-天癸-冲任-胞宫生殖轴的相关理论、月经周期调节机理及带下生理与调节的新认识,同时也与西医学中的理论相比较,让读者更快、更好地理解中医中的理论。第三章进一步丰富和发展了中医妇科病因病机学说,使之渐趋完善。第四章在病因病机的基础之上提出了妇科疾病的治疗原则,其中以内治法为主要,辅以介绍了适用于部分疾病的外治法及特殊生理期的调护。第五至第十章在传统的经、带、胎、产、杂病分类基础之上,因带下病篇幅不多,故将其并述于杂病中,以中医妇科规范病名为主,编写了共 24 种妇科常见病、多发病。根据妇科临床实际,删除了鬼胎、子悬、子瘖、临产病、妇人腹痛、阴吹、阴肿等病种;同时把近 10 多年来中医和中西医结合治疗取得较好疗效的病种,如功能失调性子宫出血、多囊卵巢综合征、子宫内膜异位症,附于中医相似病种之后,以便中西医互参,优势互补,寻找结合点。对于每一病证的定义、分型,质量与我国已颁布的规范和标准相衔接,并注重构思新体例来发掘自身的优势,有利于学习继承;充实了鉴别诊断和现代诊疗新技术,以提高临床诊疗能力;选方用药注重实用性,精选疗效确切的方剂和近现代名中医独具特色的经验方;贯彻预防为主的方针,增加预防与调摄内容,发挥中医妇科学预防和调摄的优势。另本教材在讲述中医理论的同时,也与现代西医理论结合,方便理解,且能与临床结合,为中医药在西医治疗中应用的范围和方法提供了可能,以拓宽学生视野。

第一章

中医妇科概述

第一节　中医妇科学的定义和范围

中医妇科学是运用中医学的理论研究妇女生理、病理特点和妇女疾病的发生、发展规律，以及相应的诊断、治疗和预防方法的一门临床医学学科。中医理论包括阴阳五行理论，脏腑经络学说，气血津液学说，病因病机，辨证论治等理论，中医妇科学就是运用这些基本理论，对妇科的基本理论及各种疾病进行阐述。

"十问歌"中的"妇女尤问经带产"说明女性在疾病的发生方面有着特殊点。这与女性的生理特点密不可分。在解剖上女性有胞宫、胞脉、胞络、子门、产道、阴户等器官或组织，生理上有月经、妊娠、分娩、哺乳等特点，病理上有月经病、带下病、妊娠病、产后病、妇科杂病等不同病种。传统的中医妇科学的范围包括月经不调，带下病，妊娠，产后，乳疾，前阴诸疾及妇科杂病。概括起来不外经、带、胎、产、杂病等几大门类（图 1-1）。《医宗金鉴·妇科心法要诀》说"男妇两科同一治，所异调经崩带癥，嗣育胎前并产后，前阴乳疾不相同"。这是对中医妇科学研究范围的高度概括和总结。

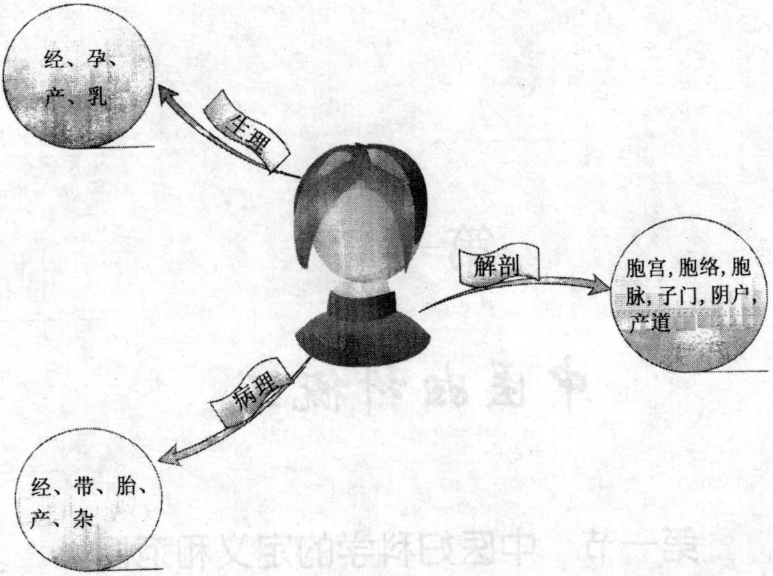

图 1-1　女性的生理特点

第二节　中医妇科学的特点

中医妇科学是建立在中医学的基础上而发展起来的、针对女性的特殊生理和病理特点而形成的学科，是临床医学的一个相对独立的学科，但与其他学科，特别是与内科有密切的联系。因此，研究中医妇科学，不仅要具备妇科的专门知识，而且要会运用中医学的整体观念来进行讨论和研究。

虽然妇科学已成为一门独立的学科，有女性独特的生理、病理、心理的特点，但我们应该认识到妇科与人的整体密不可分，女性生殖器官是整个人体的一部分，和人体其他的脏器和系统密切相关。如月经来潮，不仅是子宫内膜发生变化，而且是由大脑皮层-下丘脑-垂体-卵巢等一系列神经内分泌调节的结果，其中任何一种因素出现异常，都会引起月经失调，可见妇科学不可与整个人体分割。

中医妇科学将女性的疾病分为月经病，带下病，妊娠病，临产病，产后病，妇科杂病，前阴病。现代医学将其分为妇科及产科。妇科、产科是有着共同的基础，且二者多互为因果。如妇科杂病中的子宫脱垂（属妇科）多由临产，产后盆底软组织的损伤（属产科）而引起；妇人癥瘕（属妇科）多引起滑胎，甚至堕胎，小产（属产科）。

在治疗妇产科疾病的同时，我们应认识到近现代妇产科学向着预防疾病的方向发展，如产前检查，产前诊断可提高新生儿的质量；妇科普查可早期诊断恶性疾病，提高诊断率，改善预后，延长生存期。正如古人所说的“治未病者为上医”，我们在治疗疾病的同时也应注意提高预防意识。

第三节　怎样学好中医妇科学

正如上述，中医妇科学是临床医学的一个相对独立的学科，但与其他学科又有着密切的联系。因此，研究中医妇科学，不仅要具备妇科的专门知识，而且要结合其他学科进行讨论和研究。

学习中医妇科学，包括理论知识和临床实践两部分。学习理论知识要求掌握包括解剖，组织胚胎，生理等学科的基础知识，及包括妊娠异常疾病，内分泌异常，妇科炎症等疾病的临床知识。在掌握理论的基础上，临床的见习和实习也是很重要的，要贯彻我国“预防为主，依靠科学进步，动员全社会参与，中西医并重，为人民健康服务”的宗旨，将理论与实践结合，提高对妇产科疾病的认识，同时也应该重视患者的心理状态，从多方面观察病人，进行更好的治疗。

第二章

女性解剖生理特点

第一节　女性解剖特点

一、外生殖器

男女最大的生理差别体现在生殖器官。中医理论中生殖器官没有明确区分内外器官，为方便读者的理解，特引用西医理论中生殖器官的分类讲解。而且中国历代医学家对生殖器官的名称不尽相同，现采取较为广泛被接受的概念来论述。外生殖器官指生殖器官的外露部分，又称外阴，系指耻骨联合至会阴及两股内侧之间的组织，包括阴阜，大小阴唇，阴蒂，阴道前庭，相当于中医妇科学中“阴户”的概念，“阴户”最早见于《校注妇人良方》，而阴道前庭中阴道口、处女膜的概念，中医称“玉门”，该词最早见于《脉经》。

1. 阴户

又名“四边”，系指女性阴蒂，大小阴唇，阴唇系带及阴道前庭的部位。《校注妇人良方》提出“登厕风入阴户，便成痼疾”，《医学入门》有“阴户肿痛不闭”，《外科正宗》记“阴户忽然肿突作痛，因劳伤血分，湿火下流”可见阴户是中医固有的术语。又《诸病源候论》说“胞门，子户主子精神气所出入，合于中黄门，玉门，四边”、“玉门，四边皆解散，子户未安”，可见四边和阴户的概念是并列的，所指的解剖部位是一致的，故四边是阴户的别名。

2. 玉门

又名“龙门”、“胞门”，根据《脉经》、《诸病源候论》“已产属胞门，未产属龙门，未嫁女属玉门”，可见，玉门，龙门，胞门所指的部位是一致的，即指的是现代医学中的阴道口和处女膜，而且此部位可以判断已婚未婚，已产未产，看来古今认识是一致的。又见《备急千金要方》“妇人阴阳过度，玉门疼痛”及《妇人大全良方》“产后阴脱，玉门不闭”等记载，可见玉门并非是未嫁女的专用语，已婚、已产者亦可称为玉门。

关于阴户，玉门的功能，据《妇人大全良方》“玉门，四边，主持关元，禁闭子精”的记载，可知阴户，玉门是生育胎儿，排出月经、带下、恶露的关口，也是“和阴阳”的出入口。同时《诸病源候论》“四边中于湿，风气从下上入阴里”及《校注妇人良方》“登厕风入阴户”的论述，可见阴户，玉门亦是外邪侵入的关口。古人的这些认识与现代医学的认识是基本一致的。

二、内生殖器官

内生殖器官指生殖器官的内藏部分，包括阴道、子宫、输卵管及卵巢。后二者常被称为子宫附件。“子门”相当于西医学的宫颈口，最早见于《诸病源候论》。西医学中的子宫，中医有多种称法：胞宫、女子胞、子处、子宫、子脏、血室、胞室。“胞宫”一词广为中医界熟知并应用。关于它的最早记载见于《内经》。

1. 阴道

又名“子肠”。《诸病源候论》“五脏六腑津气流行阴道”、“产后阴道肿痛候”和《千金要方》“治产后阴道开不闭方”的记载，说明

"阴道"一词早就是中医固有的解剖名称，且所指的位置与西医学是一致的。又有《诸病源候论》"阴挺出下脱候"，《备急千金要方》"阴脱"，《妇人大全良方》产难门有"子肠先出"、"阴脱"，产后门有"产后阴脱玉门不闭"、"子肠下出，不能收拾"，这些记载中的"阴"就是阴道的意思，子肠主要指的也是阴道，多指阴道的膨出。

2. 子门

又名"子户"。《灵枢·水胀》"石瘕生于胞中，寒气客于子门，子门闭塞"的记载，说明子门指的是子宫宫颈口的位置，后来《诸病源候论》"子门擗，月水不时"，《千金要方》"子门闭，血聚腹中生肉瘕"，都进一步明确了这一解剖部位。有《诸病源候论》"肾为阴，主开闭，左为胞门，右为子户，主定月水，生子之道"说明子户应是子门的别名。

关于阴道，子门的功能，如前所述，阴道是娩出胎儿，排出月经、带下、恶露的通道，是合阴阳，禁闭子精，防御外邪的处所，子门则主"定月水，生子之道"，即排出月经和娩出胎儿的关口。

3. 胞宫

又名"女子胞"、"子处"、"子宫"、"子脏"、"血室"、"胞室"。在《素问·五脏别论》里称为女子胞，在《灵枢·五色》里称"子处"，《神农本草经》称"子宫"、"子脏"。"血室"出自《金匮要略》，血室在古代的记载中有肝脏，冲脉，子宫的不同解释，而"热入血室"一语中的"血室"指的是子宫，胞宫一词始于《女科百问》"热入胞宫，寒热如疟"，以后"胞宫"一词广为中医界熟知并应用。

胞宫的位置:《类经附翼》说子宫"居直肠之前，膀胱之后"，后来唐容川《妇人医经精义》里记载了它的位置并绘有图形。它位于带脉之下，小腹正中，前邻膀胱，后有直肠，下口连接阴道。

胞宫的形态:最早见于《格致余论》，后《景岳全书》又进一步阐述为"阴阳交媾，胎孕乃凝，所藏之处，名曰子宫，一系在下，上有两歧，中分为二，形如合钵，一达于左，一达于右"，说明中医学子宫

(胞宫)的解剖范围与现代医学的子宫的解剖范围不尽相同,它除了包括子宫外,还包括两侧的附件(卵巢和输卵管)。此外《素问·评热病论》"胞脉者,属心而络于胞中",《素问·奇病论》"胞络者系于肾"说明胞宫还由经络直接与脏腑相连。所以定名为"胞宫"更合理,而且胞宫与胞脉,胞络更贴切。

胞宫的功能:《素问·上古天真论》"月事以时下,故有子",《诸病源候论》"风冷入于子脏,则令脏冷,致使无儿",《类经》"女子之胞,子宫是也,亦以出纳精气而成胎孕者为奇"可见胞宫有排出月经和孕育胎儿的功能,同时《内经》称女子胞为"奇恒之腑",说明它不同于一般的脏腑,"形体似脏,作用似腑"、"非脏非腑,亦脏亦腑",它亦藏亦泄,藏泄有时。能排出月经,娩出胎儿,似腑之"泻而不藏"的功用,而月经间歇期及妊娠期又似脏之"藏而不泻"的功用,故认为子宫具有脏腑的双重功能。它表现的功能是人体脏腑、经络、气血共同作用的结果(图 2-1)。

附　乳房

严格定义上讲乳房不属于生殖器官,但它在男女性不同,而且在女性它有更为重要的作用,且哺乳亦是女性的生理特点,与脏腑、经络、气血乃至天癸的化生功能是分不开的。故特在这章讲述。女性在青春期乳房作为第二性征开始发育,渐渐丰满隆起,是肾气盛,天癸至的结果,天癸和后天水谷之精微随冲任脉上行,促进乳房发育,为怀孕、哺乳作准备。妊娠之初乳房开始增大,充血明显,有发胀,偶有触痛感,随着乳腺增大,乳头增大变黑,乳晕颜色加深,外围的皮脂腺肥大形成结节状隆起,西医称为蒙哥马利结节(Montgomery's tubercles),分娩后胎儿吸吮乳头后,通过神经体液调节,开始分泌乳汁,同时吸吮乳头有利于子宫收缩复旧。中医认为乳汁由产妇气血所化,产后脾胃生化之精微除了供应母体的营养外,另一部分随冲脉和胃经之气上行,生化为乳汁,以供婴

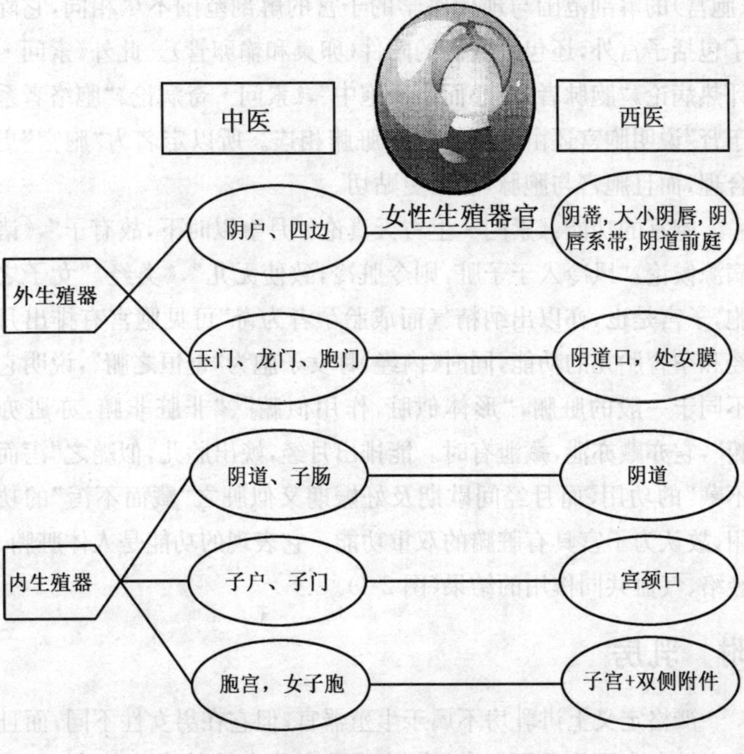

图 2-1　中西医学中女性生殖器官名称的对照

儿的生长。薛立斋“血者，水谷之精气也，和调于五脏，洒陈于六腑，妇人则上为乳汁，下为月水”，这也就解释了哺乳期，气血上化为乳汁，一般无月经来潮，也不易受孕的机制。另外，中医经络理论中认为乳房属肝，乳头属足阳明胃经，故月经来潮伴随乳房胀痛多从肝胃两方面论治。

第二节　女性生理特点

妇女由于解剖上有胞宫，生理上有经、孕、产、乳等特点。胞宫是主月经和孕育胎儿的主要器官。脏腑是生化气血之源，气血是月经、胎孕、产育、哺乳的物质基础，经络是气血运行的通道，因此，对妇女的生理特点，就必须以脏腑、经络、气血为中心来进行讨论。而脏腑方面以肝、脾、肾，经络方面以冲、任、督、带为主。

一、脏腑在女性生理中的作用

1. 肾

肾藏精，主生长发育，肾的精气包含着肾阴与肾阳两个方面。肾阴又叫“元阴”，“真阴”，是人体阴液的根本，对各脏腑起着濡润、滋养的作用；肾阳又叫“元阳”，“真阳”，是人体阳气的根本，对各脏腑起着温煦、生化的作用。正如《景岳全书·命门余义》所说的：“五脏之阴气，非此不能滋；五脏之阳气，非此不能发。”可见肾在人体中的重要作用及其与他脏的关系。

肾为天癸之源，主宰天癸的至与竭，天癸，男女皆有，是影响人体生长、发育和生殖的一种阴精。它来源于先天肾气，靠后天水谷精气的滋养、支持而逐渐趋于成熟，此后又随着肾气的盛衰而竭止。天癸虽享受于父母先天之气，但要在肾气盛的前提下，在特定的年龄阶段才能蓄极而生，发挥其作用。

肾主生殖，为冲任之本，肾气充盛，天癸才能泌至，注于冲任，促进冲任二脉盛通及男女之精的成熟，使男精溢泻，女精降至，阴阳和，两精相搏，合而成形，而形成生命。

肾主系胞，一方面指胞宫，因胞宫的脉络与肾相通，胞宫的位置受肾气所维系；另一方面指胞胎，胎在胞中须赖肾阳的温煦，肾精的滋养，胎儿才能发育正常，至期而产。

肾主津液，《素问·逆调论》说：“肾者，水脏，主津液。”阴津的盛衰，水液的调节均与肾有密切相关。肾气充沛，开阖有司，则阴液不断输入任脉以供妊养之需；润泽于阴部而为生理性带下。

肾主骨生髓，通于脑，肾藏精，精生髓，脑为髓之海，肾与脑共同主宰人的生理活动。肾气强则精髓满，脑力充沛，生机旺盛，发育健全。

肾是生精、化气、生血的根本，也是生长、发育、生殖的根本。女性的生理过程无不与肾有关，只有肾气盛，肾的阴阳和调，天癸才能渐至，冲任二脉才能通盛，精血才能注入胞宫化为月经，胞宫才能受孕育胎。可见肾在女性生理中具有极为重要的作用。

2. 肝

肝藏血，司血海，主疏泄，性喜条达而恶抑郁。肝在月经的化生和期、量的调节方面起重要作用。肝的藏血与疏泄功能调整着血海的蓄溢有常，使月经按期潮止。肝的经脉绕前阴，循少腹，挟胃贯膈布胁肋，经乳头上巅顶。所以肝与前阴、少腹、乳部、胃等有密切的生理关系。肝气的疏泄和肝血的畅旺直接调节着乳汁的通调、少腹气血的调匀以及阴部肌肤毛际的充养。肝所藏之血除营养周身外，并注于血海，故有“肝司血海”、“女子以肝为先天”之说，意在强调肝为血脏，与妇女生理有密切关系。

3. 脾与胃

脾为后天之本，气血生化之源，运化水谷，输布精微。凡月经之能来潮，胎儿之能育养，乳汁之能化生，无不赖脾所化生之气血以充养。脾主中气而统血，血之能循经运行，皆赖脾气之统摄。经、带、胎、产、乳生理有常，与脾的生化、运行、统摄功能密切相关。

胃为多气、多血之腑，胃经下行与冲脉相会于气街以充盈血海，故有“冲脉隶于阳明”之说。胃中水谷盛，受纳与腐熟的功能正常，则气血充足，血海满溢，月事以时下，产后乳汁亦充盛。月经的化生、乳汁的生成和分泌，均与胃气有直接的关系。

4. 心

心主血，其充在血脉。也就是说，心有推动血液在经脉内运行的作用。而心的这种作用全赖以心气。心血旺盛，心气畅通，血脉流畅，入于胞脉，“胞脉者属心而络于胞中”。心肾相通，月事如常。

5. 肺

肺主气，气是生化过程的动力。肺又主司营卫，通调水道。肺气清宣则营卫调和，水道通利，百脉调顺。

二、气血在女性生理中的作用

气血是女性一切生理活动的物质基础。气血由脏腑所化生，而脏腑需气血充养而生精、化气、生血。妇女经、孕、产、乳无不以血为用，《圣济总录》说："血为荣，气为卫……内之五脏六腑，外之百骸九窍，莫不假此而致养，则妇人纯阴，以血为养，以气为用，在上为乳饮，在下为月事，养之得道，则营卫流行而不乖，调之失理，则气血衍期而不应。"简明地指出了气血在女性生理中的特殊作用。月经的主要成分是血，妊娠需血养胎，产后由血化为乳汁，故妇女以血为主，为用。而气为血之帅，血赖气之推动以周流不息，血又为气之母，血和气互相资生，互相依存，气血和调，经候如常。

三、经络在女性生理中的作用

经络是内属脏腑、外络肢节、沟通内外、贯穿上下、传递信息的径路，把人体各部分组织器官联成一个有机的整体，并借以运行气血，营养全身。与妇女的生理、病理特点联系最密切的是奇经八脉中的冲、任、督、带，其中以冲、任二脉尤为重要。

冲脉与肾经相并，受先天肾气的资助，又与胃经相交会，受后天水谷精微的供养，先天之元气与后天水谷之精气皆汇于冲脉，对妇女生理起着重要的作用。冲脉为总领诸经气血的要冲，能调节十二经的气血。五脏六腑之血，皆归于冲脉，故有"冲为血海"之称。血海气血的调匀与蓄溢，直接关系到月经和乳汁的生化。

任脉的任有任养、担任之意。任脉行于胸腹部的正中，主一身之阴经，为阴脉之海。凡精、血、津、液都属任脉所司，任脉为妇女妊养之本，故有"任主胞胎"之说。只有任脉之气通，才能促使月经的来潮和孕育的正常。

督脉的督有总督之意。督脉行于背正中,能总督一身之阳经,故称“阳脉之海”。任脉与督脉一前一后,一主阴一主阳,循环往复,沟通阴阳,调摄气血,共同维持经、孕、产、乳的正常。

带脉始于季肋,围腰一周,有如束带,能约束全身上走下行的经脉,加强经脉间的联系。其络胞而过,与冲、任、督三脉联系更为密切。带脉还参与维持胞宫的正常位置和调摄带下。

冲、任、督、带四脉在女性生理上各有作用,但最主要的是冲、任脉。冲、任、督三脉同起于胞中,一源而三歧,皆约于带脉,借十二经脉与脏腑相通,冲为血海,任主胞胎,督为总督,带主约束,各司其职,共同调节妇女经、孕、产、乳的正常生理。

四、天癸

天癸作为中医的专用术语,最早见于《素问·上古天真论》,是一种特有的可以促进人体生长、发育和生殖的可流动的阴液物质,可以用西医的雌激素、孕激素、促性腺激素来理解,但绝不是同等概念。它来源于先天肾气,包括肾阳之气与肾阴之精。人体刚出生时,天癸是非常薄弱的,随着后天水谷精气的不断滋养和肾气的激发,它才日臻成熟。天癸成熟后,不但促使任脉气通、冲脉血盛,促进子宫生理功能的出现,而且也是维持月经、胎孕的重要物质,对女性生长、发育的整个生理过程起着重要的作用。

《内经》云:“女子七岁,肾气盛,齿更发长;二七而天癸至,任脉通,太冲脉盛,月事以时下,故有子;三七肾气平均,故真牙生而长极;四七筋骨坚,发长极,身体盛壮;五七阳明脉衰,面始焦,发始坠;六七三阳脉衰于上,面皆焦,发始白;七七任脉虚,太冲脉衰少,天癸竭,地道不通,故形坏而无子也。丈夫八岁,肾气实,发长齿更;二八肾气盛,天癸至,精气溢泄,阴阳和,故能有子;三八肾气平均,筋骨劲强,故真牙生而长极;……七八……天癸竭,精少,肾脏衰，形体皆极；八八则齿发去”，由此可以看出天癸不仅是男女皆有，而且直接参与男女的生殖生理功能，同时天癸在从“至”到“竭”的过程中，人体发生了生、长、壮、老、已的变化。在女性，出生后经过生长发育达性成熟期，后又逐渐衰老，每个阶段，由于天癸的强弱，都表现出不同的生理特点。

第三节　女性一生各期的生理特点

妇女的一生，从出生至发育成熟而后衰老，随着年龄的增长，表现出不同的生理现象，尤以生殖系统的变化最显著。《内经》云：“女子七岁，肾气盛，齿更发长；二七而天癸至，任脉通，太冲脉盛，月事以时下，故有子；三七肾气平均，故真牙生而长极；四七筋骨坚，发长极，身体盛壮；五七阳明脉衰，面始焦，发始坠；六七三阳脉衰于上，面皆焦，发始白；七七任脉虚，太冲脉衰少，天癸竭，地道不通，故形坏而无子也。”由此可以看出女性从出生，经过生长发育，到达性成熟期，以后再逐渐衰老，由于天癸的强弱，每个阶段都表现出不同的生理特点。现代医学将女性的生长发育划分为多个阶段，在此我们采用现代医学的理论来阐述这些不同阶段的特点。

一、新生儿期

婴儿出生 4 周内为新生儿期。女性胎儿在子宫内受到母体的性腺和胎盘所产生的有关性激素的影响，其子宫和乳房均有一定程度的发育。所以，女婴出生时乳房可略隆起，还可能有少量乳液分泌。出生后，其血内的性激素骤减，有时因此而引起子宫内膜剥落而有少量阴道出血。这些都是生理现象，一般于数日内消失。

二、儿童期

从出生后 4 周至 12 岁左右为儿童期。在儿童期的早期，即在

7～8 岁以前，身体发育较快，但生殖器官并不发育。阴道仍狭长，上皮薄，无皱襞，细胞内亦无糖原。因此，阴道内酸度低，抗感染力较弱，易患婴幼儿外阴阴道炎。此期子宫无发育，卵巢长而细，卵泡也不发育。

在儿童期的后期，从 7～8 岁起，内分泌腺开始活动，促进了生殖器官的分化及成熟趋向。身体的发育较快，生殖器官虽逐渐发育但仍很慢。从 10 岁开始，原为腹腔脏器的生殖器官（子宫、输卵管、卵巢），此时也下降入盆腔内。卵巢由梭形变为卵圆形，且较前为大，卵泡逐渐发育，但不破裂，长大至一定程度又自然闭锁。女性特征也开始出现，皮下脂肪在胸、髋、肩部及耻骨前区积聚，而使这些部位丰满隆起，骨盆变得宽大。由于卵巢的逐步发育，雌激素的分泌逐渐增多，至 11～12 岁乳房开始发育。

三、青春期

从月经初潮到生殖器官逐渐发育成熟的时期称青春期，一般在 13～18 岁。这个时期天癸逐渐达到成熟阶段，促使冲、任二脉通盛，月经开始来潮，这是青春期的主要标志，同时出现第二性征，乳房丰满，腋毛、阴毛生长，胸肩臀部皮下脂肪增加，显现出女性特有的体表外形。此阶段生理特征是身体、生殖器官迅速发育，第二性征形成及月经开始来潮。

身体及生殖器官发育成熟很快，天癸达到成熟阶段。初潮后月经也不一定十分规律，往往在初潮后又停止几个月或半年，以后再来月经，或来潮数次以后，月经周期接近正常。一般早期月经都是无排卵性月经。初潮年龄可受种族、气候、健康状况、生活条件等影响，一般在 10～16 岁。如 18 岁未见月经来潮，应进一步查明原因。

四、性成熟期

此期是卵巢生殖功能和内分泌功能最旺盛的一个时期，一般从 18 岁开始，持续约 30 年。此期体内的肾气充盛而稳定，智齿生长，筋骨坚强，毛发秀茂，身体强壮，精力充沛，具有正常的月经周期，卵巢有周期性的排卵，具有完善的生殖功能。故生殖能力在此期最旺盛。

五、绝经过渡期

此期是妇女由性成熟期转入老年期的一个过渡时期，一般发生在 45～60 岁。由于更年期的定义不确切，故 WHO 建议采用“围绝经期”表示“从卵巢功能开始衰退至绝经后 1 年的时期”。此时体内任脉渐虚，太冲脉衰少，天癸逐步减退，卵巢功能活动由活跃变为衰退。这一阶段可出现月经不规则，逐渐稀少，以至绝经，少数妇女还会出现一些全身反应，如面部潮红、心悸、头痛、血压波动等症状，称为更年期综合征或围绝经期综合征。这些症状一般是暂时性的，经过一段时间的适应后，症状常可自然消失。

六、绝经后期

亦称老年期，指妇女 60 岁以后，卵巢功能消失及机体所有内分泌功能普遍低落，机体逐渐老化的老年阶段。此期天癸由减退而至衰竭，除整个机体发生老年期改变外，卵巢功能进一步衰退，月经停止，生殖器官逐渐萎缩，不再受孕，生殖器官的防御功能低下，应特别注意外阴卫生，以防感染。另外，老年期的妇女常为肿瘤较易发生的时期，应定期进行妇科检查。

中医对女子一生各阶段由生长发育到成熟而后逐渐衰退的生理过程作了系统而概括的描述，《内经》中的描述特别强调了肾气的充盛、天癸的产生和冲、任二脉的通盛是生长发育的重要物质基础。由于人体是一个有机的整体，冲、任二脉与天癸的功能活动，又需依赖脏腑气血的充养，故脏腑气血的盛衰与生殖器官的功能有密切相关，二七、三七形体充，气血旺，冲、任二脉经气充盈，故“月事以时下”，七七则形体不足，脏腑气血亏损，“任脉虚，太冲脉衰少，天癸竭，地道不通。”可看出天癸以及女性各阶段的生理功能对经、孕、胎、产的重要影响。

第四节　经带胎产及哺乳的生理

一、月经生理

月经，是指有规律的、周期性的子宫出血。一般每月1次，经常不变，信而有期，故又称月事、月信、月水、月汛、月候、经候、信水等。健康女子，一般14岁左右月经便开始来潮，第一次月经来潮称为月经初潮。初潮年龄可因地域、气候、风俗、种族、营养等而不同，在我国可早在11岁，或迟至18岁。妇女一生中有月经来潮时期，约35年。到49岁左右，月经便停止，称为绝经。月经有正常的周期、经期、经量、经色和经质。出血的第一天称为月经的第一天，两次月经第一天的间隔时间为月经周期，一般为28天。周期不应少于21天，也不应超过35天。经期，即经的持续时间，一般为3～7天。经量第一天稍少，第二、第三天较多，第四天后渐减少，总量约30～50ml。经色多为暗红，开始时较浅，继而逐渐加深，最后又淡红。经质不稀不稠，不凝固，无血块，无特殊臭气。

月经来潮前或来潮期间，可能出现轻微的小腹胀满不适、乳房轻度作胀等现象，但月经过后即自然消失，一般不影响生活和工作者，都属于正常的生理现象，是生殖器官、盆腔及乳房均有一定程度充血的表现，不需特殊处理。此外，也有身体无病而月经两月一至的，称为“并月”，三月一至的，称为“居经”或“季经”，一年一行的，称为“避年”，终身不行经而能受孕的，称为“暗经”，怀孕以后仍按月行经而量少无损胎儿的，称“激经”、“盛胎”。这些都是生理上的个别现象，不属病态，但应注意进行全面检查，以排除病理情况。

月经的成分主要是血，而血为脏腑所化生，血的运行必赖于气，通过经脉的输注才能达于子宫。因此，月经虽从子宫通过阴道排出，但它的产生与脏腑功能的正常、气血的旺盛、天癸的成熟、经络的通畅有密切关系，其中最主要的是肾气与冲、任二脉通盛等相互作用及天癸的成熟，才能促使月经正常来潮。因此概括为肾气盛，天癸至，冲任盛通，作用于胞宫而产生月经(图 2-2，图 2-3)。

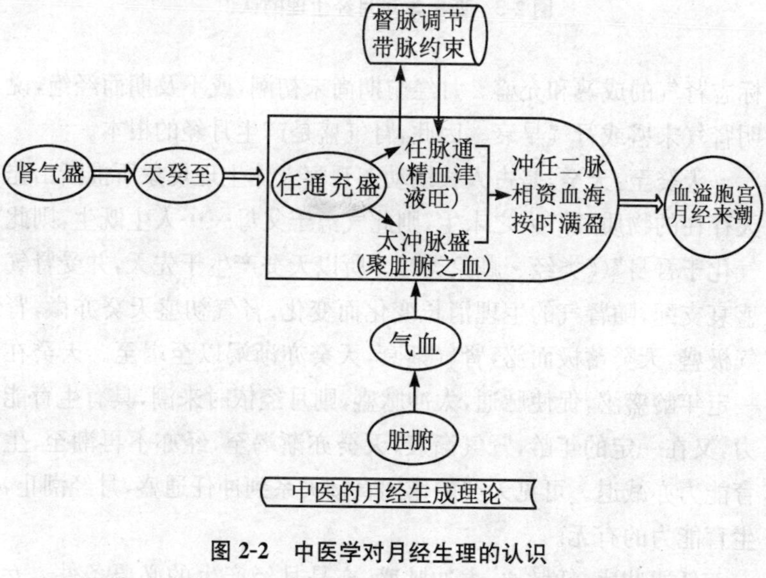

图 2-2 中医学对月经生理的认识

肾气盛：“五脏之真，唯肾为根本。”(《医贯》)女性在发育过程中，必待肾气充盛，天癸泌至，冲任通盛，作用于胞宫，月经始能潮至。肾气全盛，月经乃能按时来潮，故《医学正宗·妇人科》说：“月经全赖肾水施化。”《傅青主女科·调经》亦说：“经水出诸肾。”如前所述，肾主生殖，为天癸之源，冲任之本，所以说月经周期性来潮，

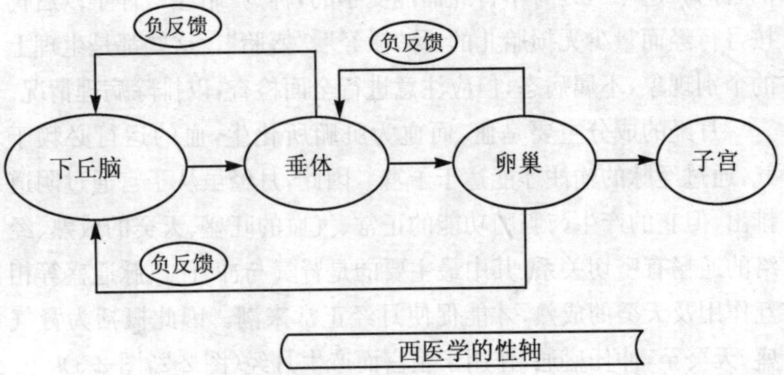

图 2-3　西医学对月经生理的认识

标志肾气的成熟和充盛。月经逾期尚未初潮，或不及期而经绝，说明肾气未盛或肾气早衰。因此，肾气盛是产生月经的根本。

天癸至：天癸，是古人长期动态观察人体生理现象所推断出先天存在的物质，即“人之未生，则此气蕴于父母……人生既生，则此气化于吾身”(《类经·藏象类》)。所以天癸产生于先天，并受肾气盛衰支配，随肾气的生理消长变化而变化，肾气初盛天癸亦微，肾气极盛，天癸蓄极而泌，肾气渐衰，天癸亦渐竭以至竭至。天癸在一定年龄盛泌，促使脉通，太冲脉盛，则月经依时来潮，具有生育能力，又在一定的年龄，肾气渐衰，天癸亦渐竭至，经亦不再潮至，生育能力亦减退。可见天癸的作用直接关系到冲任通盛，月经潮止，生育能力的有无。

任通冲盛：任脉通，太冲脉盛，亦是月经产生的必要条件。女性在二七以前，肾气未盛，天癸未至，冲任脉未大盛，二脉相资不足，故不能产生月经。冲任脉受诸经之精血并得到天癸的作用，二脉则开始流通盛大，血海满盈，蓄溢有常，作用于胞宫而产生月经。故“冲任为月经之本也。”

子宫溢泄经血：子宫为行经之所，成熟的子宫，受冲任气血的相资灌注，并受天癸的作用，以备种子育胎。如未交合成孕，则子宫须去旧血更新血，故排出旧血而成为月经。

综上所述，月经是在脏腑功能正常、气血调和、冲任流通、阴阳平和的状态下，以肾为先天，受天癸调节，得冲任二脉相资，共同作用于胞宫而产生的。

因此，脏腑、气血、经络的正常活动是产生月经的生理基础；肾、天癸、冲任、胞宫是产生月经的关键，其中肾是产生月经的根本，气血是月经的物质基础，冲任是化月经之处，子宫是行月经之所。

两次月经第一天的间隔时间为月经周期，一般为 28 天。周期不应少于 21 天，也不应超过 35 天。它是女性生理过程中阴阳消长、气血变化节律的体现。在月经的产生过程中，随着阴阳的消长，气血的盈亏而有月经期、经后期、经间期、经前期的生理节律，从而构成了月经周期。了解月经周期各阶段的生理变化，有助于对月经的调摄和帮助其孕育。现以 28 天为一周期为例加以说明。

1. 行经期

周期的第 1～7 天。此期表现为子宫排血，即月经。此时，冲任、子宫的气血由满而溢，乃将蓄极已无用的旧血排出，肾气、天癸的作用也相对消减。因此，机体的防御能力相对降低，情绪可有波动，容易诱发一些疾病。此时宜适当休息，避免精神刺激、重体力劳动及禁止房事。此期相当于西医中的月经期（周期的第 1～4 天）和增生期早期（周期的第 5～7 天）。

2. 经后期

周期的第 8～13 天。经净以后，血海空虚，子宫气血亦欠充旺，消则长，旧去则新生，故此期为冲任、子宫气血复常阶段。肾气渐盛，气血渐调，血海渐充，准备下一阶段的循环相当于增生期中晚期（周期的第 8～13 天）。

3. 经间期

周期的第14～15天。即细缊孕育之期，也称“的候”，在两次月经之间，此时阳生阴长，肾气充盛，阳气发动，阴精施泄，乃种子之时候，此时交合则有受孕的可能。此期相当于排卵期，高低温交接处(周期的第14～15天)。

4. 经前期

周期的16～28天。此期在细缊孕育期之后，在阴盛阳生的基础上，阴阳二气不断滋长，胞脉充盛，为种子提供着床孕育的环境。如能受孕，则血聚于子宫以养胎，胞脉不再外泄，故月经不潮；如无受孕，则蓄极而泻，又进入月经期。相当于西医学的除了排卵期以外的整个分泌期(周期的第16～28天)。

5. 月经周期与阴阳消长转化关系密切

经血来潮，周期结束，新周期开始，阴长亦始，经后卵泡期，阴精由低-中-高滋长，阳相对消，经间排卵期，阴长至重，重阳必阴，转化开始，经前黄体期，阳长阴消；阳长至重，重阳必阴，转化开始，月经来潮，又一次新周期开始。在月经周期中，肾气、天癸、冲任、胞宫、气血有着规律性变化。月经周期中四个不同阶段的连续与再现，形成了月经的周期节律。

综上，月经的产生是在肾气盛、天癸至的前提下，脏腑、经络、气血之间相互为用进行消长转化的月节律，而促使月事以时下。相当于现代医学的性周期的调节机理。即丘脑下部-垂体-卵巢功能之间相互依存、相互制约、动态平衡的结果。丘脑下部产生的促性腺激素释放激素可调节垂体的功能，使垂体产生促性腺激意，作用于卵巢从而调节卵巢的功能，卵巢产生的性激素又可反馈影响丘脑下部和垂体的功能。它们之间的关系又受全身情况、其他内分泌腺功能、外界环境等因素的影响及中枢神经系统的控制(图2-4)。

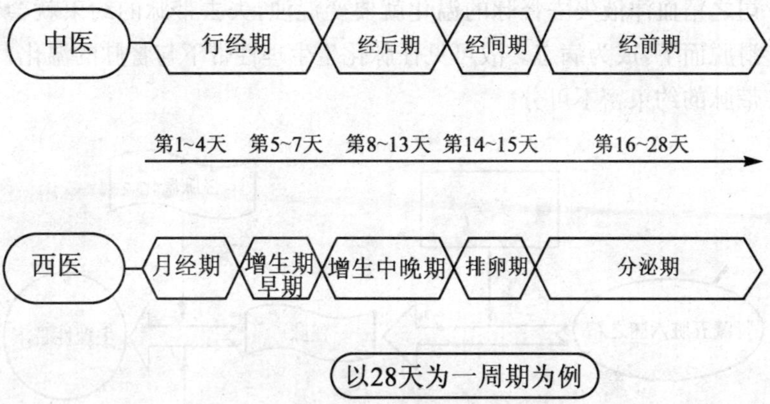

图 2-4　中西医学对月经周期的划分对照

二、带下生理

带下，首见于《素问·空骨论》。有广义和狭义之分。广义即泛指妇女经带胎产诸病；狭义专指妇女阴中流出的一种黏腻液体，有生理和病理的不同。正常妇女的阴道、阴户常有适量的液体滋润，这种液体色白或无色透明，质稍黏，无异常气味，其量不多，一般在经前期、经间期和妊娠期稍有增多。这就是通常所称的白带，也称带下，属于正常生理现象。带下的作用是润泽阴部，抗御外邪。若出现色、质、味、量异常或伴有全身症状，则为病理性带下病。正如《沈氏女科辑要》引王孟英之言说："带下，女子生而即有，津津常润，本非病也。"肾为水脏，主气化，主津液，脾主运化，行津液，布精微，任脉为阴脉之海，肾所藏的五脏六腑之精，在天癸的作用之下，通过任脉到胞中生成生理性带下（图 2-5）。生理性带下是人体阴液之一。带下的生成有赖于肾的闭藏、气化、施泄，脾的运化、输布。同时，带下的产生与任、督、带等奇经的功能有直接关系，任脉主一身之阴精，凡人体精血津液都由任脉总司，而任脉所司之精血津液失去督脉的温化就要变混浊,失去带脉的约束就会滑脱而下,成为病态。故可见任脉化生生理性带下与督脉的温化,带脉的约束密不可分。

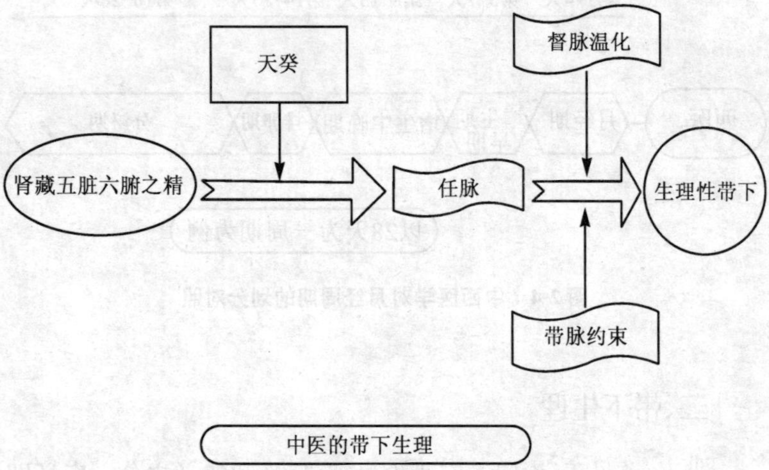

图 2-5　中医学对带下生理的认识

三、妊娠生理

从形成胚胎至分娩以前,称为妊娠,又称怀孕、怀子、有躯、重身、有子等,是妇女担负起延续后代的一种生理过程。中医学总成称"嗣育"。"嗣"是指子孙后代,"育"是指生育,"嗣育"即指男女适时成婚,阴阳交配,繁衍后代。

《素问·上古天真论》说,"女子……二七而天癸至,任脉通,太冲脉盛,月事以时下,故有子。"说明女子发育成熟后,月经按期来潮,就有了孕育的能力。受孕的部位在胞宫,而孕的前提在于肾气盛,天癸至,任通冲盛。《素问·上古天真论》又有"男子二八,肾气盛,天癸至,精气溢泄,阴阳和,故能有子",《灵枢·决气篇》说"两神相搏,合而成形。"说明月事以时下的女子和精气溢泄的男子两性相交，两精结合，就能构成妊娠。其基础在于肾气充盛，天癸成熟，冲任二脉正常，男女二精相合，即可构成胎孕。后《格致余论》：“父精母血，因感而合，精之施也，血能摄精成其子。”此外，阴阳交合还要选择氤氲之时，顺而施之，才易受孕。

孙思邈《备急千金要方》有关于胎儿的发育情况：“妊娠一月始胎，二月始育，三月始胞，四月形体成，五月能动，六月筋骨立，七月毛发生，八月脏腑具，九月谷气入胃，十月诸神备，月满即产矣。”从怀孕到分娩的时间，称为妊娠期。妊娠期一般为 280 天左右，设 28 天为 1 个妊娠月，正好是 10 个妊娠月。故可看出古人在妊娠期时间上的认识是基本正确的。一般预产期的计算方法是按末次月经第一天算起，以该月份数加 9(或减 3)，阳历日数加 7，阴历日数加 14。整个妊娠临床上分为三期，孕 12 周末以前称早期妊娠，孕 13 周～27 周末为中期妊娠，孕 28 周以后直至临产是晚期妊娠。

孕后母体即发生一系列变化以适应育胎的需要，孕妇各生理功能较孕前旺盛，以利于妊娠过程的进行，同时也为分娩做好生理准备，若此变化超过生理界限，便可发生女性妊娠期特有的疾病。首先是妊娠早期(孕 3 月前)，月经停闭，脏腑经络之血皆下注于冲任以养胎。此时全身处于“阴血偏虚，阳气偏盛”的状态，以致妊娠早期血聚于下，冲脉气盛，肝气上逆，胃气不降，胎气上逆，出现头晕、厌食、择食、喜酸、倦怠、嗜睡等现象，大约可持续 2 个月后自行消失，而后妊娠中期(孕 3 月后)小腹开始膨隆，乳房逐渐增大，乳晕扩大，色素加深，四五个月后出现胎动。至妊娠晚期(孕 7 月后)，随着胎儿的发育需求渐增，阴血相对不足，气血易失调和，易出现血虚胎热征象，同时胎体增大，胎头压迫膀胱和直肠，常可引起尿意频数或不畅以及大便秘结，下肢轻度浮肿等现象。孕妇的脐下正中线、外阴等处色素加深，面部鼻颊两侧常出现黑褐色斑，腹壁、乳房、大腿内侧可出现皮下裂纹状斑纹，即妊娠纹。怀孕以后，胎儿的发育，子宫亦相应增大，体重亦相应增加，整个妊娠中，体重平均增加为10～12公斤，在妊娠晚期体重的增加1周内不应超过0.5公斤。

另外，古人对妊娠脉的研究与结论对今人有一定的指导意义。如《医宗金鉴·四诊新法要诀》中云："妇人有子，阴博阳别，少阴动甚，谓之有子。尺脉滑利，妊娠可喜。"则指出寸脉心脉的搏动，往来流利，颇带滑象，进一步尺脉亦滑利，就是妊娠的象征。临床上凡寸部脉大、浮取有力者，为月经将行之先兆；寸脉、尺脉均滑大流利、沉取有力者，主妊娠也。

妊娠3月后，六脉平和滑利，按之不绝，尺脉尤甚。《金匮要略》记载孕60日"妇人得平脉，阴脉小弱"，后称为妊娠脉，脉诊为滑脉，与西医认为的妊娠11周以后循环血量开始增多的时间基本一致。

四、产育生理

产育分为两个时期，分娩和产褥期。

分娩期：杨子建《十产论》"妇人怀胎十月，阴阳气足，忽腰腹作阵疼痛，相次胎气顿陷，至于脐腹痛极，乃至腰间重痛，谷道挺进，继之浆破血出，儿子遂出，名曰正产。"此处的正产即足月正常产。临产之时腰腹阵阵作痛，小腹下坠，间隔时间越来越短，持续时间越来越长，继之肛门坠胀，产户窘迫，胎儿逐渐娩出，胎衣（胎盘）也随之而下。临床上正产与试胎（试月）、弄胎每易相混，应加以区别。《医宗金鉴》"妊娠八九月时，或腹中痛，痛定仍然如常者，此名试胎。若月数已足，腹痛或作或止，腰不痛者，此名弄胎。"二者均非正产，切勿骚扰，宜静待其时，不过早用力，以免临产乏力，影响产程顺利进行，宜静待"瓜熟蒂落"，"水到渠成"，自然分娩。

一般到妊娠足月，感胎位向下移，时见腰腹阵阵胀痛，小腹坠，有便意或并见胎水流出，或排出少量血水，俗称"见红"，即为临产的征兆，古称“临盆”《达生篇》中有“渐痛渐紧，一阵紧一阵”即为临产及分娩开始之兆。指子宫有规律性收缩（间歇10～15分钟，持续30秒，并渐渐加密，增强），随子宫收缩腰腹痛坠，会阴、肛门坠胀、欲便，阴道流出少量带黏液的血液（俗称“见红”），继而浆破（胎膜破，部分羊水流出）。《达生篇》同时总结的临产六字真言“睡、忍痛、慢临盆”实为临产之要识。

另外古人认为临产前，孕妇脉象也有变化，《胎产心法》说“至临产时，脉先离经，拭捏产妇中指中节或本节跳动，方是临盆时候。”即临产时脉多浮、滑、数，孕妇双手中指两旁中节至指端，其脉应手搏动，称为临产离经之脉。前人凭离经脉诊断临产的方法，受到令人的重视。

关于产程，晋·王叔和《脉经》记载“怀娠离经，其脉浮，设腹痛引腰脊，为今欲生也”、“又法，妇人欲生，其脉离经，夜半觉，日中则生也”明确表示分娩从规律宫缩到分娩，大致12小时，即所谓“子午相对”，这与现代医学的一、二、三产程的时间基本一致。

从子宫规律性收缩开始至胎盘娩出为止，为整个分娩过程，称为产程或全产程、总产程。现代产科将产程划分为三个时期，第一产程：自规律性收缩开始至子宫颈完全开大，故又称宫颈扩张期，中医学称产门大开；第二产程：从子宫颈完全开大至胎儿娩出，又称胎儿娩出期；第三产程：胎儿娩出至胎盘娩出，称胎盘娩出期。一般初产妇的全产程需要14～18小时，经产妇需8～12小时，如总产程在3小时内结束，称急产，多因子宫收缩过度引起。急产由于产程短，产妇与助产者无充分准备，若发生途中分娩，易致新生儿损伤成窒息、产妇产道撕伤、产后出血、感染等。总产程超过24小时以上，称滞产。滞产消耗产妇精力与气血，甚至导致胎儿宫内窒息、子宫破裂、产后出血、产后感染等。

产褥期：胎盘娩出后，有的产妇由于屏气耗气，阳气骤虚而发生寒战，新产后阳气暂虚，腠理不密，故较平时畏冷、怕风；产后阴血骤失，阴阳暂时失调，阴不守阳，阳气外浮，故有微热、自汗，体温一般正常或稍有升高（不超过38℃），产后3～4天，乳房充胀而有发热，称“蒸乳”，体温可突然增高，有时可达39℃，但仅持续数小时体温即下降，要十分注意产后体温升高有无感染病症。这些都是产后暂时性阴虚阳旺的症状，一般在短时间内即可自行消失。

产后数日之内，因胞宫正在恢复过程中，下腹部常有轻微的阵发性疼痛，称“儿枕痛”，以哺乳时更为明显（因婴儿吸吮乳头，可以刺激子宫收缩），产后宫缩痛应与宫腔内有瘀血或胎盘胎膜残留等情况引起的腹痛鉴别。

产后从阴道排出的液体，称为恶露。恶露中含有血液，坏死的蜕膜组织及黏液。一般产后头3天为血性恶露，量也较多，以后颜色逐渐变淡成为浆液性恶露；7～10天后恶露呈白色或黄白色，称为白恶露。恶露多数在2周左右消失，最多不超过3周，属正常现象。观察恶露的量、质、色，持续时间以及有无臭味对发现某些产褥疾病有重要意义。

在孕期，母体为了适应胎儿发育的需要以及为临产做准备，发生了一系列变化，分娩后必须有一定的时间才能恢复，因此古人有“弥月为期”、“百日为度”之说，称小满月、大满月。经过四五十天的适当休息后，除有哺乳的特殊生理功能外，整个身体即恢复常态。现代医学将产程结束以后，机体除乳房外恢复或接近原来未孕状态的这一段时间，称为“产褥期”。一般为期6周。分娩后子宫迅速缩小，产后第1天宫底平脐，以后每日下降1～2厘米，产后10～14天腹部已不能摸到子宫，产后6周子宫恢复正常大小。阴道因分娩而扩大松弛，产后阴道张力逐渐恢复，但不能完全达到孕前状态。腹壁松软，至少4周后才能恢复，皮肤留下永久性的妊娠纹。所以产褥期应重视身体的调养，注意营养与休息，否则将直接影响产后的修复，导致某些疾病的发生。如产后过度操劳负重易发生子宫脱垂。

五、哺乳生理

哺乳是妇女特有的生理功能。通常在妊娠期，乳房即逐渐发生变化，为哺乳准备条件。分娩以后，脾胃所化生的水谷精微，除保证供应母体的需要外，另一部分随冲脉与阳明之经上行，化生乳汁，哺养胎儿。薛立斋："血者，水谷之精气也，和调于五脏，洒陈于六腑，妇人则上为乳汁，下为月水"，故在哺乳期月经一般不潮，也不易受孕。产后如营养充足，精神舒畅，脏腑健旺，气血充沛，按时哺乳，则乳汁充盈。

婴儿出生后半小时吸吮乳头即有乳汁分泌，哺乳有促进子宫缩复及刺激乳汁分泌的作用，故产妇分娩后即可让婴儿吮吸乳头。产后 7 日内的分泌的乳汁为初乳，淡黄色，含蛋白质及矿物质较成熟乳多，脂肪和乳糖较成熟乳少，易消化吸收，是婴儿最理想的食物，且含有母体的免疫成分，尤其是分泌型 IgA，增强婴儿的抵抗力，减少感染的机会；产后 7～14 天分泌的乳汁为过渡乳，蛋白质逐渐减少，脂肪和乳糖逐渐增多；产后 14 天分泌的乳汁为成熟乳，白色。哺乳可反射性地引起宫缩，有利于子宫复旧，故应鼓励母乳喂养。但大多数药物可经母血进入乳汁，故哺乳期间用药宜慎。

母乳喂养最少应有 3 个月，这对婴儿健康成长是有好处的。泌乳量每天可达 1000～3000ml，但 6 个月后便会逐渐减少，到 10～12 个月应适时断乳。哺乳期产妇应注意休息，增加营养，按时哺乳，保持乳房清洁，避免精神刺激，保证心情愉快，身体健康。

图 2-6 为女性的生理特点总结示意图。

本章小结

中医妇科学是运用中医学的理论研究妇女生理，病理特点，和妇女疾病的发生、发展规律，以及相应的诊断、治疗和预防方法的

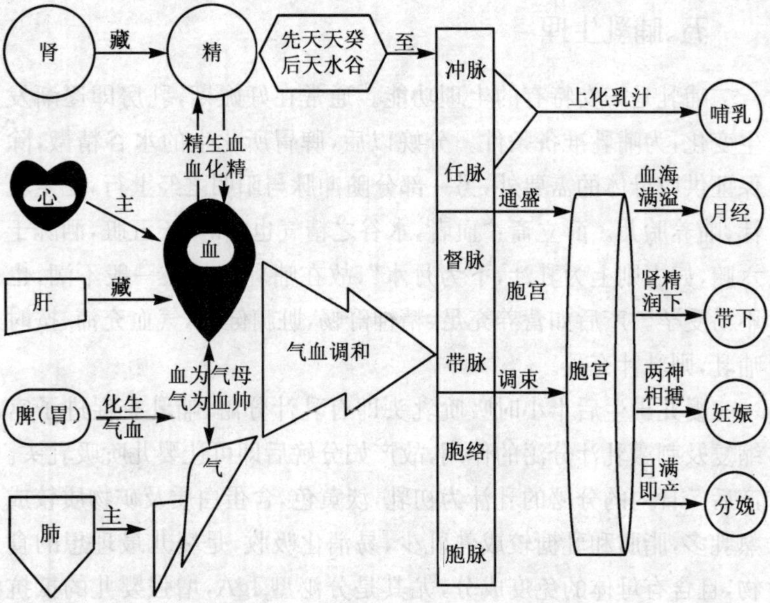

图 2-6　女性生理特点的总结

一门临床医学学科。妇女生理上有经、孕、产、乳等特点，病理上有经、带、胎、产、杂。

妇女的生理和病理特点都是建立在其特有的解剖基础之上，中医传统理论中对生殖器官的名称，我们讲解了最为常见的名称，并与现代理论中的名称相对应起来。在明确这些名称所指部位及其功能的同时，我们也要知道不同点，如同样是“子宫”，古时所指与现代的不尽相同。

妇女解剖上有胞宫，生理上有经、孕、产、乳等特点。胞宫是主月经和孕育胎儿的主要器官，脏腑是生化气血之源，气血是月经、胎孕、产、乳的物质基础，经络是气血运行的通道，因此，妇女的生理特点，以脏腑、经络、气血密切相关。脏腑方面以肝、脾、肾为主，经络方面以冲、任、督、带为主。另外天癸对女性生长、发育的整个生理过程起着重要的作用。它来源于先天肾气，包括肾阳之气与肾阴之精，随着后天水谷精气的不断滋养和肾气的激发，它才日臻成熟。天癸成熟后，促使任脉气通、冲脉血盛，促进子宫生理功能的出现，也是维持月经、胎孕的重要物质。

妇女一生的成长经历新生儿期-儿童期-青春期-性成熟期-围绝经期-老年期这一过程，在这一过程中，妇女不仅经历着生-长-壮-老-已的一般规律，同时也有自己的特点。如《内经》所述："女子七岁肾气盛，齿更发长；二七而天癸至，任脉通，太冲脉盛，月事以时下，故有子；三七肾气平均，故真牙生而长极；四七筋骨坚，发长极，身体盛壮；五七阳明脉衰，面始焦，发始坠；六七三阳脉衰于上，面皆焦，发始白：七七任脉虚，太冲脉衰少，天癸竭，地道不通，故形坏而无子也"，说明妇女的生殖功能也经历着类似的变化，且天癸对妇女的生长及经孕产乳的重要作用。每个时期，不仅有其各自的生理特点，病理上也有与时期相关的特点，如易发疾病，及脏腑的虚实变化。同时妇科病用药时也应考虑到年龄的因素。

月经，是指有规律的、周期性的子宫出血。它代表了生殖功能的出现和成熟。月经产生的原理概括为肾气盛，天癸至，冲任盛通，作用于胞宫而产生月经。脏腑、气血、经络的正常活动是产生月经的生理基础；肾、天癸、冲任、胞宫是产生月经的关键，其中肾是产生月经的根本，气血是月经的物质基础，冲任是化月经之处，子宫是行月经之所。

带下一般指妇女阴中流出的黏腻液体，其产生的原理是：肾所藏的五脏六腑之精，在天癸的作用之下，通过任脉到胞中生成生理性带下。其生成有赖于肾的闭藏、气化、施泄，脾的运化、输布。同时，与督，带也有直接关系，任脉所司之精血津液失去督脉的温化就要变混浊，失去带脉的约束就会滑脱而下，成为病态。可见任脉化生生理性带下与督脉的温化，带脉的约束密不可分。

妊娠时，胎儿的生长以血为用，为适应育胎的需要月经停闭，脏腑经络之血皆下注于冲任以养胎。此时，全身处于“阴血偏虚，阳气偏盛”的状态，以致妊娠早期血聚于下，冲脉气盛，肝气上逆，胃气不降。随着胎儿的发育需求渐增，阴血相对不足，气血易失调和，易出现血虚胎热征象。

妊娠足月，感胎位向下移，时见腰腹阵阵胀痛，小腹坠，有便意或并见胎水流出，或排出少量血水，俗称“见红”，即为临产及分娩开始之兆。古有“妇人怀胎十月，阴阳气足，忽腰腹作阵疼痛，相次胎气顿陷，至于脐腹痛极，乃至腰间重痛，谷道挺进，继之浆破血出，儿子遂出，名曰正产。”的叙述，可见古人的认识与现代的理论基本相同，《达生篇》总结的临产六字真言“睡、忍痛、慢临盆”为临产之要点。

产褥期，指分娩结束以后，机体除乳房外恢复或接近原来未孕状态的这一段时间，一般为 6 周的时间。古人有“弥月为期”、“百日为度”之说，称小满月、大满月。分娩后，阳气骤虚而发生寒战，新产后阳气暂虚，腠理不密，故较平时畏冷、怕风；产后阴血骤失，阴阳暂时失调，阴不守阳，阳气外浮，故有微热、自汗，体温一般正常或稍有升高；产后 3～4 天，乳房胀而有发热，称“蒸乳”，体温可突然增高，有时可达 39℃，但仅持续数小时体温即下降，这些都是产后暂时性阴虚阳旺的症状。一般在短时间内即可自行消失。产后数日之内，因胞宫正在恢复过程中，下腹部常有轻微的阵发性疼痛，称“儿枕痛”，以哺乳时更为明显。

产后从阴道排出的液体，称为恶露。恶露中含有血液，坏死的蜕膜组织及黏液。一般产后头 3 天为血性恶露，量也较多，以后颜色逐渐变淡成为浆液性恶露；7～10 天后恶露呈白色或黄白色，称为白恶露。恶露多数在 2 周左右消失，最多不超过 3 周，属正常现象。

分娩以后，脾胃所化生的水谷精微，除保证供应母体的需要外，另一部分随冲脉与阳明之经上行，化生乳汁，哺养胎儿，故在哺乳期月经一般不潮，也不易受孕。产后如营养充足，精神舒畅，脏腑健旺，气血充沛，按时哺乳，则乳汁充盈。母乳易消化吸收，能增强小儿的抵抗力，且有利于子宫的收缩，应提倡母乳喂养。

本章复习思考题

1. 中医理论的“玉门”相当于现代医学的什么？有什么临床意义？

玉门，又名“龙门”，“胞门”，根据《脉经》、《诸病源候论》“已产属胞门，未产属龙门，未嫁女属玉门”，可见，玉门、龙门、胞门所指的部位是一致的，即指的是现代医学中的阴道口和处女膜，而且此部位可以判断已婚未婚，已产未产，同时也是生育胎儿，排出月经，带下，恶露的关口，也是“和阴阳”的出入口，亦是外邪侵入的关口。古人的这些认识与现代医学的认识是基本一致的。

2. 中医理论的“子宫”和现代的“子宫”概念相同吗？

不完全相同。古人认为“子宫一系在下，上有两歧，中分为二，形如合钵，一达于左，一达于右”，说明中医学子宫（胞宫）的解剖范围与现代医学的子宫的解剖范围不尽相同，它除了包括子宫外，还包括两侧的附件（卵巢和输卵管）。

3. 古人为什么称子宫为“奇恒之腑”？

古人认为子宫不同于一般的脏腑，“形体似脏，作用似腑”、“非脏非腑，亦脏亦腑”，它亦藏亦泄，藏泄有时。能排出月经，娩出胎儿，似腑之“泻而不藏”的功用，而月经间歇期及妊娠期又似脏之“藏而不泻”的功能，故认为子宫具有脏腑的双重功能，为“奇恒之腑”。

4. 何谓“天癸”？其作用如何？

天癸是一种特有的可以促进人体生长、发育和生殖的可流动的阴液物质，可以用西医的雌激素、孕激素、促性腺激素来理解，但绝不是同等概念。它来源于先天肾气，包括肾阳之气与肾阴之精。人体刚出生时，天癸是非常薄弱的，随着后天水谷精气的不断滋养和肾气的激发，它才日臻成熟。天癸成熟后，不但促使任脉气通、冲脉血盛，促进子宫生理功能的出现，而且也是维持月经、胎孕的重要物质，对女性生长、发育的整个生理过程起着重要的作用。

5. 如何认识冲、任、督、带在女性生理上的作用？

奇经八脉中的冲、任、督、带，与妇女的生理联系密切，其中以冲、任二脉尤为重要。冲脉与肾经相并，总领诸经气血的要冲，能调节十二经的气血，有“冲为血海”之称。血海气血的调匀与蓄溢，直接关系到月经和乳汁的生化。任脉为阴脉之海。凡精、血、津、液都属任脉所司，任脉为妇女妊养之本，故有“任主胞胎”之说。只有任脉之气通，才能促使月经的来潮和孕育的正常。督脉能总督一身之阳经，故称“阳脉之海”。任脉与督脉一前一后，一主阴一主阳，循环往复，沟通阴阳，调摄气血，共同维持经、孕、产、乳的正常。带脉始于季肋，围腰一周，有如束带，能约束全身上走下行的经脉，加强经脉间的联系。其络胞而过，与冲、任、督三脉联系更为密切，还参与维持胞宫的正常位置和调摄带下。

冲、任、督三脉同起于胞中，一源而三歧，皆约于带脉，借十二经脉与脏腑相通，冲为血海，任主胞胎，督为总督，带主约束，各司其职，共同调节妇女经、孕、产、乳的正常生理。

6. 试述月经的产生机理？

月经是在脏腑功能正常、气血调和、冲任流通、阴阳平和的状态下，以肾为先天，受天癸调节，得冲任二脉相资，共同作用于胞宫而产生的。概括为肾气盛，天癸至，冲任盛通，作用于胞宫而产生月经。肾气盛是产生月经的根本。天癸产生于先天，并受肾气盛衰支配，随肾气的生理消长变化而变化，天癸在一定年龄盛泌，促使脉通，太冲脉盛，则月经依时来潮，具有生育能力，冲任脉受诸经之精血并得到天癸的作用，二脉则开始流通盛大，血海满盈，蓄溢有常，作用于胞宫而产生月经。子宫为行经之所，成熟的子宫，受冲任气血的相资灌注，并受天癸的作用，以备种子育胎。如未交合成孕，则子宫须去旧血更新血，故排出旧血而成为月经。综上所述，脏腑、气血、经络的正常活动是产生月经的生理基础；肾、天癸、冲任、胞宫是产生月经的关键，其中肾是产生月经的根本，气血是月经的物质基础，冲任是化月经之处，子宫是行月经之所。

7. 督带脉与带下有什么关系？

任脉化生生理性带下，与督脉的温化，带脉的约束密不可分。带下若失去督脉的温化就要变混浊，而成寒湿带下，若失去带脉的约束就会滑脱而下，而致带下量多，成为病态。故可见生理性带下与督脉温化，带脉约束密切相关。

8. 早孕为什么会出现头晕、厌食、择食、喜酸、倦怠、嗜睡等现象？为何会有停经？

妊娠早期(孕 3 月前)，脏腑经络之血皆下注于冲任以养胎。此时全身处于"阴血偏虚，阳气偏盛"的状态，以致妊娠早期血聚于下，冲脉气盛，肝气上逆，胃气不降，胎气上逆，出现头晕、厌食、择食、喜酸、倦怠、嗜睡等现象。经血下注养胎故出现月经停闭。

9. 何谓产褥期？此期会出现哪些生理现象？

现代医学将产程结束以后，机体除乳房外恢复或接近原来未孕状态的这一段时间，称为"产褥期"。一般为 6 周的时间。古人有"弥月为期"、"百日为度"之说，借称小满月、大满月。

分娩后，阳气骤虚而发生寒战，新产后阳气暂虚，腠理不密，故较平时畏冷、怕风；产后阴血骤失，阴阳暂时失调，阴不守阳，阳气外浮，故有微热、自汗，体温一般正常或稍有升高(不超过 38℃)；产后 3～4 天，乳房胀而有发热，称"蒸乳"，体温可突然增高，有时可达 39℃，但仅持续数小时体温即下降，要十分注意有无感染病证。这些都是产后暂时性阴虚阳旺的症状。一般在短时间内即可自行消失。

产后数日之内，因胞宫正在恢复过程中，下腹部常有轻微的阵发性疼痛，称“儿枕痛”，以哺乳时更为明显(因婴儿吸吮乳头，可以刺激子宫收缩)，产后宫缩痛应与宫腔内有瘀血或胎盘胎膜残留等情况引起的腹痛鉴别。

产后从阴道排出的液体，称为恶露。恶露中含有血液，坏死的蜕膜组织及黏液。一般产后头 3 天为血性恶露，量也较多，以后颜色逐渐变淡成为浆液性恶露；7～10 天后恶露呈白色或黄白色，称为白恶露。恶露多数在 2 周左右消失，最多不超过 3 周，属正常现象，若恶露的量，质，色，持续时间，有无臭味对发现某些产褥疾病有重要意义。

10. 为何提倡母乳喂养？母乳喂养应注意什么？

产后，产妇脾胃化生之精微，随冲脉与阳明经上行，化生为乳汁。产后 7 日内的分泌的乳汁为初乳，淡黄色，含蛋白质及矿物质较成熟乳多，脂肪和乳糖较成熟乳少；产后 7～14 天分泌的乳汁为过渡乳，蛋白质逐渐减少，脂肪和乳糖逐渐增多；产后 14 天分泌的乳汁为成熟乳，白色。母乳易消化吸收，是婴儿最理想的食物，且含有母体的免疫成分，尤其是分泌型 IgA，增强婴儿的抵抗力，减少感染的机会；哺乳亦可反射性地引起宫缩，有利于子宫复旧，故应鼓励母乳喂养。同时应注意大多数药物可经母血进入乳汁，故哺乳期间用药宜慎。哺乳期，乳汁少或产后无乳者应加强营养，多饮汤水，或运用通乳之药。

第三章

女性的病理特点

清代徐灵胎："妇人之疾，与男子无异，惟经带胎产之病不同，且多癥瘕之疾。其所以多癥瘕之故，亦以经带胎产之血，易于凝滞，故较之男子为多。但若妇女气血调匀，脏腑安和，冲任通盛，则经、带、胎、产正常；反之，即成为病。"因此，研究妇女病的病因病机，也要从外因、内因、脏腑气血及冲任督带诸脉的变化来探讨。

导致妇科疾病的因素为外感六淫，内伤七情，饮食劳倦，以及体质因素等。妇科病的病理特点概括为正邪相争，阴阳失调，脏腑功能失常，气血失调和冲任督带直接损伤。它们之间互相影响，互为因果。

第一节 病 因

导致妇科疾病的病因是多种多样的，如外感六淫、内伤七情、饮食、劳逸、房室、外伤、痰饮、瘀血等，在一定条件下都能引起妇女经、带、胎、产、杂病诸疾。疾病的发生，与人体的正气和致病的邪气都有关系。正气，是指人体的生理功能及自然抗病能力；邪气，是指各种致病因素。《素问·刺法论》指出："正气存内，邪不可干。”《素问·评热病论》指出：“邪之所凑，其气必虚。”说明正气旺盛则防御力强，病邪不易入侵，即使邪气入侵，程度亦轻，不易扩散或深入。如正气减弱，无力抗御，病邪则乘虚而入。妇科疾病的发生，常因体虚而受邪，特别是在经期、孕期、产后，正气较虚，邪气易于入侵而发病。导致妇科疾病的病因，概括起来主要有外感邪气，内伤七情，生活所伤和体质因素四大类(图 3-1)。

- 病因
  - 外感致病因素
    - 六淫：风、寒、暑、湿、燥、火
    - 疫疠
  - 内伤致病因素
    - 七情：喜、怒、忧、思、悲、恐、惊
    - 饮食：饮食不节、饮食不洁、饮食偏嗜
    - 劳逸：过劳和过逸
  - 其他致病因素：外伤、烧烫伤、冻伤、虫兽伤
  - 病理产物致病因素：痰饮、瘀血、结石

图 3-1 妇科疾病的病因

一、外感六淫

风、寒、暑、湿、燥、火六淫之邪，皆可引起妇科疾患，但因妇女以血为本，寒、热、湿邪更易与血相搏而导致妇科疾病。

1. 风邪

风是春季的主气，但四季皆有风，故风邪引起的疾病虽以春季为多，但不限于春季，其他季节也可发生。风邪有外感和内生之分，外感多因起居不慎，贪图凉爽而不慎感邪，内生多因肝阳上亢，扰乱清空而致风症。妇科疾病与风邪有密切的关系，有妇女产后因外感风邪，而致产褥恶风、发热等外感病证；也有妊娠时期因风从内生而致子痫、抽搐者。

风邪性质和致病特点见表 3-1。

表 3-1 风邪的致病特点

好发季节	春季
性质	阳邪，其性开泄
致病特点	易袭阳位：头面、肌表、肩背多见 善行数变：发病急，传变快 百病之长：易与他邪兼夹致病 风性主动

2. 寒邪

寒为阴邪，易伤阳气，主收引，易凝气血。寒邪为病，有外寒、内寒之分。外寒是指寒邪由表及里，伤于肌表，入侵冲任、胞宫，影响冲任，如适值经期、产褥期感寒、冒雨涉水所致诸病。内寒即里寒证，因机体阳气虚衰，寒从内生；或过食寒凉生冷之品，阴寒内盛，影响脏腑功能，伤及冲任胞宫而发生寒证的妇科疾病。由于内寒是阳微气虚，生化功能不足的一种表现，故常称为“虚寒”。寒邪所致的妇科疾病有月经失调、痛经、闭经、产后身痛、不孕症等。

寒邪的性质及致病特点见表 3-2。

表 3-2 寒邪的致病特点

好发季节	冬季
性质	阴邪，其性凝滞、收引
致病特点	易伤阳气

3. 暑邪

暑为夏季的主气。暑乃火热所化，但暑邪的界定却有明显的季节性，发生在夏至之前的，是由温邪所致的温病；发生在夏至以后，立秋之前的，才是暑邪所致的暑病。基于以上原因，暑邪只有外感而没有内生。妇科疾病中与暑邪有密切联系的多为产褥期为防止外感风邪而过于保暖,居室不通风而致中暑。

暑邪的性质和致病特点见表3-3。

表3-3 暑邪的致病特点

好发季节	夏季
性质	阳邪,其性炎热,暑性升散,易耗气伤津
致病特点	易发热致大汗暑多夹湿,暑湿合并,身重困倦常见

4. 火(热)邪

热为阳邪,其性炎上,易伤阴血,消耗津液。热扰冲任胞宫,鼓动血脉,迫血妄行,可致妇科血证、热证等。热邪为病,亦有外热、内热之分。外感火热之邪,损伤冲任者,为外热。素体阳盛,过食辛燥之品,或七情过极,五志化火,或血瘀日久化热,或湿遏致热,或阴虚生内热,皆可导致内热炽盛,热扰冲任。热邪所致的妇科疾病有崩漏、经行发热、经行吐衄、痛经、闭经、带下病、胎漏、胎动不安、子淋、产后发热、产后恶露不绝等。

从热邪致病的证候而言,还有实热、虚热、热毒之分。若邪热较盛,而正气未虚,正邪交争激烈,则表现为实热证。若邪热不甚炽盛但稽留时间较长,正气比较虚弱,则表现为虚热证。若邪热炽烈,蕴积成毒,迅速蔓延全身,严重损伤正气,则表现为热毒证。三者之中,妇科病以虚热居多。

热邪的性质及致病特点见表3-4。

表3-4 热邪的致病特点

好发季节	夏季,也见于全年
性质	阳邪,其性炎上
致病特点	易扰心神,易耗气伤津,易生风动血,易致肿疡

5. 湿邪

湿为阴邪,易阻滞气机,耗伤阳气,致气血、经络阻滞,升降失常。湿性重着，常流注中、下焦。湿性黏滞缠绵，日久难去。湿从寒化，则为寒湿；湿郁化热，则为湿热；湿聚成痰，则为痰湿；湿邪浸淫日久，兼感染邪毒，则为湿毒。湿邪为病，也有外湿、内湿之分。外湿致病，多与气候、环境有关。在经期、产褥期，身体较虚弱，如冒雨涉水、或水中劳作过久，或久处潮湿之地，易使外湿入侵而致病。内湿则多因素体脾虚，或饮食不节伤及脾胃，以致脾阳不振，运化失常，水湿内停而致病。湿邪所致的妇科疾病有闭经、带下病、痛经、经行浮肿、妊娠水肿、癥瘕、不孕症等。

湿邪的性质及致病特点见表3-5。

表3-5 湿邪的致病特点

好发季节	长夏(可理解为黄梅季节)
性质	阴邪，其性重浊、黏滞、趋下
致病特点	易阻遏气机，损伤阳气，易袭阴位

6. 燥邪

燥为秋季的主气，易从口鼻、皮毛袭入，侵犯肺卫而产生外燥病证。初秋有夏热之余气，燥与温热相合侵犯人体，则发为温燥病证；深秋有近冬之寒气，燥与寒凉相合侵犯人体，则发为凉燥病证。肺阴亏虚者若复因外感燥邪可致经行吐衄。

燥邪的性质和致病特点见表3-6。

表3-6 燥邪的致病特点

好发季节	秋
性质	温燥(初秋)属阳邪 凉燥(深秋)属阴邪 燥性干涩
致病特点	易伤津液，燥易伤肺

二、内伤七情

七情，即喜、怒、忧、思、悲、恐、惊七种情志的变化，属于精神致病因素。凡突然、强烈、长期的精神刺激，或生活环境改变，均可致七情内伤而引起妇科疾病。七情所伤，是直接影响有关内脏而发病。《素问·阴阳应象大论》说："人有五脏，化五气，以生喜怒悲忧恐。"并指出：心在志为喜，过喜则伤心；肝在志为怒，大怒则伤肝；脾在志为思，过思则伤脾；肺在志为悲，过悲则伤肺；肾在志为恐，卒恐则伤肾。说明七情过度伤及内脏，可引起机体的阴阳平衡失调。脏腑功能失常，诸病丛生。妇人经、带、孕、产、乳等特殊的生理活动均以血为本，以血为用，气为血帅，情志所伤，累及气血则可出现"喜则气缓"、"怒则气上"、"思则气结"、"悲则气消"、"恐则气下"、"惊则气乱"等病变，进一步损伤冲任督带，导致月经失调、崩漏、闭经、经行诸证、胎动不安、不孕症等多种妇科疾病。临床上，由于内伤七情引致妇科疾病是较为多见的。其中，以怒、思、恐对妇科病证的影响较著，分述如下：

1. 怒

忿怒急躁，致气滞，气逆，进而引起血分病变，可致月经后期、痛经、经行乳胀、经行吐血，妊娠恶阻等。

2. 思

忧思抑郁，心情不畅，气郁不宣，气结则血滞，血滞则冲任经脉不利，经血排泄不杨，可见月经后期、量少、闭经、癥瘕等症。

3. 恐

恐惧悲哀，气机下陷，任脉与带脉失约，可见月经过多、带下、堕胎、小产等症。

其他情志因素的特点见表 3-7。

表 3-7　内伤七情的致病特点

	与脏腑关系	对脏腑的影响	对气机的影响	临床表现
怒	肝在志为怒	怒伤肝	怒则气上	头胀痛、面红目赤或呕血甚则昏厥
喜	心在志为喜	喜伤心	喜则气缓	一缓和精神紧张，营卫通利；二暴喜过度致心气涣散，精神不集中
忧	肺在志为忧	忧伤肺		
悲		悲伤肺	悲则气消	气短声低、倦怠乏力、精神萎靡不振
恐	肾在志为恐	恐伤肾	恐则气下	溺频、溲多或二便失禁，甚则面白、昏厥、遗精
惊	肾在志为惊	惊伤肾	惊则气乱	心悸、惊慌失措
思	脾在志为思	思伤脾	思则气结	食欲减退、脘腹胀满、便溏

三、生活所伤

生活失于调摄，在一定条件下，也可影响脏腑、气血、冲任的正常功能，产生妇科疾病。常见的有饮食不节、房劳多产、劳逸失常、跌仆损伤等。

1. 饮食不节

凡过食寒凉生冷、辛温燥热，或暴饮暴食、饥饱失常、偏食嗜食，均可导致妇科疾病（表 3-8）。如过食寒凉生冷，尤其在月经期、妊娠期，易致脾阳受损，寒凝血脉，影响冲任，可出现痛经、闭经、月经失调、带下病、不孕症等。如过食辛温燥热，可使冲任蕴热，迫血妄行，因而出现月经先期、月经过多、崩漏、经行吐衄、胎漏等症。

表 3-8 饮食因素的致病特点

类型	表　　现
饮食不节	过饥，过饱，食无定时
饮食不洁	不清洁，被污染，陈腐变质或有毒的食物
饮食偏嗜	饮食五味偏嗜，饮食的寒热偏嗜

2. 房劳多产

房劳过度，可致肾气亏损，身体虚羸，易生妇科疾病。尤其是在经期、孕期、产后，更宜慎戒房事，以免导致月经、妊娠、产褥诸病。妇女孕产(包括堕胎、小产或人工流产)过频过多，更易耗损气血，损伤冲任，而致经、带、胎、产诸疾。

3. 劳逸失常

妇女在月经、妊娠、产育等期间，由于生理上的关系，特别要注意劳逸结合。一方面要避免过重的或不适当的体力劳动，另一方面亦不宜过于安逸而不活动，致气血运行不畅而发生疾病。在月经期间，若从事过重的体力劳动，或不适当的剧烈运动，可致月经过多、崩漏等证。妊娠期过度劳力，可耗气伤血，以致胞脉不固，引起胎漏、胎动不安、堕胎、小产等证。产后过早劳动，可致子宫脱垂。

4. 跌仆损伤

妇女在月经期和妊娠期，若不慎跌仆闪挫，登高持重，或撞伤腰腹、阴部，可以影响冲、任、督、带，伤及气血，导致月经过多、崩漏、阴户外伤、堕胎、小产等证。此外，手术损伤，亦可出现妇科疾病。

四、可致病的病理产物

有些在疾病过程中形成的病理产物又进一步成为引发新的病

证的病因，称为可致病的病理产物，主要有痰饮、瘀血、结石等。与妇科疾病相关的多为痰饮、瘀血。

1. 痰饮

痰、饮是机体水液代谢障碍所形成的病理产物。其分类见图3-2。

- 分类：视之可见度
  - 有形之痰饮
    - 较稠浊的称为痰，随气升降流行内而脏腑，外至筋骨皮肉，形成多种病证
    - 较清稀的称为饮，多留积于胸胁、胃肠及肌肤
  - 无形之痰饮

图 3-2 痰饮分类

(1)痰饮的形成

痰饮多由外感六淫、七情内伤或饮食劳逸等，使肺、脾、肾、三焦等脏腑气化功能失常，水液代谢障碍，以致水津停滞而成。痰饮内停，滞于体内，影响冲任的充盛与溢泄，亦可与瘀血互结，可致月经后期，月经过少，闭经，痛经，不孕，癥瘕等。若复因内停生热，可致带下色黄量多甚至赤色，若胃虚者痰饮停滞可有经行乳房胀痛。

(2)痰饮的致病特点

①与湿邪类似，也有易阻滞气机、阻滞气血运行，重浊黏滞的特点：可见四肢麻木疼痛，胸脘痞闷，咽中如有物梗塞等。

②致病广泛，变化多端：痰饮停留的部位不同，可有不同见证。

③病势缠绵，病程较长。

④易扰乱神明：可见心悸、神昏、癫狂等。

⑤多见滑腻舌苔。

(3)饮证的不同见证

①饮泛肌肤，见水肿、身痛而重，称“溢饮”。

②饮留胸胁，见咳嗽气促、胸胁胀痛，称“悬饮”。

③饮在隔上，见咳嗽气逆不得平卧，面部浮肿，称“支饮”。

(4)水、湿、痰、饮的不同与联系：水、湿、痰、饮的鉴别见图 3-3。

- 湿
  - 外湿——属外感、六淫而致
  - 内伤——属内邪，脾运失调而致
- 水——湿聚而成，为有形之邪
- 饮——积水成饮，清者为饮
- 痰——饮汇成痰

图 3-3　水、湿、痰、饮的鉴别

2. 瘀血

瘀血是指体内有血液停滞。包括离经之血积存体内；或血液运行不畅阻滞于经脉、脏腑内的血液。瘀血内停者可致瘀阻胞宫，冲任，血海蓄溢失常，可致月经后期、月经过少、闭经，胞宫经脉不通，不通则痛，可致经行腹痛。若血不归经，可致崩漏；若产后瘀血停滞，经脉失于畅通，可致产后腹痛、恶露不尽；瘀血日久可变生癥瘕，亦有恶变可能。瘀血时可出现肌肤爪甲不荣，面色黧黑或苍黄，舌体色黯，有瘀斑甚至舌下静脉曲张等表现，病变处亦可有刺痛、肿块及出血。

(1)瘀血的形成主要原因：瘀血的病因见图 3-4。

- 气虚、气滞 } 血液运行不畅
- 血寒、血热
- 外伤
- 气虚不能摄血 } 离经之血积于体内
- 邪热迫血

} 瘀血⇒进一步影响血的运行

图 3-4　瘀血的病因

(2)瘀血的致病特点

①病证多样性。

②病证共性：瘀血病证的临床表现归纳起来则有几个共同特点：局部疼痛、肿块、出血，全身肌肤爪甲失荣，舌体黯有瘀斑，脉涩。见图3 5。

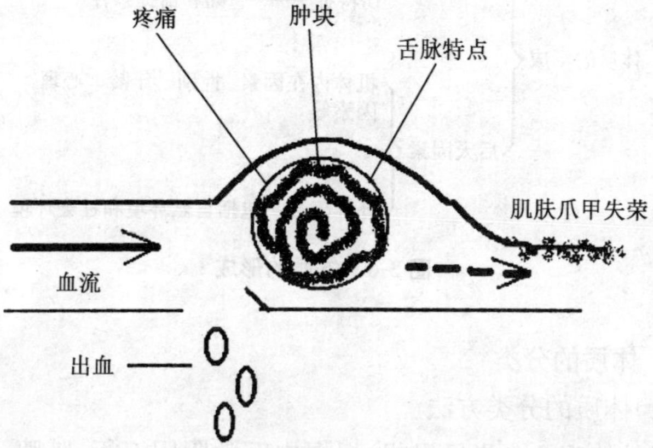

图3-5　瘀血病证的共同特点

五、体质因素

体质是人群中的一种个体特性，这种特性的形成取决于先天禀赋的差异及后天营养、生活习惯、体育锻炼、行为修养、年龄、环境等条件的影响。不同的体质，往往使机体对某种致病因素易感，妇女的体质因素与经、带、胎、产、杂病诸疾的发生及证型有密切关系。如素体肾虚者，往往出现月经不调、崩漏、闭经、绝经前后诸证、胎动不安、不孕症等病；素体脾虚者，往往出现月经过多、崩漏、带下病、妊娠水肿等病；素体肝郁者，常致月经先后无定期、经行乳胀、不孕症等病；素体阳虚者，易致月经过多、崩漏、宫寒不孕等症；素体痰湿者，易致妊娠恶阻、闭经、不孕症、子肿等病。总之，临证时必须注意了解患者的素体状况，全面分析致病原因，以便采取有效的治疗措施。

1. 体质的形成

体质的形成见图 3-6。

体质的形成
- 先天因素：指小儿出生以前在母体内所禀受的一切特征——基础和前提条件
- 后天因素
  - 机体内在因素：性别、年龄、心理因素等
  - 外界因素：包括自然环境和社会环境

图 3-6　体质的形成

2. 体质的分类

(1)体质的分类方法

以整体观念为指导思想，根据中医学阴阳五行、脏腑、精气血津液等基本理论，来确定人的体质差异。其具体分类方法有阴阳分类法、五行分类法、脏腑分类法、体型肥瘦分类法以及秉性勇怯分类法。

(2)常用体质分类及其特征

常用体质的分类及其特征见表 3-9。

表 3-9　常用体质分类及其特征

分类	特　征
阴阳平和体质	功能协调：身体强壮，胖瘦适度，肤色明润含蓄；目光有神，性格开朗、随和；食量适中，二便通畅；舌质红润，脉象缓和有力；睡眠好，自身调节能力强

续表

分类	特　　征
偏阳体质	偏于亢奋、偏热、多动等特性
偏阴体质	偏于抑制、偏寒、多静的特性

3. 体质学说在中医妇科的应用

(1)说明个体对某些病因的易感性。

(2)指导妇科疾病辨证论治。

(3)指导女性养生。

第二节　病　机

妇科疾病的病机，是由于上述各种病因导致正邪相争，阴阳失调，脏腑功能失常，气血失调，间接或直接地影响到冲任、胞宫、胞脉、胞络出现病变，从而发生妇科经、带、胎、产、杂病诸疾。

一、正邪相争与发病

正邪相争是所有疾病发生的机制，同样的疾病有人病轻，病程短，最终痊愈；亦有人病重，病程长，最终疾病恶化，导致死亡或转为慢性疾病。这都与正邪的关系有关。

1. 正邪相争与疾病的发生

正气，是指人体的机能活动及其产生的抗病、康复能力，简称为“正”。邪气，则泛指各种致病因素，简称为“邪”。若正能胜邪，则不病，若不胜邪，则发病(图 3-7)。

正气不足 ⇨ 内因 ⎫　　　　　　⎧ 正能胜邪 ⇨ 不病
　　　　　　　　 ⎬ 正邪相争 ⎨
邪气侵袭 ⇨ 外因 ⎭　　　　　　⎩ 邪盛不衰 ⇨ 发病

图 3-7　正邪相争与疾病的发生

2. 正邪盛衰与病邪出入

疾病发生之后在其发展变化过程中，正气和邪气这两种力量始终处于动态的变化中，发生着力量对比上的消长盛衰变化。正邪之间消长盛衰变化，必然导致疾病发展趋势上出现病邪出表入里。即若正大于邪，疾病向愈，病邪出表；若正不胜邪，疾病加重，病邪入里。

3. 正邪盛衰与虚实变化

正邪相争的运动变化，贯穿于疾病过程的始终。虚实是对体内邪正相争力量对比的综合描述。

实：主要指邪气亢盛，是以邪气盛为矛盾主要方面的一种病理反应。

虚：主要指正气不足，是以正气虚损为矛盾主要方面的一种病理反应。

虚实病机与疾病的转归见图 3-8。

- 虚实病机
  - 实：以邪盛为主
  - 虚：以正虚为主
  - 变化与转归
    - 虚实错杂—正虚与邪实并存
      - 实中夹虚
      - 虚中夹实
    - 虚实转化
      - 由实转虚
      - 由虚转实
    - 虚实真假
      - 真虚假实
      - 真实假虚

图 3-8　虚实病机与疾病的转归

4. 正邪盛衰与疾病转归

正如正邪盛衰与病邪出入，疾病的转归与正邪盛衰有直接的关系，如图 3-9。

正邪相争
- 正胜邪退——向愈
- 邪盛正衰——恶化
- 正气衰竭邪气独盛——死亡

图 3-9　正邪相争与疾病的预后

二、阴阳失调病机

阴阳失调，是指机体在疾病过程中，由于致病因素的作用，导致机体阴阳两个方面失去相对的协调与平衡，从而形成阴阳偏盛、偏衰、互损、转化、格拒、或亡失的病理状态。同时，阴阳失调又是脏腑、经络、气血等相互关系失调的概括，是疾病发生、发展与变化的内在根据。

1. 阴阳失调与发病

在正常情况下，人体阴阳维持着相对的动态的平衡与协调，即所谓“阴平阳秘”。只有在某种致病因素的作用下，脏腑、经络、气血津液等生理活动发生异常改变，导致整体或局部的阴阳失调，才会发生疾病。

2. 阴阳盛衰与寒热变化

寒热是辨别疾病性质的标志之一，是阴阳偏盛偏衰的具体表现。疾病发生之后，在其发展变化过程中，寒热证候的形成及其相互之间的变化，主要受患病机体阴阳双方消长盛衰变化的影响。寒热证候皆有虚实之分，虚者为阴阳一方相对不足所致，实者多为阴阳一方绝对过剩所致，也可兼有另一方不足而致虚实夹杂。

(1)阴阳盛衰

阴阳盛衰的病理特点见表 3-10。

表 3-10　阴阳盛衰的病理特点

病机	虚实	病理分析	病理发展
阳盛则热	实热证	阳气偏盛,机能亢奋,代谢活动亢进,机体反应性增强,阳热过剩	阳盛则阴病:实热在出现热象的同时,会出现口渴、小便少、大便干燥等阴津不足症状
阴虚则热	虚热证	精、血、津液等阴液亏耗,导致的虚热	阴不制阳,阳相对偏亢的病理状态
阴盛则寒	实寒证	阴气偏盛,功能障碍或减退,产热不足,以及病理性代谢产物积聚	阴长阳消,阴寒内盛,势必损伤阳气
阳虚则寒	虚寒证	阳气虚损,功能减退或衰弱,代谢活动减退,机体反应性低下,阳热不足的虚寒病理状态	阳气不足,阳不制阴,阴相对亢盛,临床上则会导致虚寒证

(2)寒热变化

在疾病的发展过程中,病情常随患病机体阴阳双方消长盛衰的变化而变化。主要有阴阳盛衰不同或阴阳互损所致的寒热错杂,阴阳转化所致的寒热转化,以及阴阳格拒而致的寒热真假等。与妇科疾病的关系较密切的多为寒热错杂,寒热转化。

①寒热错杂:是指在疾病发展过程中,由于阴阳盛衰消长变化,阴阳的盛和衰错杂并存,从而导致临床上寒象与热象共存于同一患者的病理状态。形成寒热错杂的原因主要有两个方面:一是上下或表里,阴阳盛衰不一致;二是由于阴阳互损,导致阴阳两虚,虚寒与虚热并存。如产后发热者,可以出现体温升高,手足心发热的热象,但亦并存有畏寒,怕风,舌淡苔白,脉缓的寒象,此种寒热

错杂是因为产后体弱，气血亏虚，因外感风寒而出现寒象，又因自身有津血亏虚而出现阴虚生热的热象。此即为寒热错杂，虚实相兼的病证。

②寒热转化：是指在疾病发展过程中，由于阴阳盛衰消长达到一定程度，各自向其相反的方向转化，从而导致疾病寒热性质向相反方向转化的过程。寒热转化病机包括由阴转阳和由阳转阴两个方面。如寒湿带下者若因外感热邪，或日久生热，可致湿热带下，带下色黄量多味臭。

三、脏腑功能失常

脏腑为气血生化之源，主导与维系妇女的生理活动，若脏腑功能失常，则可产生妇科诸疾。而妇科疾病的发生，又主要以肾、肝、脾的功能失常为主。图 3-10 为脏腑功能失常小结。

1. 肾

肾主藏精，主宰人体的生长发育与生殖。如先天禀赋不足，或早婚多产，或房事不节，或久病失养，或惊恐伤志，或邪气所伤，均可导致肾气亏虚，肾的阴阳平衡失调而发生妇科经、带、胎、产、杂病诸证。由于病变的程度、属性的不同，临床上肾的病机常见的有肾气虚（肾气不足、肾气不固）、肾阴虚（肾精亏虚）、肾阳虚、肾阴阳俱虚等。

(1)肾气虚　肾气乃肾精所化之气，概指肾的功能活动。肾气的盛衰直接与天癸的至与竭有密切的关系。胞络系于肾，冲任之本在肾，肾气不足则冲任不固。可导致月经病、带下病、妊娠病、产后病和杂病等一系列的妇科疾病，如月经失调、崩漏、闭经、带下病、胎漏、胎动不安、不孕症等。

(2)肾阴虚　肾阴亏损，精血不足，以致冲任失养，临床上可出现月经期、量少、闭经、绝经前后诸证、不孕症等。如阴虚而生内热，虚火内扰，迫血妄行可出现崩漏、经行吐衄等证。

(3)肾阳虚　肾阳虚弱,封藏失职,冲任不固,可出现崩漏、月经过多、经行泄泻、带下病、妊娠水肿、胎漏、胎动不安等证。肾阳虚衰,命门火衰,胞宫失于温煦,可出现宫寒不孕等证。

(4)阴阳两虚　由于阴虚可以及阳、阳虚可以及阴,若病程日久,往往可出现肾阴阳俱虚。上述肾阴虚和肾阳虚见证,可以夹杂出现。但在临床上,肾阴阳两虚中,或偏于阴虚,或偏于阳虚,应该详加分析,细为辨证,治疗上有所侧重,才易显效。

2. 肝

肝主疏泄、藏血,其性喜条达而恶抑郁。如素体抑郁,或情志失调,或阴血数脱,均可使肝的疏泄与藏血功能失常而导致妇科疾病。临床上肝的病机常见的有肝郁气滞、肝郁化火、肝经湿热、肝阴不足等。

(1)肝气郁滞　素多忧郁,肝气郁结,疏泄失常,血海蓄溢失度,冲任失调,常可导致月经先后无定期、经行乳胀、痛经、闭经、产后缺乳、不孕症等。

(2)肝经郁火　情志失调,郁久而化热化火,火热扰冲任,迫血妄行,致月经先期、月经过多、经期延长、崩漏等。肝火上炎,可致经行头痛、经行吐衄。

(3)肝经湿热　肝郁乘脾,脾虚失于运化,湿由内生,肝郁化热,肝热挟脾湿,下注冲任,则为肝经湿热,损伤任带二脉,常出现带下病、阴痒、子淋等。

(4)肝阴不足　肝藏血,血属阴,如素体血虚,或数伤于血,或肝郁日久,阴血暗耗,或肾阴亏损,水不涵木,均可使肝血不足,阴虚阳亢,而致经行眩晕、绝经前后诸证、妊娠眩晕、先兆子痫等症。如进一步发展至热极生风,肝风内动,则可致子痫、产后痉证等。

3. 脾

脾为后天之本,主运化水谷精微,乃气血生化之源;又运化水湿,为水液代谢之枢纽;脾主中气,有统血摄血之功能;脾气主升。

如素体脾虚，或饮食不节，或劳倦、思虑过度，均可损伤脾气，导致脾气虚弱，而出现脾虚失运、脾虚失摄、脾虚气陷、脾虚湿困等病机。

(1)脾虚失运　一方面不能正常运化水谷之精微，以致气血生化乏源，血虚气少，血海不盈，可出现月经后期、月经过少、闭经、产后缺乳等证。另一方面脾虚气弱，不能正常运化水湿，使水湿停滞，泛滥于机体，而出现经行泄泻、经行浮肿、带下病、子肿等证。

(2)脾虚失摄　脾气虚弱，统摄无权，冲任不固，可出现月经过多、月经先期、经期延长、崩漏等证。

(3)脾虚气陷　脾虚中气下陷，升举无力，可致妊娠小便不通、子宫脱垂等证。

(4)脾虚湿盛　脾虚运化无力，水湿内停，或外感湿浊之邪，或过食膏粱厚味，均可使脾为湿困。如水湿壅阻，炼液成痰，痰湿阻滞冲任、胞宫，可出现月经过少、闭经、不孕症等。如痰湿阻滞中焦，影响脾胃的气机升降，可致妊娠恶阻。如痰与瘀互结，积聚胞中，可致癥瘕。

4. 心

心主血，主藏神。如心脾两虚，可致月经失调；心肾不交，可致绝经前后诸证；心火亢盛，可致子淋、子烦；经期或妊娠期阴血本不足，若心受病如心忧思虑，暗耗心阴，则可出现经期心烦或妊娠心烦、失眠等症。如心气不足，不得下通，胞脉失养，则可出现经期或妊娠期心神不宁、失眠，甚至精神异常。

5. 肺

肺主气司营卫，肺肾阴虚可致经行吐衄、子嗽、子瘖等。因久咳伤肺，肺气失宣，水道失调，则可发生妊娠水肿及妊娠、产后小便不通等症。阴袭肺燥，可致经行吐衄、阴虚肺痨亦可致闭经。

脏腑功能失常，病变可单独发生在某脏，但由于脏腑之间的生克制化关系，且临床上的疾病错综复杂，故常表现为多个脏腑合病。肾为先天之本，脾为后天之本。脾主运化水谷精微，须借助肾中阳气的温煦，肾脏精气亦有赖于水谷精微的不断补充。如肾气不足、肾阳虚惫，不能温煦脾阳；或脾气虚弱，脾阳久虚，进而损及肾阳，均可致脾肾气虚、脾肾阳虚。肾藏精，肝藏血，肝血有赖于肾精的滋养，肾精也不断得到肝血所化之精的填充，故精血同源，肝肾同源。肾阴虚无以涵养肝木，或肝血不足以充养肾精，均可导致肝肾阴虚。肝主疏泄，脾主运化，肝的疏泄，有助于脾胃的运化和气机的升降与流通，如肝气郁结，失于疏泄，肝木克脾土，可导致肝郁脾虚。此外，脾生化之源不足，或脾虚失摄，出血过多，可耗伤心血，而致心脾两虚。肾阴虚不能上济心火，可致心肾不交。肾阴不足不能上滋肺阴，或肺阴虚损及肾阴，均可致肺肾阴虚。而妇科临床上，以肝肾阴虚、脾肾阳(气)虚、肝郁脾虚的病机最为常见。

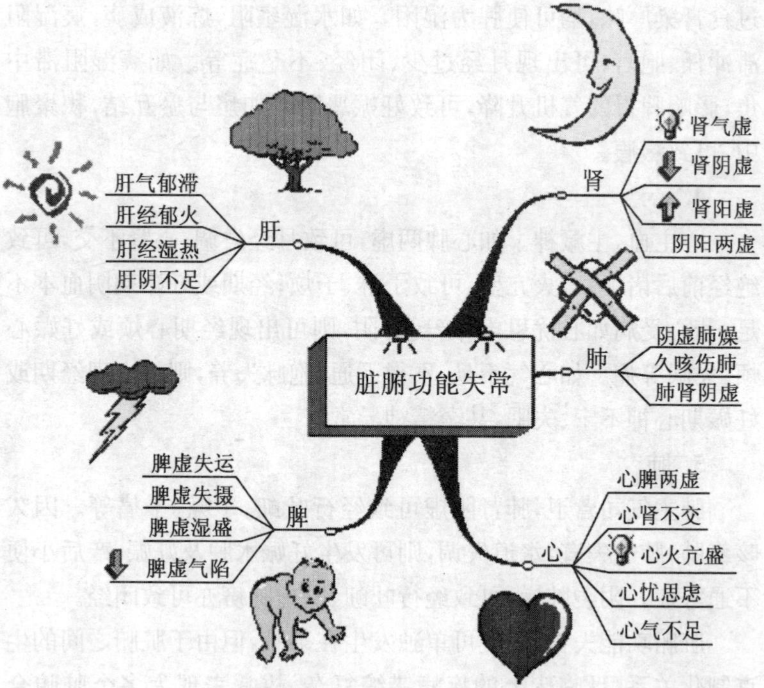

图 3-10　脏腑功能失常小结

四、气血失调

妇女的月经、妊娠、分娩、哺乳的特殊生理活动中，均易消耗阴血，致使机体常处于阴血不足，气偏有余，气血相对不平衡的状态。《灵枢·五音五味篇》说："妇人之生，有余于气，不足于血，以其数脱血也。"故气血失调是妇产科疾病的重要病机之一（图 3-11）。病在气分者，主要有气虚、气滞、气逆、气陷；病在血分者，主要有血虚、血瘀、血热、血寒。

1. 气分病机

（1）气虚　先天禀赋不足，素体羸弱，或后天失于调养，或因久病、重病、过度劳累而耗气太多而致气虚。气虚的种类很多，妇科常见的有脾气虚、肾气虚、脾肾气虚。气虚则卫外不固，而出现经行感冒、产后自汗等证。气虚则统摄无权，冲任不固，而出现月经先期、月经过多、崩漏、胎漏、胎动不安、产后恶露不绝等证。

（2）气滞　情志不畅，精神抑郁，可使气机郁滞，阻碍血行，影响至血海冲任，可出现月经失调、闭经、痛经、妊娠肿胀等证。

（3）气逆　气郁不达，则肝气横逆而上，扰及肺胃二经，临床可见经行吐衄，妊娠恶阻等证。

（4）气陷　气虚之甚或日久失治，致中气下陷，升举无力，可出现崩漏、阴挺等证。

2. 血分病机

（1）血虚　指阴血不足。导致血虚的因素主要有三方面：一是各种急、慢性出血，如长期月经过多、崩漏、产后出血或其他出血性疾病，使阴血耗损。二是化源不足，先天禀赋素弱，或饮食营养缺乏，或脾虚化源不足，使血的生化之源匮乏。三是久病、重病伤及脏腑，尤其是损伤脾肾，使精血亏损。血虚致血海不盈，冲任失养，常可导致月经后期、月经过少、闭经、痛经、经行头痛、经行眩晕、胎漏、胎动不安、产后发热、产后缺乳、产后身痛等。

(2)血瘀　指血液流行迟缓和不通畅,甚至停滞的病理状态。由于妇女以血为主,经、孕、产均可使瘀血停滞,故血瘀是妇产科疾病常见的病机。血瘀的成因主要有以下几方面:

①气滞血瘀:内伤七情,气机郁结,气滞则血滞,血行不畅而成血瘀。

②寒凝血瘀:感受寒邪,或过食生冷,寒入于经,经脉拘急,血液凝涩,不能畅通而成寒凝血瘀。

③热灼血瘀:月经期或产褥期不注意卫生及调摄,感受热邪,热伤阴血,煎熬成块,血热互结而成血瘀。

④气虚血瘀:气为血帅,气虚则运血无力,血行迟缓停滞而成血瘀。出血、外伤成瘀:妇女经、孕、产、杂病等种种出血证,以及外伤、手术创伤,导致离经之血停滞,不能及时消散吸收或排出,而成血瘀。

以上种种原因,致血瘀形成,瘀阻胞脉、冲任,以致经隧不通,或血不归经,或壅聚成症而导致月经失调、痛经、闭经,崩漏、异位妊娠、产后恶露不绝、癥瘕、不孕症等妇科疾病。

(3)血热　指血分伏热。血热可因感染邪热,或过食辛燥食物,误服温热药物而成阳盛血热,热扰冲任,迫血妄行,可出现月经先期、月经过多、崩漏、产后发热等证。或因情志所伤,肝郁化火,而成肝郁血热,而见月经先期、经行吐衄等证。热为阳邪,易伤阴血,而妇女经、孕、产、乳都易耗伤阴血,阴虚则生内热而成阴虚血热。阴虚血热为妇科疾病最常见的血热病机,可致月经先期、月经过多、崩漏、闭经、胎漏、胎动不安、产后恶露不绝、产后盗汗等证。

(4)血寒　指血分寒凝。血寒多因寒邪内生,或素体阳虚,寒从内生,血为寒凝,经脉阻滞,影响胞宫、胞脉、冲任之功能,可出现月经后期量少、痛经、宫寒不孕等证。由于血和气是互相资生互相依存的,气为血帅,血为气母,血病可以及气,气病可以及血,故临床上往往见气血同病的病机,如气血虚弱、气滞血瘀等。

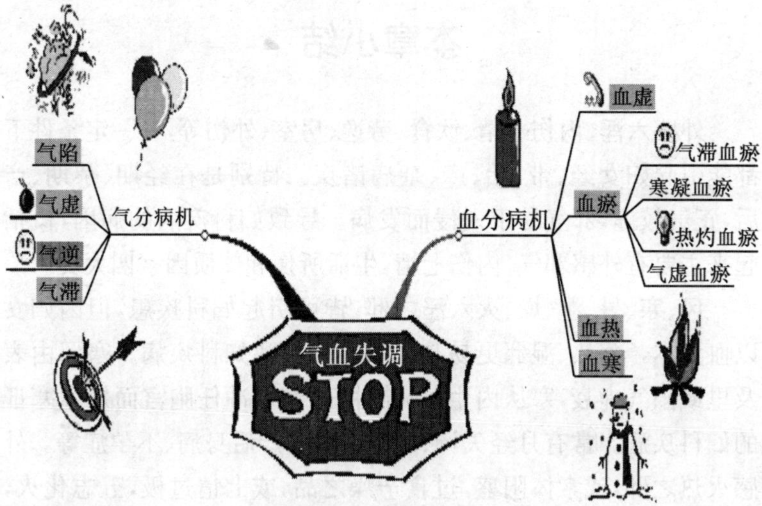

图 3-11　气血病机

五、冲任二脉，胞宫的直接损伤

冲任二脉与胞宫在妇科生理上具有重要的作用，在病理上，无论感受寒、热、湿邪，或生活所伤，或内伤七情，或体质因素，或脏腑功能失常，或气血失调，往往可以间接损伤冲任，导致冲任不固、冲任失调、冲任不足、冲任虚衰，也有直接损伤冲任二脉与胞宫者，如多次人流或多产、人流刮宫过深、癥瘕手术的损伤，导致冲任、胞宫直接受损，从而产生妇科经、带、胎、产、杂病诸疾。由于气血来源于脏腑，经络是气血运行的通道，脏腑又需要气血的濡养，故脏腑功能失常、气血失调、冲任二脉胞宫的直接损伤可互相影响，互为作用，临证时须结合经、孕、产、乳等不同时期特点，全面辨析。

本章小结

外感六淫、内伤七情、饮食、劳逸、房室、外伤等,在一定条件下都能引起妇女经、带、胎、产、杂病诸疾。特别是在经期、孕期、产后,正气较虚,邪气易于入侵而发病。导致妇科疾病的病因,概括起来主要有外感邪气,内伤七情,生活所伤和体质因素四大类。

风、寒、暑、湿、燥、火六淫之邪,皆可引起妇科疾患,但因妇女以血为本,寒、热、湿邪更易与血相搏而导致妇科疾病。寒邪由表及里或阳气虚衰,寒从内生,影响冲任,伤及冲任胞宫而发生寒证的妇科疾病。常有月经失调、痛经、闭经、产后身痛、不孕症等。外感火热之邪,或素体阳盛,过食辛燥之品,或七情过极,五志化火,或血瘀日久化热,或湿遏致热,或阴虚生内热,皆可热扰冲任。所致的妇科疾病有崩漏、经行发热、经行吐衄、痛经、闭经、带下病、胎漏、胎动不安、子淋、产后发热、产后恶露不绝等。外湿如冒雨涉水,或水中劳作过久,或久处潮湿之地,或脾阳不振,运化失常,水湿内停可致病。常见的妇科疾病有闭经、带下病、痛经、经行浮肿、妊娠水肿、癥瘕、不孕症等。

七情所伤,是直接影响有关内脏而发病。妇人经、带、孕、产、乳等特殊的生理活动均以血为本,以血为用,气为血帅,情志所伤,累及气血则可出现“喜则气缓”、“怒则气上”、“思则气结”、“悲则气消”、“恐则气下”、“惊则气乱”等病变,进一步损伤冲任督带,导致月经失调、崩漏、闭经、经行诸证、胎动不安、不孕症等多种妇科疾病。其中,以怒、思、恐对妇科病证的影响较著。

某些继发性致病因素如痰饮、瘀血与妇科有密切的关系。痰饮停于体内,易阻滞气机,阻碍气血运行,冲任蓄溢失常,可出现月经后期、月经过少、闭经、不孕、带下,经期出现乳房胀痛等,若痰结日久,可变生癥瘕。且痰饮致病类似湿邪,病势缠绵,病程较长。

也易循经上行扰乱神明，可致经行头痛，脏燥等。瘀血阻于胞脉、冲任，以致经隧不通，或血不归经，或壅聚成癥而导致月经失调、痛经、闭经、崩漏、异位妊娠、产后恶露不绝、癥瘕、不孕症等妇科疾病。两者之间亦会相互影响，形成恶性循环，临床常可见痰饮瘀血互结者。

生活失于调摄，在一定条件下，也可影响脏腑、气血、冲任的正常功能，产生妇科疾病。常见的有饮食不节、房劳多产、劳逸失常、跌仆损伤等。不同的体质，往往使机体对某种致病因素易感，妇女的体质因素与经、带、胎、产、杂病诸疾的发生及证型有密切关系。

临证时必须注意了解患者的素体状况，全面分析致病原因，以便采取有效的治疗措施，指导辨证论治及养生。

妇科疾病的病机，是由于上述各种病因导致正邪相争，阴阳失调，脏腑功能失常，气血失调，间接或直接地影响到冲任、胞宫、胞脉、胞络出现病变，从而发生妇科经、带、胎、产、杂病诸疾。

正邪相争及盛衰变化与疾病的发生，病邪出入，虚实变化，疾病转归有很大关系。正胜邪者不病或病轻，病程短，最终痊愈；不胜邪者，病重，病程长，疾病恶化，最终死亡或转变为慢性疾病。

阴阳失调是脏腑、经络、气血等相互关系失调的概括，是疾病发生、发展与变化的内在根据。致病因素可导致机体阴阳两个方面失去相对的协调与平衡，从而形成阴阳偏盛、偏衰、互损、转化、格拒、或亡失的病理状态。

脏腑为气血生化之源，主导与维系妇女的生理活动，若脏腑功能失常，则可产生妇科诸疾。病变可单独发生在某脏，主要以肾、肝、脾的功能失常为主，同时由于脏腑之间的生克制化关系，且临床上的疾病错综复杂，常表现为多个脏腑合病。妇科临床以肝肾阴虚、脾肾阳（气）虚、肝郁脾虚的病机最为常见。

妇女的月经、妊娠、分娩、哺乳的特殊生理活动均易消耗阴血，致使机体常处于阴血不足，气偏有余，气血相对不平衡的状态。气血失调亦为病机之一。病在气分者，主要有气虚、气滞、气逆、气陷；病在血分者，主要有血虚、血瘀、血热、血寒。

也有很多致病因素可导致冲任、胞宫直接受损，从而产生妇科经、带、胎、产、杂病诸疾。如人流术、刮宫术时的胞宫损伤，妇女多产以后出现胞宫脱垂等。

本章复习思考题

1. 导致妇科疾病的主要病因是什么？

导致妇科疾病的病因是多种多样的，如外感六淫、内伤七情、饮食、劳逸、房室、外伤等，在一定条件下都能引起妇女经、带、胎、产、杂病诸疾。外感风、寒、暑、湿、燥、火六淫之邪，皆可引起妇科疾患，但因妇女以血为本，寒、热、湿邪更易与血相搏而导致妇科疾病。七情所伤，是直接影响有关内脏而发病，其中，以怒，思，恐对妇科病证的影响较著。生活失于调摄，在一定条件下，也可影响脏腑、气血、冲任的正常功能，产生妇科疾病。常见的有饮食不节、房劳多产、劳逸失常、跌仆损伤等。另外，疾病的发生，与人体的正气有关系。不同的体质，往往使机体对某种致病因素易感，故妇女的体质因素与经、带、胎、产、杂病诸疾的发生及证型有密切关系。

2. 外感邪气中哪种邪气无内生只有外感？妇科疾病与此邪密切相关者多为何种疾病？

暑为夏季的主气。暑乃火热所化，但暑邪的界定却有明显的季节性，发生在夏至之前的，是由温邪所致的温病；发生在夏至以后，立秋之前的，才是暑邪所致的暑病。基于以上原因，暑邪只有外感而没有内生。妇科疾病中与暑邪有密切联系的多为产褥期为防止外感风邪而过于保暖，居室不通风而致中暑。

3. 哪些继发性致病因素与妇科疾病密切相关？如何理解这些关系？

继发性致病因素主要有痰饮、瘀血、结石等。与妇科疾病密切相关的为痰饮，瘀血。痰饮多由外感六淫、七情内伤或饮食劳逸等，使肺、脾、肾、三焦等脏腑气化功能失常，水液代谢障碍，以致水津停滞而成。痰饮内停，滞于体内，影响冲任的充盛与溢泄，亦可与瘀血互结，可致月经后期，月经过少，闭经，痛经，不孕，癥瘕等。若复因内停生热，可致带下色黄量多甚至赤色，若胃虚者痰饮停滞可有经行乳房胀痛。瘀血是指体内血液停滞。包括离经之血积存体内；或血液运行不畅阻滞于经脉及脏腑内的血液。瘀血内停者可致瘀阻胞宫，冲任，血海蓄溢失常，可致月经后期、月经过少、闭经，胞宫经脉不通，不通则痛，可致经行腹痛。若血不归经，可致崩漏；若产后瘀血停滞，经脉失于畅通，可致产后腹痛、恶露不尽；瘀血日久可变生癥瘕，亦有恶变可能。瘀血时可出现肌肤爪甲不荣，面色黧黑或苍黄，舌体色黯，有瘀斑甚至舌下静脉曲张等表现，病变处亦可有刺痛，肿块，出血。

4. 体质与妇科疾病的发生有什么关系？如何运用体质理论？

体质是人群中的一种个体特性，这种特性的形成取决于先天禀赋的差异及后天营养、生活习惯、体育锻炼、行为修养、年龄、环境等条件的影响。不同的体质，往往使机体对某种致病因素易感，妇女的体质因素与经、带、胎、产、杂病诸疾的发生及证型有密切关系。如素体肾虚者，往往出现月经不调、崩漏、闭经、绝经前后诸证、胎动不安、不孕症等病；素体脾虚者，往往出现月经过多、崩漏、带下病、妊娠水肿等病；素体肝郁者，常致月经先后无定期、经行乳胀、不孕症等病；素体阳虚者，易致月经过多、崩漏、宫寒不孕等症；素体痰湿者，易致妊娠恶阻、闭经、不孕症、子肿等病。体质理论可用于说明个体对某些病因的易感性，指导妇科疾病辨证论治，亦可指导女性养生。

5. 妇科疾病的主要病机有哪些？

妇科疾病的病机，是由于各种病因导致脏腑功能失常，气血失调，间接或直接地影响到冲任、胞宫、胞脉、胞络出现病变，从而发生妇科经、带、胎、产、杂病诸疾。脏腑功能失常，主要以肾、肝、脾的功能失常为主；妇女的月经、妊娠、分娩、哺乳的特殊生理活动，均以气血为用，病在气分者，主要有气虚、气滞、气逆、气陷；病在血分者，主要有血虚、血瘀、血热、血寒。冲任对妇女生理的重要作用，也决定了它的直接损伤亦可致妇科诸疾。由于气血来源于脏腑，经络是气血运行的通道，脏腑又需要气血的濡养，故脏腑功能失常、血气失调、冲任二脉的损伤可互相影响，互为作用。

6. 脏腑功能失调中常见肾的病机有哪些？

由于病变的程度、属性的不同，临床上肾的病机常见的有肾气虚（肾气不足、肾气不固）、肾阴虚（肾精亏虚）、肾阳虚、肾阴阳俱虚等。(1)肾气虚：肾气乃肾精所化之气，概指肾的功能活动。肾气的盛衰直接与天癸的至与竭有密切的关系。胞络系于肾，冲任之本在肾，肾气不足则冲任不固。可导致月经病、带下病、妊娠病、产后病和杂病等一系列的妇科疾病，如月经失调、崩漏、闭经、带下病、胎漏、胎动不安、不孕症等。(2)肾阴虚：肾阴亏损，精血不足，以致冲任失养，临床上可出现月经期、量少、闭经、绝经前后诸证、不孕症等。如阴虚而生内热，虚火内扰，迫血妄行可出现崩漏、经行吐衄等证。(3)肾阳虚：肾阳虚弱，封藏失职，冲任不固，可出现崩漏、月经过多、经行泄泻、带下病、妊娠水肿、胎漏、胎动不安等证。肾阳虚衰，命门火衰，胞宫失于温煦，可出现宫寒不孕等证。(4)阴阳两虚：由于阴虚可以及阳、阳虚可以及阴，若病程日久，往往可出现肾阴阳俱虚。上述肾阴虚和肾阳虚见证，可以夹杂出现。但在临床上，肾阴阳两虚中，或偏于阴虚，或偏于阳虚，应该详加分析，细为辨证，治疗上有所侧重，才易显效。

7. 简述气血失调病机中对血瘀的认识及理解？

血瘀指血液流行迟缓和不通畅，甚至停滞的病理状态。由于妇女以血为主，经、孕、产均可使瘀血停滞，故血瘀是妇产科疾病常见的病机。血瘀的成因主要有以下几方面:(1)气滞血瘀:内伤七情,气机郁结,气滞则血滞,血行不畅而成血瘀。(2)寒凝血瘀:感受寒邪,或过食生冷,寒入于经,经脉拘急,血液凝涩,不能畅通而成寒凝血瘀。(3)热灼血瘀:月经期或产褥期不注意卫生及调摄,感受热邪,热伤阴血,煎熬成块,血热互结而成血瘀。(4)气虚血瘀:气为血帅,气虚则运血无力,血行迟缓停滞而成血瘀。(5)出血、外伤成瘀:妇女经、孕、产、杂病等种种出血证,以及外伤、手术创伤,导致离经之血停滞,不能及时消散吸收或排出,而成血瘀。以上种种原因,致血瘀形成,瘀阻胞脉、冲任,以致经隧不通,或血不归经,或壅聚成症而导致月经失调、痛经、闭经、崩漏、异位妊娠、产后恶露不绝、症瘕、不孕症等妇科疾病。

8. 在脏腑发病机理中,如何根据妇女的年龄而分别重视肝、脾、肾的作用?

由于妇女在青春期、中年期、更年期、老年期的生理和病理特点不同,不同年龄用药宜有所侧重。青春期少女,因肾气未充,应着重从肾调理,治以滋肾补肾为主。育龄期妇女,因气血郁结多见,故着重从肝调理,治以疏肝养肝为主。更年期妇女,因气血、肾气已衰,故着重从脾调理,以后天养先天,治以健脾补肾为主。古有《河间六书》中云:“妇人童幼天癸未行之间,皆属少阴;天癸既行,皆从厥阴论之,天癸既绝,乃属太阴经也。”表达的也是这个意思。

第四章

妇科疾病的治疗原则

中医对妇科疾病的治疗，着重整体的调治。但当病变局限而全身症状不明显时，也可以采用局部治疗，或整体治疗的同时兼用局部治疗。在临证时，必须运用四诊八纲、辨证施治的原则，结合妇科生理、病理的特点，分清寒、热、虚、实，在表、在里，属阴、属阳，在气、在血，属何脏何腑，然后定出治法。如属全身病变，应以内治法为主，如属局部病变，可兼用外治法治疗。

第一节　内治法

妇科内治法是根据妇科疾病的病因病机而立的。根据脏腑功能及气血失调，而立滋肾补肾、疏肝养肝、健脾和胃、调理气血的治法。但临床上，往往多种病因夹杂、多个脏腑受累，或脏腑、气血同病，故立法当全面兼顾，如肝肾阴虚者，治宜滋养肝肾。脾肾阳虚者，治宜健脾补肾。肝郁脾虚者，治宜疏肝健脾。气滞血瘀者，治宜理气活血。湿热者，治宜清热利湿。寒湿者，治宜散寒除湿。诸如此类，灵活运用，方能奏效。由于妇女在青春期、中年期、更年期、老年期的生理和病理特点不同，治疗的侧重不同。青春期少女，因肾气未充，应着重从肾调理，治以滋肾补肾为主。育龄期妇女，因气血郁结多见，故着重从肝调理，治以疏肝养肝为主。更年期妇女，因气血、肾气已衰，故着重从脾调理，以后天养先天，治以健脾补肾为主。古有《河间六书》中云："妇人童幼天癸未行之间，皆属少阴，天癸既行，皆从厥阴论之，天癸既绝，乃属太阴经也。"表达的也是这个意思。

一、滋肾补肾

滋肾补肾是针对肾虚而立的治法。偏于肾阴虚者，治宜滋养肾阴；偏于肾阳虚者，治宜温补肾阳；肾气虚者，治宜补益肾气；肾阴阳俱虚者，治宜肾之阴阳并补。

凡肾阴不足或肾精亏损者，治宜滋养肾阴，填精益髓。常用药有女贞子、旱莲草、熟地黄、桑寄生、山茱萸、枸杞子、阿胶、黄精、首乌、桑椹子等。代表方有二至丸、六味地黄丸、左归丸、左归饮等。如阴虚生内热，出现肾阴虚有热诸证者，宜在滋养肾阴的基础上，加入干地、知母、黄柏之类养阴清热药。如阴不敛阳致阳失潜藏，出现阴虚阳亢诸证者，可在滋养肾阴的基础上，加入龟板、龙骨、牡蛎、鳖甲之类滋阴潜阳药。如肾阴不足不能上济于心，出现心肾不交，心火偏亢诸证者，宜在滋养肾阴的基础上，加入五味子、远志、夜交藤之类养心安神、交通心肾药。因肝肾同源，肾阴虚无以涵养肝木，或肝血不足以充养肾精，均可致肝肾阴虚而出现诸证，治宜滋养肝肾，调补冲任，代表方有二至丸、调肝汤、一贯煎、养精种玉汤等。凡肾阳虚衰者，治宜温补肾阳。常用药有熟附子、肉桂、补骨脂、淫羊藿、鹿角霜、菟丝子、巴戟天、川续断等，代表方有右归丸、右归饮、肾气丸等。

如肾阳虚衰不能温煦脾阳，或脾虚日久伤及肾阳，而出现脾肾阳虚者，治宜补肾健脾，可在以上温补肾阳的基础上，合用四君子汤、举元煎、补中益气汤等。

凡肾的功能虚衰，影响月经、生育及伴有其他肾虚之证候者，概称为肾气虚，治宜补益肾气，一般从肾阴肾阳两方面加以调补，避免使用过于滋腻或过于温燥的药物。常用药有菟丝子、川续断、杜仲、桑寄生、女贞子、山茱萸、首乌、枸杞子等药。代表方有寿胎丸、归肾丸、补肾固冲丸等。

凡肾阴阳俱虚者，宜肾阴阳并补，上药可参合使用，代表方如二仙汤、肾气丸等。

滋肾补肾法是治疗妇科疾病的一种常用治法，临证时除正确选用滋肾药或补肾药外，还须注意调节肾阴阳的平衡，做到滋阴不忘阳，补阳不忘阴。因滋阴药多腻滞，故滋阴方中，宜少佐温阳行气之药；而补阳药多温燥，故补阳方中，宜佐以益阴之品。正如《景岳全书·新方八略》所说："善补阳者，必于阴中求阳，则阳得阴助，则生化无穷；善补阴者，必于阳中求阴，则阴得阳升，则泉源不竭。"

二、疏肝养肝

疏肝养肝是针对肝的功能失常而立的治法。常用的有疏肝理气、清热舒肝、清利肝胆湿热、滋养肝阴、平肝潜阳及镇肝熄风等治法。

疏肝理气　凡肝气郁结，疏泄失常，冲任失调者，治宜疏肝解郁，理气调冲。常用药有柴胡、香附、郁金、川楝子、青皮、白芍等。代表方有逍遥散、柴胡疏肝散、开郁种玉汤等。

清热舒肝　若肝郁化火，火热扰于肝经、冲任，治宜清热舒肝。常用药有川楝子、丹皮、栀子、夏枯草、菊花、柴胡等。代表方有丹栀逍遥散等。

清利肝胆湿热　若肝经湿热下注者，治宜清利肝胆湿热。常用药有龙胆草、夏枯草、柴胡、栀子、黄柏、车前子、川萆薢、绵茵陈等。代表方有龙胆泻肝汤等。

滋养肝阴　凡肝阴亏虚、肝血不足者，治宜滋养肝阴。常用药有女贞子、旱莲草、白芍、枸杞子、桑椹子、首乌等。代表方有二至丸、一贯煎、杞菊地黄丸等。

平肝潜阳　若肝阴不足、肝阳上亢者，治宜滋养肝肾，平肝潜阳。可在以上滋养肝阴的基础上，加入钩藤、天麻、龟板、龙骨、牡蛎、石决明等平肝潜阳药。

镇肝熄风　若阴虚火旺，肝风内动者，治宜镇肝熄风，常用药有羚羊角、钩藤、代赭石、白僵蚕、地龙等。代表方有羚角钩藤汤。

疏肝理气之药多辛燥，用量不宜过重，且应适当配伍清润平肝之品，如白芍、干地之属。育阴养肝药多滋腻，宜稍佐以行气药物，如砂仁、枳壳、木香之类。肝郁气盛者，容易横逆犯脾胃，“见肝之为病，当先实脾”。故疏肝方中，宜佐以健脾之品，如逍遥散配伍白术、茯苓即是此意。若肝气挟冲脉之气上逆者，治宜平肝降逆，引血下行，常用牛膝、代赭石、白芍、丹参之类药。

三、健脾和胃

健脾和胃是针对脾胃功能失常而立的治法。常用健脾益气、补脾举陷、补脾摄血、健脾化湿、和胃降逆等治法。

健脾益气　凡脾虚者，治宜健脾益气，常用药有人参、党参、黄芪、白术、淮山药、炙甘草、茯苓等。代表方有四君子汤、参苓白术散等。

补脾举陷　脾虚中气下陷者，治宜补脾举陷，宜重用黄芪、人参、党参、白术等，少佐以升麻、柴胡，以升举阳气，常用方有举元煎、补中益气汤等。

补脾摄血　若脾虚失于统摄，治宜补脾摄血，宜在上述健脾补气升阳方中，加入首乌、阿胶、赤石脂、五味子、金樱子等收涩止血药。

健脾化湿　若脾虚湿盛者，治宜健脾化湿，宜在四君子汤、参苓白术散的基础上，加入陈皮、法夏、苍术、薏苡仁、砂仁、藿香等燥湿健脾药，代表方有完带汤、白术散等。

和胃降逆　凡胃失和降者，治宜和胃降逆。常用药有陈皮、法夏、砂仁、藿香、佛手、生姜等，代表方有香砂六君子汤、苏叶黄连汤等。如偏于胃热者，可加入竹茹、黄芩、黄连之类清热和胃药；偏于胃寒者，可加入吴茱萸、干姜等温中和胃药。

若心脾两虚见月经失调，或崩中漏下，面色白、神疲肢倦、气短懒言、心悸怔忡、失眠少食者，治宜健脾养心，宜在健脾补气药中，加入酸枣仁、远志、龙眼肉、五味子之类养心安神药，代表方有归脾丸。

临证用药时，应注意对脾胃的调护，补益不宜过于滋腻，温脾不宜过于辛燥，更不宜妄用克伐之品，以免耗损中气，影响运化之功。

四、调理气血

调理气血的具体方法，首先辨其在气在血，分清虚、实、寒、热，然后确定治法及用药的根据。

病在气者以治气为主，并可佐以养血或加活血之药。气病有气虚、气陷、气滞、气逆之别，其治法有虚者补之，陷者举之，滞者行之，逆者降之。若气虚者，宜用补气法。常用药物，如人参、党参、黄芪、白术之类。气陷者，宜用升提法。常用药物，如升麻、柴胡之类。气滞者，宜用行气法。常用药物，如香附、乌药、枳壳、木香、陈皮、青皮、砂仁、川楝子、橘核之类。气逆者，宜用降气法。常用药物，如苏子、半夏、苏梗、厚朴、沉香之类。

病在血者以治血为主，佐以补气或加理气之药。血病有血虚、血瘀、血结、出血、血热、血寒之分，治有补、化、散、止、凉、温六法。若血虚者，宜用补血养血法。常用药物，如当归、熟地、阿胶、龙眼肉、首乌之类。代表方剂，如四物汤、归脾汤。若瘀血内阻者，宜用活血化瘀法。常用药物，如桃仁、红花、益母草、蒲黄、五灵脂、丹参、泽兰、川牛膝、三棱、莪术之类，代表方剂，如桃红四物汤、少腹逐瘀汤。若血结成瘕者，穴用消瘀软坚散结法。常用药物，在化瘀药物中加入昆布、海藻、牡蛎、鳖甲、没药之类。代表方剂，如大黄䗪虫丸。若出血不止者，可用收敛止血法。常用药物，如三七、花蕊石、仙鹤草、地榆炭、焦芥穗、血余炭、炒白芍、生地炭、陈棕炭、侧柏叶、阿胶、茜草炭之类。代表方剂，如胶艾四物汤。若火热蕴结，迫血妄行者，宜用清热凉血法。常用药物，如生地、丹皮、元参、白芍、黄芩、地骨皮、焦栀子之类。代表方剂，实热用芩连四物汤、犀角地黄汤；虚热用两地汤，肝郁化热用丹栀逍遥散。若血寒凝滞，胞脉受阻者，宜用温经散寒法。常用药物，如桂枝、川芎、吴茱萸、白芷、干姜、附片、艾叶、小茴香、补骨脂之类。代表方剂虚寒用温经汤；实寒用五积散。图 4-1 为内治法小结。

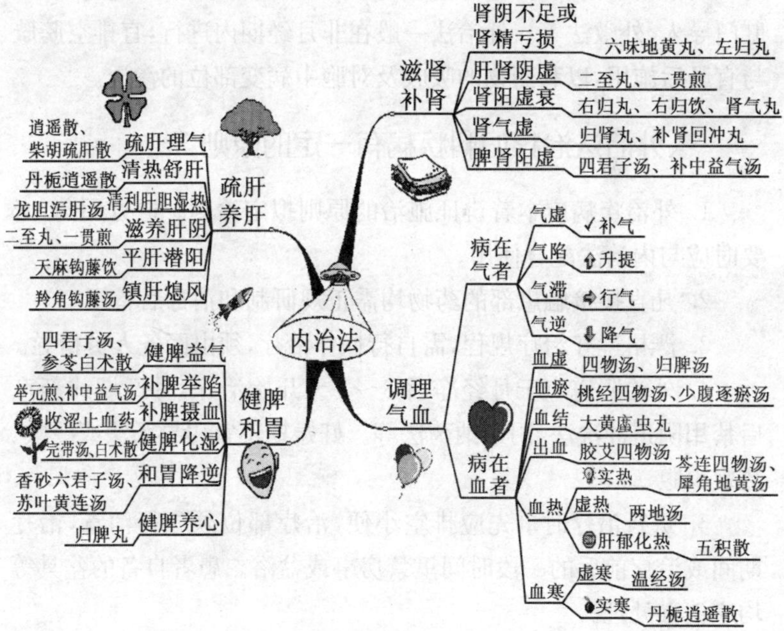

图 4-1　内治法小结

第二节 外治法

外治法是中医治疗学的组成部分，源远流长，内容丰富。马王堆三号汉墓出土的帛书《五十二病方》载有烙法、烟熏或蒸汽熏法、熨法、砭法、灸法、按摩法等，其中有用于治疗妇科疾病的，可算是妇科疾病外治法的最早记载。张仲景的《伤寒杂病论》中列举了熏、洗、摩、导、坐、针、灸等多种外治法，其在《金匮要略·妇人杂病脉证并治》中更有新的发挥，为后世妇科外治法的应用开创了先例。

外治法是妇科临床常用的一种治法，主要针对胞中或阴中局部病变，如痛经、癥瘕、带下病、阴疮、阴痒等使用，今用于妇科临床的中医常用外治法有：外阴熏洗、阴道冲洗、阴道纳药、宫腔注入、肛门导入、外敷法等。外治法一般在非月经期内进行，宜排空膀胱与直肠后施用，以利药物的吸收及对胞中病变部位的渗透。

一、外治法治疗妇科疾病有一定的原则

1. 外治疾病应本着辨证施治的原则拟定治则。遣方用药，必要时应与内治法配合使用。

2. 凡直接接触患部的药物均需正规研制和消毒后备用。

3. 严格遵守治疗规程，需自行操作治疗，须由医务人员指导。

4. 外治阴道应于月经净后 3～7 天开始治疗，月经期或新产后禁用阴道冲洗法、阴道纳药法等。妊娠期不宜用导肠法或冷敷、热熨少腹。

5. 进行治疗时事先应排空小便，治疗部位须先行消毒，治疗期间或治疗前后的一段时间里禁房事或盆浴。患者自备的盆具等均应消毒处理。

二、常用方法

1. 外阴熏洗

(1)适应证:阴疮、阴痒、带下病。即外阴炎、前庭大腺炎、外阴溃疡、外阴白色病变、阴道炎等。

(2)常用药物:白花蛇舌草、银花、蒲公英、野菊花、大黄、黄柏、苦参、蛇床子、地肤子、枯矾、细叶香薷等。

(3)常用方剂:蛇床子散、五味消毒饮、飞扬洗剂等。

(4)常用中成药制剂:妇炎洁、洁尔阴、洁霖等。

(5)用法:熏洗所用药液量为1000～2000ml,将煎好的中药或中成药按比例调好后,趁热用蒸汽熏蒸外阴部,待温度适宜时淋洗或坐浴,每次约20分钟,每日1～2次。熏洗后一般不再用清水冲洗。

2. 阴道冲洗

(1)适应证:阴痒、带下病,即阴道炎、子宫颈炎,以及盆腔或阴道手术的术前准备。

(2)常用药方及中成药制剂:同外阴熏洗。

(3)用法:冲洗所用药量每次约500ml,用阴道冲洗器或阴道窥器将中药液注入阴道,反复灌洗2～3次,在清洁阴道的同时使药液直接作用于阴道部位而达到治疗目的。一般每日1次,连续冲洗到自觉症状消失,或结合阴道分泌物检查而决定疗程。治疗期间应避免性生活。如属传染性疾病,内裤及浴具应进行清洁消毒,必要时也要同时治疗其配偶,以免反复交叉感染而影响疗效。

3. 阴道纳药

(1)适应证:阴痒、带下病,即阴道炎、子宫颈炎、阴道溃疡、宫颈溃疡等。

(2)常用药:清热解毒药如黄连、黄柏、虎杖等;解毒去腐药如百部、蛇床子、五倍子、硼砂、枯矾等;收敛生肌药如白及、珍珠末等；收敛止血药如炉甘石、炒蒲黄、血竭等。

(3)常用中成药制剂：伊可净泡藤栓、冰硼散、妇炎栓等。

(4)用法：将中药研成细末或制成栓剂、片剂、胶囊、膏剂等剂型，纳入阴道、宫颈。若制剂是粉剂，应由医护人员操作，将药物放置阴道或宫颈。若为栓剂、片剂、胶囊等，可嘱病人清洁外阴后自行放入。为了使药物不易脱落，阴道炎症宜放置后穹窿处，宫颈炎症宜直接上到宫颈口。如带下量多，充塞阴道、宫颈者，宜先冲洗阴道，将带下尽量清除后，再将药物纳入。

4. 宫腔注入

(1)适应证：宫腔粘连、输卵管粘连、堵塞而造成的月经失调、痛经、不孕症。

(2)常用药：活血化瘀药如丹参、赤芍、桃仁、红花、当归、川芎、莪术等；清热解毒药如毛冬青、败酱草、鱼腥草、黄连、黄柏、穿心莲等。

(3)常用中成药制剂：毛冬青甲素、复方丹参液、复方当归液等。

(4)用法：将中药制成注射液，加生理盐水成20ml左右药液，常规消毒外阴、阴道、宫颈后，经宫颈口加压注入宫腔及输卵管腔内。一般在月经干净3天施行，隔天1次，连做3～5次。

5. 肛门导入

(1)适应证：急、慢性盆腔炎、盆腔炎症包块、子宫内膜异位症、盆腔郁血症等。

(2)常用药：清热解毒药如毛冬青、败酱草、大黄、黄柏、银花，虎杖、红藤等；活血化瘀药如丹参、赤芍、当归、川芎、红花、三棱、莪术等。

(3)用法：将中药煎煮或制成灌肠液作保留灌肠，或制成栓剂纳入肛门内。中药保留灌肠每次灌注量为100ml。温度37℃左右，肛管插入深度14cm左右，每天1次。如药物为栓剂，可嘱病人每晚睡前自行放入肛门内。肛门给药前应尽量排空大便，给药后宜卧床休息 30 分钟，有利于药物保留。

6. 外敷

(1)适应证：外阴炎、前庭大腺炎、急、慢性盆腔炎、盆腔炎症包块、痛经、子宫内膜异位症、异位妊娠、输卵管阻塞性不孕、产后外阴肿痛、产后尿潴留、手术后腹痛等。

(2)常用药：清热解毒药如黄柏、黄连、黄芩、大黄、毛冬青、蒲公英、白花蛇舌草、银花等；活血化瘀药如当归、川芎、赤芍、丹参、桃仁、红花、乳香、没药等；理气止痛药如乌药、香附、木香、延胡、丁香等；温经散寒药如桂枝、吴茱萸、小茴香等。根据病证属性而选药。

(3)常用中成药：四黄散、双柏散、痛经膏等。

(4)用法

①将药物加工成细末，用时加温水调成糊状，表面涂以蜜糖，敷于下腹部或患处，表面可置热水袋，每天 1～2 次，每次敷 3～6 小时，10 天为一疗程，称为中药水蜜外敷。

②将中药加工成粗粒，棉布袋装，封口成包。用时把药包隔水蒸 15 分钟，趁热外敷患处，表面可置热水袋，每天 1～2 次，每次 1～2 小时，10 天为一疗程，称为中药包蒸敷。

③将温经散寒、通络止痛中药加入皮肤渗透剂制成中药橡皮膏，用时将橡皮膏贴于气海、关元、三阴交、肾俞、膀胱俞等穴位或痛点。多用于痛经。

近年来，国内有研究使用中草药粗末加入致热物质，袋装密封制成妇科热敷的中药包，用时抖动药袋 5 分钟，药袋开始发热即可热敷患处。如天津妇产科中心医院的痛闭安等。图 4-2 为外治法小结。

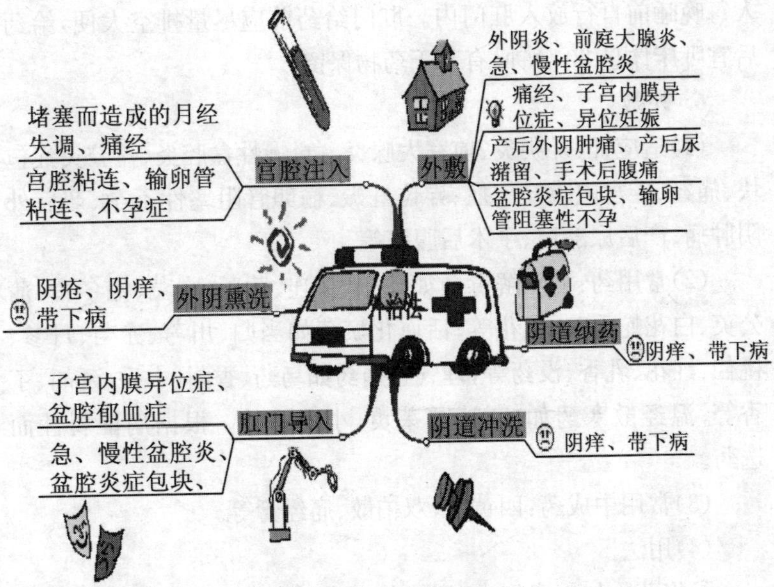

图 4-2　外治法小结

第三节　调护法

《素问·四气调神大论》中提到“圣人不治已病治未病，不治已乱治未乱，此之谓也。夫病已成而后药之，乱已成而后治之，譬犹渴而穿井，斗而铸锥，不亦晚乎？”这与现今以“预防为主”的思想是一致的。因此，要做好保健工作，必须防患于未然。由于妇女有经、孕、产、乳等特点，所以各期（经期、孕期、产褥期、哺乳期、绝经期）的卫生调护就更为重要。对于妇女卫生知识的宣传，应当引起高度的重视，做到无病先防，有病早治，以减少妇科疾病的发生，保障妇女的身体健康。

一、月经期

月经是妇女的生理现象，但在行经期间，身体抵抗力减弱，情绪易于激动，必须注意经期卫生，才能减少和防止月经疾病的发生。调理经期的卫生方法，应注意以下几个方面：①避风寒、注意保暖，严禁冒雨涉水、游泳、盆浴、阴道用药及阴道检查。且不能在水湿的地方工作，以免寒血凝滞及邪毒感染。②避免过度疲劳，剧烈运动，以免引起月经过多。③在饮食方面，要注意不宜过食生冷寒凉及辛辣助火之品，以免血为寒凝或血热实行，造成月经不调。④在情志方面，要心情舒畅，防止情绪过度紧张、抑郁、暴怒，以免气血失调，而致月经不调。⑤保持阴部清洁，内裤要勤换，用纸要柔软洁净；严禁房事，以免经期感染邪毒，或致月经不调。

二、妊娠期卫生

妇女妊娠以后，由于生理上的特殊变化，更要注意摄生，才能防止疾病，保证胎儿的正常发育。所以要注意以下几个方面：①外避风寒，内调情志，避免外邪侵袭，精神刺激，以免造成妊娠诸疾。②注意适当的劳动和休息，不宜持重物，或登高涉险，以免伤胎；睡眠要充足，但不宜贪睡，以免气滞引起难产；衣服要宽大适体，腰带及乳房不宜紧束，以免气血不畅，影响胎儿发育。③饮食不宜大饥大饱，宜清淡而富有营养及易消化的食物，使大便通畅，脾胃调和。④要节制房事，特别是妊娠初期和末期 7 个月之后，应禁房事，以免引起流产或早产。⑤妊娠 3 个月之后，要做定期检查，发现异常，应及时处理。

三、产褥期卫生

产后，由于分娩时出血，产时用力及产后哺乳等均可致气虚血少，易于发生疾病，故产后摄生必须注意以下几个方面：①产后调理饮食，且富于营养而易消化，以利乳汁化生；勿食生冷、油腻、辛燥、坚硬之物，以免损伤脾胃。②产后保证产妇休息，要有充足的睡眠时间，不宜过早或参加过重的劳动，以免引起血崩及阴挺（子宫脱垂)。③居室宜避风寒,不可当风坐卧,保持室内冷热适宜,空气流通,产后一般耗气伤血,体虚汗出较多,注意保暖,以防感冒。④注意阴部清洁,产后百日内严禁房事,以免导致产后诸疾。⑤保持心情舒畅,避免精神刺激,以免气结血滞,引起腹痛、乳结成痈或缺乳等疾病。⑥每次哺乳前要用温开水清洗乳头,以防不洁之物带入婴儿口内,防止乳头破裂,积乳而发生乳痈。⑦产后 12～24 小时即可哺乳,一般每隔 3～4 小时一次,每次喂奶 1～20 分钟。随着婴儿的逐渐长大,可适量增加辅食(牛奶、豆浆、米汤等),逐渐减少哺乳次数。

四、哺乳期卫生

母乳营养丰富,温度适中,最适合婴儿的营养、消化与吸收,故应鼓励用母乳喂养。

1. 保持乳房卫生,每次哺乳前用温开水清洗乳头,乳母哺乳前要洗手,避免婴儿吮入不洁之物,哺乳后也要保持乳头清洁和干燥,不要让婴儿含着乳头入睡。蒸乳时,可作热敷或用奶器将乳汁吸空,以免壅积成痈,预防乳头破裂或发生乳腺炎等。

2. 定时哺乳,在产后 12 小时后即可哺乳,一般每隔 3～4 小时一次,哺乳期常为 6～10 个月,定时哺乳,可预防婴儿消化不良,亦有利于母亲的休息。

3. 哺乳期应注意避孕,此时虽无月经,但仍有可能怀孕。

五、绝经期卫生

绝经期前后肾气渐衰,冲任二脉虚惫,每可至阴阳不相协调,常见有头晕耳鸣、心悸失眠、烦躁易怒、烘热汗出等症,这属绝经前后诸证。轻重因人而异。在此时应消除紧张情绪,保持心情舒畅。并要做到慎起居,节饮食,注意调理脾胃,补养后天。

绝经前常有月经紊乱,此期亦是女性生殖器官肿瘤的好发年龄，应定期做妇科防癌普查，绝经后若出现阴道流血，应及早检查，及时处理。

第四节　调经法

月经病是指与月经有关的病理状态。它包括月经的周期、经量、经色、经质的改变，以及经行前后和行经期伴随的症状。以月经周期改变为主，有月经先期、月经后期、月经先后无定期、崩漏、经闭等；以经量的改变为主，有月经过多、月经过少等；从经色和经质的变化来看，有色淡、深或紫、或黯，质稀、质稠或有瘀块；根据伴随的症状区分，有痛经（行经腹痛）、经前乳房胀痛、经行吐衄、绝经前后诸证等。月经病非常复杂，调治有其特别要求，所以单独列出讨论。图 4-3 为月经病的概述。

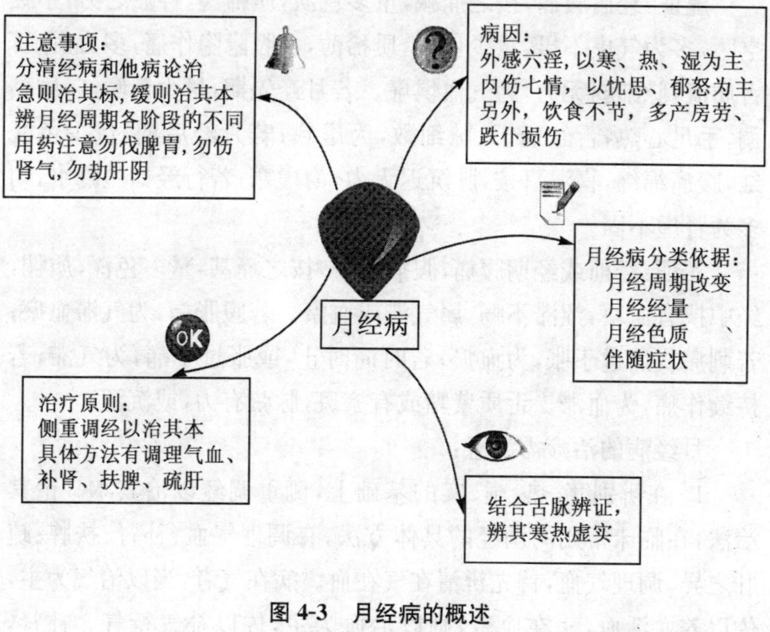

图 4-3　月经病的概述

月经病的病因，有外感六淫，以寒、热、湿为主，七情，以忧思、郁怒为主；同时，饮食不节，多产房劳、跌仆损伤均可导致机体正气不足，脏腑功能失调，气血不和，影响冲任功能而发生月经病。另外，尚需注意体质因素的影响。

月经病的诊断要点，着重是月经的期和量的异常变化，特别是注意月经后期，闭经等与生理性停闭（如妊娠）相鉴别。经期延长，月经过多，崩漏等与胎、产、杂病等下血证鉴别。

月经病的辨证要点，主要根据月经周期、量、色、质及伴随症状，结合舌、脉，以辨其寒、热、虚、实。

寒证：经期错后，量少色紫黑，质稀薄如水，小腹绞痛，得热则减，或积冷经闭，舌黯苔白，脉沉迟或沉紧，多属寒证。

热证：经期提前，量多色鲜红，或紫红、或紫黑，质黏稠，得热痛不减或痛益甚，口渴喜冷饮，舌红苔黄，脉滑数有力，多属热证。

虚证：经后腹痛，按之痛减，量多色淡，质稀薄，神疲乏力，小腹空坠，多为气虚不摄，量少色淡，质稀薄，小腹隐隐作痛，多为血虚，舌质淡，脉细弱无力，为气血惧虚。若月经先期，量少色鲜红，质黏稠，手足心热，舌红而干，脉细数，为虚热；若月经后期，量少色淡红，腹痛绵绵，喜温喜按，脉沉迟无力，为虚寒；若行经如屋漏水，则多为肾虚不固。

实证：经前或经期腹痛，腹痛拒按，按之痛甚，量多色深，质稠，经中挟有血块，涩滞不畅，属气滞或血瘀。若腹胀痛，为气滞血瘀；若刺痛或痛过于胀，为血瘀；若时痛时止，或胀过于痛，为气滞；若持续作痛，为血滞。舌质紫黯或有瘀斑，脉弦有力，或沉涩。

月经病的治疗需注意：

1. 在辨别寒、热、虚、实的基础上，侧重调经以治其本。论其治法，在临床常用的调经的具体方法，有调理气血、补肾、扶脾、疏肝之异，调理气血，首先辨清在气在血。病在气者，当以治气为主，佐以养血活血，病在血者，则以治血为主，佐以补气行气。补肾，

“经水出诸肾”，调经之本，归根在肾，补肾以填补精血为主，并佐以助阳之品，即“滋水更当养火”之意，使肾中阴平阳秘，精血俱旺则月经自调。扶脾在于益后天之源，以健脾升阳为主，不宜过用辛燥或甘润之品，以免耗伤脾阴或困阻脾阳，疏肝以条达肝气为主，意在调其疏泄之功，但不宜过用辛香燥烈之品，以免劫津伤阴，耗损肝血，调固冲任则任脉通，太冲脉盛，月事以时下。临床上在于求治肝、脾、肾而达到调固冲任，或直接补、调、理、清、固、温冲任二脉，调经的方法很多，但具体方用应辨证论治，即热则清之，寒则温之，虚则补之，滞则行之，滑则固之，陷则举之，以平为和，阳平阴秘，气血调畅，经病自愈。

2. 分清经病和他病论治。如《女科经论·月经门》指出“妇人有先病而后致经不调者，有因经不调而后生病者。如先因病而后经不调，当先治病，病去则经自调；若因经不调而后生病，当先调经，经调则病自除。”以月经过多为例，若由脾虚不能统血而致者，则健脾益气，摄血归经；因血热妄行而致者，则清热凉血，其经自调，消除病因，即可达到调经的目的。若月经过多，导致血虚，先调其经，待月经正常，其病不治则愈。

3.“急则治其标，缓则治其本”的原则，即标本兼顾，分步论治。如血崩暴下，首当止血；痛经剧烈，当先止痛。月经病证常随经前、经期、经后或经间期而有所变化。临床治疗当以治标为急，兼顾其本；或治本为先，兼顾其标，分阶段论治，各有侧重，全面考虑，灵活运用。

4. 辨月经周期各阶段的不同。月经病，其见证常随经前、经期、经后或经间期而有所变化，故治疗月经病又应按月经周期不同阶段用药。一般而言，经前宜通，经后宜补。在月经期、排卵期，治以疏通气血、理气活血为主；在卵泡期、黄体期，治以滋肾养血、补肾益精为主。

5. 按不同年龄用药。《河间六书》中云：“妇人童幼天癸未行之间，皆属少阴；天癸既行、皆从厥阴论之，天癸既绝，乃属太阴经也。”由于妇女在青春期、中年期、更年期、老年期的生理和病理特点不同，不同年龄用药宜有所侧重。青春期少女，因肾气未充，应着重从肾调理，治以滋肾补肾为主。育龄期妇女，因气血郁结多见，故着重从肝调理，治以疏肝养肝为主。更年期妇女，因气血、肾气已衰，故着重从脾调理，以后天养先天，治以健脾补肾为主。

6. 月经病用药注意事项：调经之品，勿伐脾胃，勿伤肾气，勿劫肝阴。补肾在于填补精血以固其本，佐以助阳之品，使阳生阴长，精血俱旺，则月经自调。扶脾在于益气血之源，以健脾升阳为主，但用药则不宜过用辛燥甘润之品，以免损伤脾阳或胃阴。调肝在于通调气机，以开郁理气为主，肝气条达，气行则血行，气顺则血顾，则经病可愈。但不宜过用香燥之药，过于疏散，以免耗气伤血。月经过少或闭经不可以通为快，月经过多，亦不可以涩为主。

临床反复实践证明，凡月经病属实证、热证、寒证者，给药以经前5～6天内为最佳；属虚证者，于经后5～6天施治较为合适。而在月经期间的用药，则宜养血活血，温经疏通，以助胞宫排泄月经。故当归、川芎、赤芍、白芍、香附、陈皮、桃仁、红花、丹参、鸡血藤、益母草、泽兰叶之类多为常用。经期忌用滋腻峻补，更应忌苦寒、辛散之品。正如“经期妄投苦寒为医之大忌”。因寒之品常能滞气碍血而影响其经血之排出。过用辛散易使血热迫血妄行，苦寒则可使经血凝而不通。

为了预防本病的发生，平素应注意参加劳动锻炼，增强体质；经期应注意卫生，避免房事、过劳、着凉、过食辛辣及精神刺激；切实做好计划生育，避免多妊、多产，注意产后卫生保健。

药物治疗过程中或月经病初愈之后辅以饮食调养，可提高疗效，改善体质，促进患者早日康复。

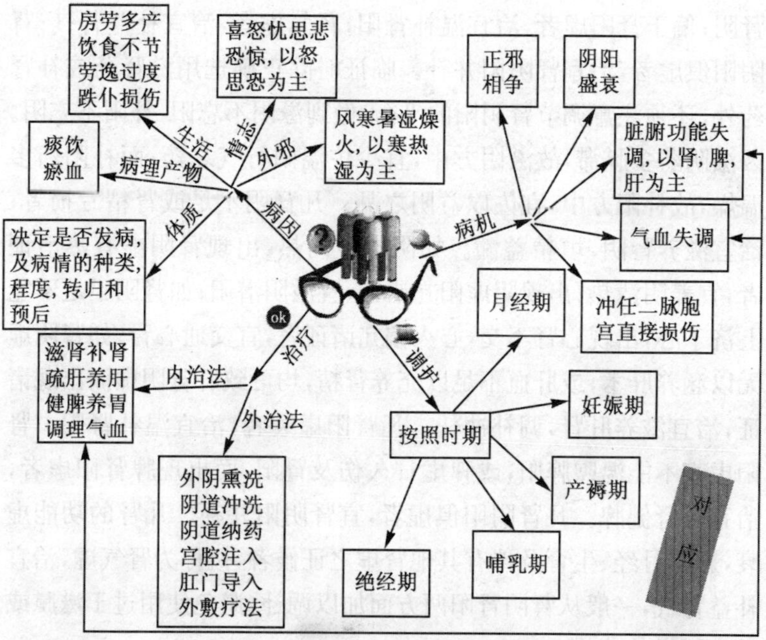

图 4-4　妇科疾病的病因病机治法及调护

本章小结

妇科疾病的治疗需运用四诊八纲、辨证施治的原则，结合妇科生理、病理的特点，分清寒、热、虚、实，在表、在里，属阴、属阳，在气、在血，属何脏何腑，然后定出治法。如属全身病变，应以内治法为主，如属局部病变，可兼用外治法治疗。

妇科内治法是根据妇科疾病的病因病机而立的。根据脏腑功能及气血失调，而立滋肾补肾、疏肝养肝、健脾和胃、调理气血的治法，往往多种病因夹杂、多个脏腑受累，或脏腑、气血同病，故立法当全面兼顾，灵活运用。

滋肾补肾是针对肾虚而立的治法。偏于肾阴虚者，治宜滋养肾阴;偏于肾阳虚者,治宜温补肾阳;肾气虚者,治宜补益肾气;肾阴阳俱虚者,治宜肾阴阳并补。临证时除正确选用滋肾药或补肾药外,还须注意调节肾阴阳的平衡,做到滋阴不忘阳,补阳不忘阴。因滋阴药多腻滞,故滋阴方中,宜少佐温阳行气之药;而补阳药多温燥,故补阳方中,宜佐以益阴之品。凡肾阴不足或肾精亏损者,治宜滋养肾阴,填精益髓。如阴虚生内热,出现肾阴虚有热诸证者,宜养阴清热;出现阴虚阳亢诸证,宜滋阴潜阳;如肾阴不足不能上济于心,出现心肾不交,心火偏亢诸证者,宜交通心肾;如肾阴虚无以涵养肝木,或肝血不足以充养肾精,均可致肝肾阴虚而出现诸证,治宜滋养肝肾,调补冲任。凡肾阳虚衰者,治宜温补肾阳。肾阳虚衰不能温煦脾阳,或脾虚日久伤及肾阳,而出现脾肾阳虚者,治宜补肾健脾。凡肾阴阳俱虚者,宜肾阴阳并补。凡肾的功能虚衰,影响月经、生育及伴有其他肾虚之证候者,概称为肾气虚,治宜补益肾气,一般从肾阴肾阳两方面加以调补,避免使用过于滋腻或过于温燥的药物。

疏肝养肝,是针对肝的功能失常而立的治法。常用的有疏肝理气、清热舒肝、清利肝胆湿热、滋养肝阴、平肝潜阳及镇肝熄风等治法。凡肝气郁结,疏泄失常,冲任失调者,治宜疏肝解郁,理气调冲。若肝郁化火,火热扰于肝经、冲任,治宜清热舒肝。若肝经湿热下注者,治宜清利肝胆湿热。凡肝阴亏虚、肝血不足者,治宜滋养肝阴。若肝阴不足、肝阳上亢者,治宜滋养肝肾,平肝潜阳。若阴虚火旺,肝风内动者,治宜镇肝熄风。疏肝理气之药多辛燥,用量不宜过重,且应适当配伍清润平肝之品,如白芍、干地之属。育阴养肝药多滋腻,宜稍佐以行气药物,如砂仁、枳壳、木香之类。肝郁气盛者,容易横逆犯脾胃,宜佐以健脾之品。若肝气挟冲脉之气上逆者,治宜平肝降逆,引血下行,常用牛膝、代赭石、白芍、丹参之类药。

健脾和胃是针对脾胃功能失常而立的治法。常用的有健脾益气、补脾举陷、补脾摄血、健脾化湿、和胃降逆等治法。凡脾虚者，治宜健脾益气；脾虚中气下陷者，治宜补脾举陷；若脾虚失于统摄，治宜补脾摄血；若脾虚湿盛者，治宜健脾化湿；凡胃失和降者，治宜和胃降逆。若心脾两虚见月经失调，或崩中漏下，面色白、神疲肢倦、气短懒言、心悸怔忡、失眠少食者，治宜健脾养心。临证用药时，应注意对脾胃的调护，补益不宜过于滋腻，温脾不宜过于辛燥，更不宜妄用克伐之品，以免耗损中气，影响运化之功。

病在气者以治气为主，并可佐以养血或加活血之药。气病有气虚、气陷、气滞、气逆之别，其治法有虚者补之，陷者举之，滞者行之，逆者降之。病在血者以治血为主，佐以补气或加理气之药。血病有血虚、血瘀、血结、出血、血热、血寒之分，治有补、化、散、止、凉、温六法。

外治法是妇科临床常用的一种治法，主要针对胞中或阴中局部病变，如痛经、癥瘕、带下病、阴疮、阴痒等使用，今用于妇科临床的中医常用外治法有：外阴熏洗、阴道冲洗、阴道纳药、宫腔注入、肛门导入、外敷法等。各种外治法有一定的适应证。外治法一般在非月经期内进行，宜排空膀胱与直肠后施用，以利药物的吸收及对胞中病变部位的渗透。外治法治疗妇科疾病有一定的原则。

妇科疾病的调护，在注意平常生活的调理的同时，在特殊的生理时期要更加注意，如月经期，妊娠期，产褥期，哺乳期，绝经期。

本章复习思考题

1. 妇科病的四大内治法是什么？

妇科内治法是根据妇科疾病的病因病机而立的，各种病因通过导致脏腑功能失调，气血失调，影响冲任而致妇科疾病，故而立滋肾补肾、疏肝养肝、健脾和胃、调理气血的治法。

2. 试述补肾治法的常用药物和代表方？

凡肾阴不足或肾精亏损者，治宜滋养肾阴，填精益髓。常用药有女贞子、旱莲草、熟地黄、桑寄生、山茱萸、枸杞子、阿胶、黄精、首乌、桑椹子等。代表方有二至丸、六味地黄丸、左归丸、左归饮等。如阴虚生内热，出现肾阴虚有热诸证者，宜在滋养肾阴的基础上，加入干地、知母、黄柏之类养阴清热药。如阴不敛阳致阳失潜藏，出现阴虚阳亢诸证者，可在滋养肾阴的基础上，加入龟板、龙骨、牡蛎、鳖甲之类滋阴潜阳药。如肾阴不足不能上济于心，出现心肾不交，心火偏亢诸证者，宜在滋养肾阴的基础上，加入五味子、远志、夜交藤之类养心安神、交通心肾药。因肝肾同源，肾阴虚无以涵养肝木，或肝血不足以充养肾精，均可致肝肾阴虚而出现诸证，治宜滋养肝肾，调补冲任，代表方有二至丸、调肝汤、一贯煎、养精种玉汤等。

凡肾阳虚衰者，治宜温补肾阳。常用药有熟附子、肉桂、补骨脂、淫羊藿、鹿角霜、菟丝子、巴戟天、川续断等。代表方有右归丸、右归饮、肾气丸等。如肾阳虚衰不能温煦脾阳，或脾虚日久伤及肾阳，而出现脾肾阳虚者，治宜补肾健脾，可在以上温补肾阳的基础上，合用四君子汤、举元煎、补中益气汤等方。

凡肾的功能虚衰，影响月经、生育及伴有其他肾虚之证候者，概称为肾气虚，治宜补益肾气，一般从肾阴肾阳两方面加以调补，避免使用过于滋腻或过于温燥的药物。常用药有菟丝子、川续断、杜仲、桑寄生、女贞子、山茱萸、首乌、枸杞子等药。代表方有寿胎丸、归肾丸、补肾固冲丸等。

凡肾阴阳俱虚者，宜肾阴阳并补，上药可参合使用，代表方如二仙汤、肾气丸等。

3. 如何理解《景岳全书·新方八略》所说："善补阳者，必于阴中求阳，则阳得阴助，则生化无穷；善补阴者，必于阳中求阴，则阴得阳升，则泉源不竭"的意义？

《景岳全书·新方八略》所说："善补阳者，必于阴中求阳，则阳得阴助，则生化无穷；善补阴者，必于阳中求阴，则阴得阳升，则泉源不竭”意思是补肾时在正确选用滋肾药或补肾药的同时，还须注意调节肾阴阳的平衡，做到滋阴不忘阳，补阳不忘阴。从阴阳的关系角度来看，阴阳互根，可相互转化，补阴阳之一者可看作补两者。从药性看，滋阴药多腻滞，故滋阴方中，宜少佐温阳行气之药；而补阳药多温燥，故补阳方中，宜佐以益阴之品。

4. 调理气血治法中治气的常用药和代表方有哪些?

病在气者以治气为主，并可佐以养血或加活血之药。气病有气虚、气陷、气滞、气逆之别，其治法有虚者补之，陷者举之，滞者行之，逆者降之。若气虚者，宜用补气法。常用药物，如人参、党参、黄芪、白术之类。气陷者，宜用升提法。常用药物，如升麻、柴胡之类。气滞者，宜用行气法。常用药物，如香附、乌药、枳壳、木香、陈皮、青皮、砂仁、川楝子、橘核之类。气逆者，宜用降气法。常用药物，如苏子、半夏、苏梗、厚朴、沉香之类。

5. 妇科疾病外治法的使用原则是什么?

外治法是妇科临床常用的一种治法，主要针对胞中或阴中局部病变，如痛经、癥瘕、带下病、阴疮、阴痒等使用，一般在非月经期内进行，宜排空膀胱与直肠后施用，以利药物的吸收及对胞中病变部位的渗透。其使用原则为:①外治疾病应本着辨证施治的原则拟定治则。遣方用药，必要时应与内治法配合使用。②凡直接接触患部的药物均需正规研制和消毒后备用。③严格遵守治疗规程，需自行操作治疗，须由医务人员指导。④外治阴道应于月经净后3～7 天开始治疗，月经期或新产后禁用阴道冲洗法、阴道纳药法等。妊娠欺不宜用导肠法或冷敷、热熨少腹。⑤进行治疗时事先应排空小便，治疗部位须先行消毒，治疗期间或治疗前后的一段时间里禁房事或盆浴。患者自备的盆具等均应消毒处理。

6. 试述外阴熏洗法的适应证、常用药物及用法?

外阴熏洗适应于阴疮、阴痒、带下病。即外阴炎、前庭大腺炎、外阴溃疡、外阴白色病变、阴道炎等。常用药物：白花蛇舌草、银花、蒲公英、野菊花、大黄、黄柏、苦参、蛇床子、地肤子、枯矾、细叶香薷等。常用方剂：蛇床子散、五味消毒饮、飞扬洗剂等。常用中成药制剂：妇炎洁、洁尔阴、洁霖等。用法：熏洗所用药液量为1000～2000ml，将煎好的中药或中成药按比例调好后，趁热用蒸汽熏蒸外阴部，待温度适宜时淋洗或坐浴，每次20分钟左右，每日1～2次。熏洗后一般不再用清水冲洗。

7. 月经期的调护应注意什么？

月经是妇女的生理现象，但在行经期间，身体抵抗力减弱，情绪易于激动，必须注意经期卫生，才能减少和防止月经疾病的发生。调理经期的卫生方法，应注意以下几个方面：①避风寒、注意保暖，严禁冒雨涉水、游泳、盆浴、阴道用药及阴道检查。且不能在水湿的地方工作，以免寒血凝滞及邪毒感染。②避免过度疲劳，剧烈运动，以免引起月经过多。③在饮食方面，要注意不宜过食生冷寒凉及辛辣助火之品，以免血为寒凝或血热实行，造成月经不调。④情志方面，要心情舒畅，防止情绪过度紧张、抑郁、暴怒，以免气血失调，而致月经不调。⑤保持阴部清洁，内裤要勤换，用纸宜柔软洁净；严禁房事，以免经期感染邪毒，或致月经不调。

第五章

周期异常

第一节 月经先期

一、概述

月经先期是指月经周期缩短，月经来潮提前 7 天以上，甚至 10 余日一行，一般以月经周期短于 21 天者为月经先期，亦称为“经水先期”、“经早”、“月经前期”等。若偶然不规则，或月经初潮后第 1～2 年内以及更年期绝经前而出现的月经提前，皆不属于本病范畴。本病可以并发经期延长，或月经量多，严重时可致贫血，崩漏，影响体质，甚至导致不孕。

二、病理机制

中医认为，本病的发生是由于冲任不固，经血失于制约，故治疗以安冲为大法。而引起冲任不固的主要原因可归纳为气虚和血热两个方面。明·薛立斋认为，“先期而至者，有因脾经血燥，有因脾经淤滞，有因肝经怒火，有因血分有热，有因劳役动火”(《薛氏医案·女科撮要·经候不调》)(图 5-1)。

西医认为,本病发生的病因主要是卵巢功能低下,卵泡发育较差,或无排卵,或虽排卵而黄体功能不足,持续时间短,因而月经先期而至,亦可见于盆腔炎所致的出血。

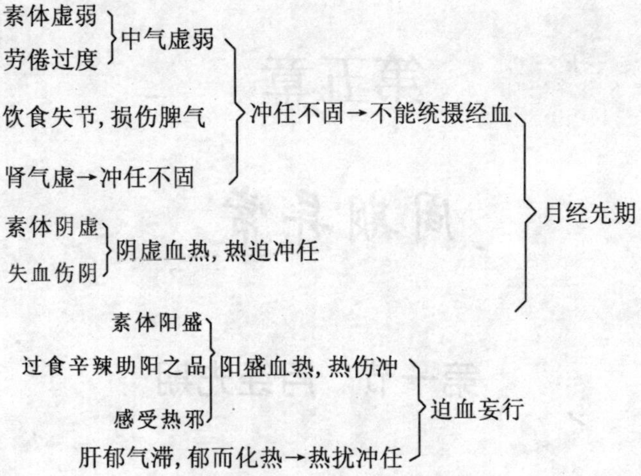

图 5-1　月经先期的病因病机

三、诊断要点

1. 临床症状

月经提前 7 天以上,2 周以内,而经期基本正常,可伴有经量偏多。

2. 妇科体检

子宫及双侧附件未及器质性异常。

3. 辅助检查

因黄体功能不足引起者,基础体温(BBT)呈双相型,但黄体期较短,一般<11 天,子宫黏膜活检示分泌反应至少落后 2 天。月经来潮 6 小时内行诊刮子宫内膜呈分泌不良型;因盆腔炎所致者可有发热,子宫附件压痛,白带色黄味臭,白带常规示炎性改变;因

卵巢功能低下或无排卵者，还可通过激素水平测定，B超监测卵泡发育等检查明确诊断。

四、辨证论治

辨证主要从气虚（脾气虚弱、肾气不固）和血热（阳盛血热、肝郁化热及阴虚血热）两个方面着手，以安冲为大法，可根据不同病因而采用补脾益气、固摄肾气、清热凉血、疏肝解郁、滋阴清热等治法，经前宜疏宜导；经后宜补宜调（表5-1及图5-2）。清热不宜用大苦大寒之物，以防寒凝瘀血，补虚须佐理气之品，以免骤补滞气。

表5-1　月经先期的辨证论治

证型	辨证要点	治法	代表方
脾气虚弱	月经先期，量多色淡质稀，神疲乏力，倦怠嗜卧，纳呆便溏，舌淡苔薄白，脉沉细无力	健脾益气 固冲调经	补中益气汤
肾气不固	月经先期，量少色淡质稀，面色晦暗，腰膝酸软，头晕耳鸣，小便频数，舌黯，苔白，脉细弱	补益肾气 固冲调经	固阴煎
阳盛实热	月经先期，量多色鲜红质稠，伴身热面赤，口渴喜冷饮，便秘尿黄，舌红苔黄，脉洪数	清热降火 凉血调经	清经散
肝郁血热	月经先期，量或多或少，色红质稠或有血块，经前乳房胸胁少腹胀痛，精神抑郁或烦躁，舌红苔黄，脉弦数	清肝解郁 清热调经	丹栀逍遥散
阴虚血热	月经先期，量少色红质稠，伴形体瘦弱，潮热颧红，咽干唇燥，五心烦热，舌红少苔，脉细数	滋阴清热 凉血调经	两地汤

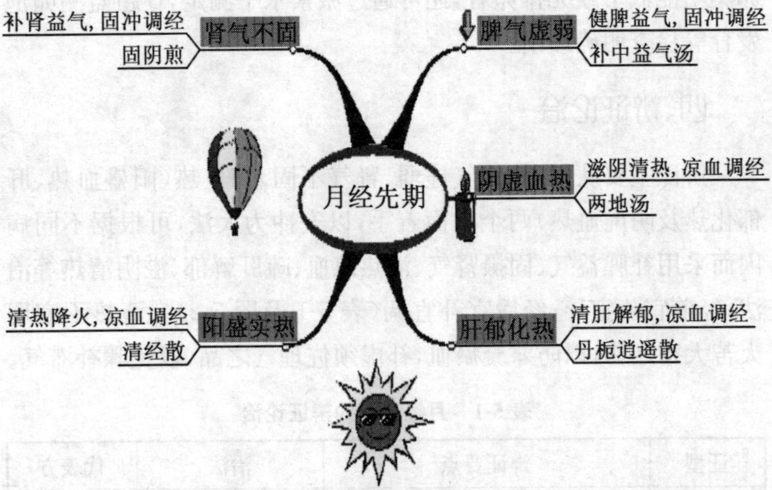

图 5-2　月经先期分型治法代表方

一般经量多、色紫而质稠者为实热；经量少、色红、质稠者为阴虚挟热；量或多或少、色或红或紫，兼有胸闷胁痛，小腹作胀为肝郁化火；经量多、色淡清稀的为气虚。另外，在经血排出不利，或兼有血块时，如无特殊不适，则不同于血瘀气滞，宜活血不宜破血，慎用如桃仁、红花、三棱、莪术等峻猛之品，而应配以小剂量的川芎、丹参、牛膝等缓缓疏导。

1. 脾气虚弱型

(1)症状：经行提前，经量偏多，经色淡，质稀薄，面色白，神疲乏力，气短懒言，小腹空坠，纳呆便溏。舌质淡胖有齿印，苔白，脉细无力，尺脉弱。

(2)治法：健脾益气，固冲调经。

(3)代表方：补中益气汤加减《脾胃论》。

(4)常用药：党参 20 克，黄芪 20 克，白术 10 克，炙甘草 3 克，陈皮 6 克，升麻 10 克，柴胡 10 克，山药 20 克，砂仁 3 克(后下)，艾叶10克。

2. 肾气不固型

(1)症状:经行提前,经量偏少,经色淡,质稀薄,面色晦暗,神疲乏力,腰膝酸软,头晕耳鸣,小腹隐痛,小便频数。舌质淡黯,苔白,脉细无力。

(2)治法:补肾益气,固冲调经。

(3)代表方:固阴煎加减《景岳全书》。

(4)常用药:党参20克,炙甘草3克,熟地10克,山茱萸10克,山药20克,五味子5克,远志5克,菟丝子10克,杜仲10克,金樱子10克。

3. 阳盛实热型

(1)症状:经行提前,经血量多,色鲜红质稠。伴身热面赤,口渴喜冷饮,心胸烦闷,大便秘结,小便黄赤,舌红苔黄,脉洪数。

(2)治法:清热降火,凉血调经。

(3)代表方:清经散加减《傅青主女科》。

(4)常用药:地骨皮10克,青蒿10克,黄柏10克,白芍10克,生地10克,丹皮10克,茯苓10克,黄连2克。

4. 肝郁血热型

(1)症状:经行先期,经量或多或少,色鲜红质稠或有血块。伴经前乳房、胸胁少腹胀满疼痛,精神抑郁或烦躁易怒,口苦咽干,舌红苔黄,脉弦数。

(2)治法:清肝解郁,凉血调经。

(3)代表方:丹栀逍遥散加减《女科撮要》。

(4)常用药:丹皮10克,赤芍10克,栀子10克,黄芩10克,当归10克,白芍10克,柴胡10克,茯苓10克,白术10克,生甘草3克。

5. 阴虚血热型

(1)症状:经行提前,经血量少,色红赤质稠。伴形体瘦弱,潮热颧红，咽干唇燥，五心烦热，舌红少苔，脉细数。

(2)治法：养阴清热，凉血调经。

(3)代表方：两地汤加减《傅青主女科》。

(4)常用药：生地10克，玄参10克，地骨皮10克，白芍10克，麦冬10克，阿胶10克(烊化)，女贞子10克，墨旱莲10克，白薇10克。

五、调护要点

本病重在日常调理，患者应增强体质，月经期间不宜过度劳累，宜多休息。若月经前期且伴有经量多，而致头晕乏力等贫血症状者，宜加以支持治疗。脾虚者要保证足够的营养，同时饮食宜易消化，慎食生冷，不易消化之品，情绪乐观开朗，勿思虑过度，可经前服用补中益气丸；肾虚型与先天禀赋有一定关系，故调理方面应加强后天调养，可在医嘱指导下服用血肉有情之品，可经前服用成药如金匮肾气丸；实热型患者体质多为阳盛热型，应注意不宜多食辛辣刺激等温热之品，可据个人喜好多饮金银花、薄荷水；肝郁者症状与其情绪有很大的关系，故调护以调畅情绪为主，必要时可求助于心理治疗或服用精神用药，可经前7天服丹栀逍遥丸，若伴有乳房胀满疼痛，应及时就诊，排除器质性疾病，并定期复查；阴虚者的调护以调和阴阳，平衡体质为主，不宜食辛辣温燥等伤阴之品，可据个人喜好饮百合、麦冬、西洋参水等，经净后可服用知柏地黄丸。

六、鉴别诊断

1. 与经间期出血的鉴别

经间期出血常发生在月经周期的第12～16天，量较月经量少，或表现为透明黏稠的白带挟有血丝，持续数小时至2～7天，可自行停止，经间期出血与月经出血形成出血量一次少一次多的现象，结合基础体温，若出血发生在排卵期可确诊。月经先期每次出血量差不多,且出血时间不在排卵期。

2. 与崩漏的鉴别

月经先期伴月经过多,应与崩漏鉴别。后者是月经周期,经期,经量都发生紊乱的无周期性的出血,量多如崩,或量少淋漓不尽,前者随月经提前,但一般不超过 2 周,月经量多但经期正常且能自行停止。

第二节　月经后期

一、概述

月经后期是指月经周期延长,月经来潮延后 7 天以上,甚至每隔三五月一行,而经期正常,又可称为"月经错后"、"经水后期"、"经迟"、"经水过期而来"。若经行仅延迟 3～5 天,或偶见一次,或进入更年期,或青春期初潮后 1～2 年内经行时有延后,且无其他不适者,不属本病范畴。

二、病理机制

中医认为,本病的发生是由于冲任不调,而引起冲任不调的主要原因是阴血亏损或邪气阻滞,王子亨认为"经者常候也,谓候其一身之阴阳愆伏,知其安危,故每月一至,太过不及皆为不调。阳太过则先期而至,阴不及则后期而来"(《景岳全书》)。朱丹溪曰:"经水过期,血少也"。明·薛立斋曰:"过期而至,有因脾经血虚者,……有因肝经血少者"。傅青主则认为经水后期是血寒所致。月经后期的病因病机见图 5-3。

西医认为主要由于雌孕激素失调或其他内分泌疾病导致排卵功能障碍所致,也可因精神紧张,运动过量,过度减肥,或服用某些药物等引起的一过性的月经延后。

房劳过度 }
多孕多产 } 肝肾精血亏损，冲任不足

体质肥胖，素多痰湿 }
饮食不节，脾失健运，痰湿内生 } 下注冲任，壅滞胞脉，阻碍血行→血海不能按时满溢 →月经后期

经期产后，余血未尽，不禁房事 }
感受寒邪，冒雨涉水 } 寒凝血瘀，冲任受阻，经行不畅→血海不能按时满

图 5-3　月经后期的病因病机

三、诊断要点

1. 临床症状

月经周期超过 35 天以上，甚至 3～5 个月一行，连续发生 2 个周期以上，月经经期及经量基本正常。

2. 妇科检查

子宫及附件未见明显器质性病变。

3. 辅助检查

已婚妇女应通过血，尿 HCG，B 超排除妊娠。非妊娠者可通过基础体温，激素水平测定，药物撤退试验，B 超，甲状腺功能测定，必要时头颅 CT 等辅助检查查明原因，由精神应激，环境改变等所致者应通过自身的调节来治疗，必要时可借助心理治疗，有明确诱因者，如运动过量，减肥过度，药物所致者，应尽量消除诱因。

四、辨证论治

对于本病的治疗，应辨别虚实后，分别予以益肾调经，补血调经，散寒调经，理气调经，化湿调经。一般经色暗红而量少，小腹绞痛有块，属实寒；经色淡红而量少，质清稀，腹痛绵绵，属虚痛；经色淡红而量少，小腹空痛属血虚，经色正常而量少，小腹作痛且胀属气滞；经色淡黏而多，属痰阻。

1. 肾虚型

(1)症状:经期延后,经血量少,色淡质稀,面色㿠白,头晕气短,腰酸膝软,性欲淡漠,小腹隐痛,喜暖喜按,大便溏泄,舌质淡苔白,脉沉迟。

(2)治法:补肾益气,养血调经。

(3)代表方:大补元煎加减《景岳全书》。

(4)常用药:党参 20 克,炙甘草 3 克,熟地 10 克,山茱萸 10 克,山药 20 克,当归 10 克,杜仲 10 克,枸杞子 10 克。

2. 血虚型

(1)症状:经行错后,经血量少,色淡质稀无块,经行小腹绵绵作痛,面色萎黄,皮肤爪甲不荣,头晕眼花,心悸乏力,舌质淡苔白,脉沉细无力。

(2)治法:补血益气,养营调经。

(3)代表方:四物汤加减《和剂局方》,甚者归脾汤《济生方》。

(4)常用药:党参 20 克,炙甘草 3 克,熟地 10 克,当归 10 克,川芎 10 克,白术 10 克,黄芪 20 克,熟地 10 克,大枣 4 枚。

3. 血寒型

(1)症状:虚寒型——经行延迟错后,经血量少,色淡质稀,经行腰腹隐痛,喜热喜按,面色苍白,小便清长,舌质淡苔白,脉沉迟无力。

实寒型——经行延迟错后,经血量少,色黯红有块,经行腰腹冷痛,畏寒肢冷,舌质黯苔白,脉沉紧或沉迟。

(2)治法:虚寒型:温经助阳,补血调经。实寒型:温经散寒,活血调经。

(3)代表方:虚寒型:大营煎《景岳全书》。实寒型:温经汤《妇人大全良方》。

(4)常用药:虚寒型:党参 20 克,炙甘草 3 克,熟地 10 克,牛膝 10 克,肉桂 2 克,当归 10 克,白术 10 克,黄芪 20 克,枸杞 10 克。

实寒型：党参 20 克，炙甘草 3 克，熟地 10 克，牛膝 10 克，肉桂 2 克，当归 10 克，白芍 10 克，川芎 10 克，莪术 10 克，丹参 10 克。

4. 气滞型

(1)症状：经行延后，血行不畅，量少，色黯红有块，小腹胀满，或胸胁乳房胀痛不适，精神抑郁，时欲太息，苔白，脉弦。

(2)治法：理气行滞，活血调经。

(3)代表方：乌药汤加减《兰室秘藏》。

(4)常用药：乌药 10 克，香附 10 克，木香 10 克，当归 10 克，川芎 10 克，炙甘草 3 克，丹参 10 克，川楝子 10 克。

5. 痰湿型

(1)症状：经行延迟错后，经血量少，色淡或混杂黏液。经间期带下清稀量多，形体肥胖，眩晕心悸，胸闷呕恶，口腻多痰，咳吐痰涎，苔白腻，脉滑。

(2)治法：燥湿化痰，活血调经。

(3)代表方：芎归二陈汤加减《丹溪心法》。

(4)常用药：陈皮 6 克，半夏 10 克，茯苓 10 克，甘草 3 克，川芎 10 克，当归 10 克，薏苡仁 30 克，党参 20 克。

月经后期的辨证论治见表 5-2。月经后期分型治法代表方见图 5-4。

表 5-2　月经后期的辨证论治

证型	辨证要点	治法	代表方
肾虚	经期延后，量少色淡质稀，面色晄白，头晕气短，腰酸膝软，小腹隐痛，便溏，舌质淡苔白，脉沉迟	补肾温经调冲任	大补元煎
血虚	经期延后，量少色淡，经行小腹隐痛，面色萎黄，皮肤爪甲不荣，头晕眼花，舌质淡苔白，脉沉细弱	补血调经	四物汤

续表

证型	辨证要点	治法	代表方
血寒	经期延后，量多，虚寒者色淡质稀，经行腰腹隐痛，喜热喜按，面色苍白，小便清长，舌质淡苔白，脉沉迟无力；实寒者色黯红有块，经行腰腹冷痛，畏寒肢冷，面色苍白，小便清长，苔白，脉沉紧	温经散寒 行血调经	虚寒型 大营煎 实寒型 温经汤
气滞	经期延后，量少血行不畅，色黯红有块，小腹胀满，或胸胁乳房胀痛不适，精神抑郁，苔白，脉弦	开郁行气 和血调经	乌药汤
痰湿	经期延后，量少色淡或有黏液，经间带下清稀量多，形体肥胖，胸闷呕恶，口腻多痰，苔白腻，脉滑	燥湿化痰 健脾调经	归芎 二陈汤

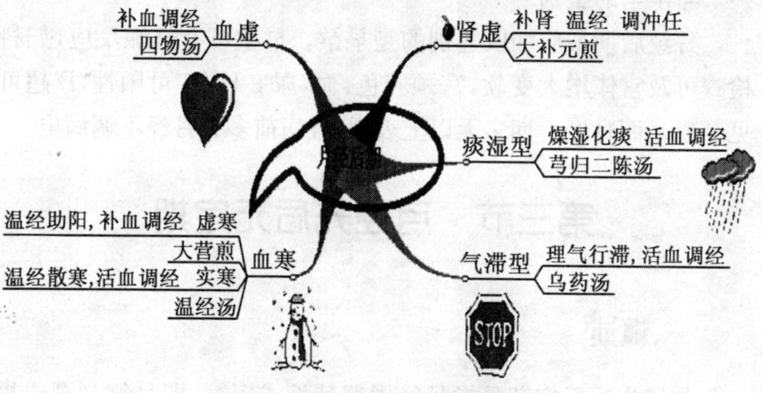

图 5-4 月经后期分型治法代表方

五、调护要点

病肾虚型与先天禀赋有一定关系，故调理方面应加强后天调养以养先天，增强体质，可在医嘱指导下服用血肉有情之品，可长期服用成药如金匮肾气丸。血虚型多与虚弱体质有关，多食血肉有情之品，可经前服八珍益母丸，若有贫血可酌情服用铁制剂，叶酸，维生素 B_{12} 等改善贫血，外伤等所致大量出血后出现本症，多可自行恢复，应加强调理，必要时输血；血寒型与阳气不足或寒邪侵袭有关，饮食不宜寒凉，起居当避免风寒，注意保暖，夏日亦当不宜太过贪凉，可经前，经期服女金丸，艾附暖宫丸，温经丸，虚寒者可酌情服用补阳之品，如鹿茸，红参；气滞型多由情绪所致，应以调畅情志为主，饮食宜多食理气之品，如萝卜，陈皮，不宜多食难消化之品，因气滞多并发血瘀，两者相互影响，用药酌情加活血药物；痰湿型多为肥胖多痰体型，饮食不宜多食难消化易生痰之品，宜食化痰行气之品如萝卜，陈皮，肥胖者宜减肥，通过减轻体重多可改善月经不调。

六、鉴别诊断

与早孕的鉴别

月经后期最应加以鉴别的是早孕。早孕可有妊娠反应，妇科检查可及宫体增大变软，宫颈着色，血，尿 β-HCG 可阳性，B 超可见孕囊。而月经后期多无以上表现，且病前多有月经不调病史。

第三节　月经先后无定期

一、概述

月经先后无定期是指月经周期延长或短缩，即月经来潮或提前或错后 7 天以上，没有定期，又称“经期紊乱”、“月经愆期”、“月经或前或后”。

二、病理机制

中医学认为本病的发生主要是由冲任失调，血海蓄溢失常而致。其机制多由肝气郁滞或肾气亏损或脾气虚弱所致，本病累及肝、脾、肾三脏，且易发展为肝肾、肝脾、脾肾同病。而以肾虚肝郁为主(图 5-5)。同时在不同的年龄阶段，其气血盛衰、脏腑功能、精神状态有所不同，所以在临床上务必要考虑这些方面的因素。本病一般不涉及经量的异常，但严重者的转归具有典型的两极性，有的可演变成崩漏，有的则转化为经闭。

西医学认为，排卵性功能性子宫出血中的黄体功能不全，即卵巢黄体分泌孕酮不足，可导致经期先后紊乱，经量时多时少，或淋漓不净。

肝气逆乱，疏泄失常
脾虚统摄失司　}血海蓄溢失常→月经先后不定期
肾虚则封藏失职

图 5-5　月经先后无定期的病因病机

三、诊断要点

1. 临床症状

经行提前或错后 7 天以上，交替不定。一般连续发生 3 个周期以上。

2. 妇科检查

子宫及附件未见明显器质性病变。

3. 辅助检查

一般无明显的异常，可通过基础体温测量，激素水平测定，B 超监测排卵等方法测定卵巢功能，以明确病因。

四、辨证论治

本病多由肝气郁滞或肾气虚衰或脾气虚弱导致冲任失调，血海蓄溢失常而致，故治疗以调理冲任气血为原则，加以补益肾气，或健脾益气，或疏肝解郁，不可过用香燥或滋腻之品，以防耗气滞血。一般以经量或多或少，无块，色质如常，小腹胀连及胸胁，属肝郁；经量多色淡，纳呆便溏，属脾虚；经量少，色淡质清，小腹空坠，腰痛者，属肾虚；经来乍多乍少，色紫黯有块，小腹痛者，属瘀血。

1. 肾虚型

(1)症状：经行或先或后，量少色淡质清稀。伴面色晦暗，头晕耳鸣，腰骶酸痛，小腹空坠，小便频数，舌淡嫩苔薄。脉沉细无力。

(2)治法：补肾益气，固冲调经。

(3)代表方：固阴煎加减《景岳全书》。

(4)常用药：党参 20 克，炙甘草 3 克，熟地 10 克，山茱萸 10 克，山药 20 克，五味子 5 克，远志 5 克，菟丝子 10 克，杜仲 10 克。

2. 脾虚型

(1)症状：经行先后无定期，量少色淡或量多而清稀，神疲乏力，少气懒言，纳差便溏，面浮足肿，舌淡边有齿印，苔白，脉沉细。

(2)治法：补气健脾，养血调经。

(3)代表方：归脾汤加减《和剂局方》。

(4)常用药：党参 20 克，炙甘草 3 克，山药 20 克，白术 10 克，当归 10 克，黄芪 20 克，茯神 10 克，远志 5 克，酸枣仁 10 克，木香 10 克。

3. 肝郁型

(1)症状：经行时间先后不定，或提前或错后，经血量或多或少，色黯红有块。伴情志抑郁，胸胁乳房胀满，脘闷不舒，时叹息，嗳气食少，舌淡苔薄白，脉弦。

(2)治法：疏肝解郁，和血调经。

(3)代表方:逍遥散加减《和剂局方》。

(4)常用药:当归 10 克,白芍 10 克,柴胡 10 克,茯苓 10 克,白术 10 克,生甘草 3 克,香附 10 克,延胡索 10 克。

月经先后无定期的辨证论治见表 5-3。月经先后无定期分型治法代表方见图 5-6。

表 5-3　月经先后无定期的辨证论治

证型	辨证要点	治法	代表方
肝郁	经行先后不定,量或多或少,色黯红有块。伴情志抑郁,胸胁乳房胀满,脘闷不舒,时叹息,舌淡苔薄白,脉弦	疏肝解郁 和血调经	逍遥散
肾虚	经行先后不定,量少色淡质稀,头晕耳鸣,腰骶酸痛,小腹空坠,小便频数,舌淡胖嫩,脉沉细无力	补肾益气 固冲调经	固阴煎
脾虚	经行先后不定,量少色淡或量多而清稀,神疲乏力,少气懒言,纳差便溏,面浮足肿,舌边有齿印,脉沉细	补气健脾 养血调经	归脾汤

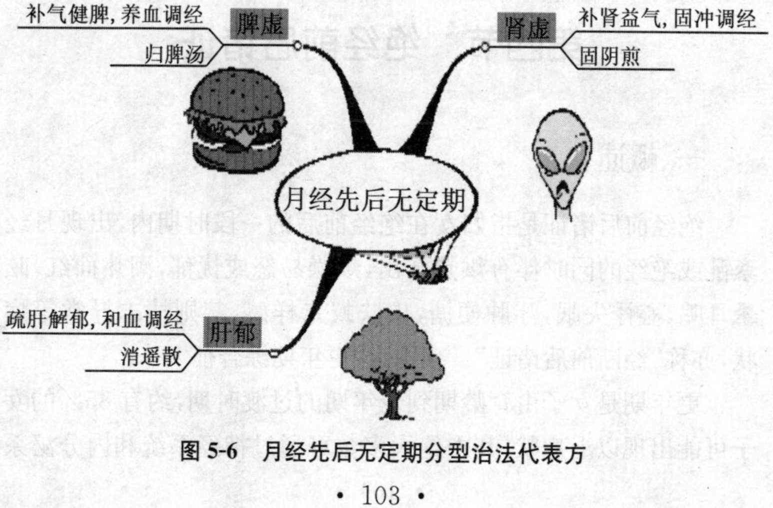

图 5-6　月经先后无定期分型治法代表方

五、调护要点

本病调护要点可参照月经先期，月经后期中的相同辨证分型。另外，肝郁型可经净后服用逍遥丸，经前，经期服用妇科十味片，香附丸，肾虚型可经后服用乌鸡白凤丸，六味地黄丸，五子补肾丸，经行则停服。

六、鉴别诊断

1. 与崩漏的鉴别

崩漏是月经周期，经期，经量都紊乱的无周期性的出血，而月经先后不定期仅仅为月经周期或提前或延后，而经量，经期多无异常。

2. 与绝经前后诸证的鉴别

本病应与绝经期前后诸证相鉴别。鉴别要点主要在于患者年龄。绝经期前后诸证多发生于49岁左右，经期紊乱，先后不定，同时伴有头晕耳鸣，烦热易怒，烘热汗出，五心烦热，甚至情志失常等。

第四节　绝经前后诸证

一、概述

绝经前后诸证是指妇女在绝经前后的一段时期内，出现月经紊乱或绝经的同时伴有烘热汗出，烦躁易怒或忧郁，潮热面红，眩晕耳鸣，心悸失眠，浮肿便溏，皮肤蚁走样感，甚则情志异常等症状，亦称“经断前后诸证”。现称为“更年期综合征”。

更年期是女子由育龄期到老年期的过渡时期，约有85%的女子可能出现以上症状，其中绝大多数可通过神经系统和内分泌系统的调节机制而适应，顺利度过更年期；仅有25%的妇女因健康、心理、家庭社会环境等因素干扰而出现更年期综合征症状，影响工作和生活，需要治疗。

二、病理机制

中医认为女子进入绝经期前后，由于肾气渐衰，天癸竭绝，精血不足，冲任亏虚，从而月经紊乱渐至停止，生殖功能亦减退至消失。“女子……七七任脉虚，太冲脉衰少，天癸竭，地道不通，故形坏而无子也”《素问·上古天真论》。此时肾之阴阳因渐衰而易于失调，脏腑功能因不足而易于紊乱，如果宿有痼疾，或七情所伤、或劳倦失度、或家庭社会等因素，愈使营阴暗耗，真阴亏损，阳失潜藏，阴阳严重失调，就会引起一系列脏腑功能失调的病症表现。

西医认为本病的发生主要是由于更年期女子卵巢功能衰退，雌激素分泌量逐渐减少，下丘脑-垂体-卵巢轴反馈系统失调和自主神经功能紊乱所致。

三、诊断要点

1. 临床症状

发病年龄多在45～55岁，月经出现紊乱或停闭，可有烘热汗出，烦躁易怒或郁郁寡欢，眩晕耳鸣，心悸失眠，浮肿便溏，皮肤麻木、蚁走感，甚则情志异常等症状。

2. 妇科检查

生殖器官可有不同程度的萎缩，有时并发老年性阴道炎，第二性征有不同程度的退化萎缩。

3. 辅助检查

血尿中促卵泡生长激素（FSH）和黄体生成素（LH）明显升高，雌激素水平降低（低于卵泡早期的水平）。氯米芬兴奋试验提示卵巢储备功能下降。

四、辨证论治

本病症状可见于很多妇女，只是因个体特点的不同，症状的多少，持续时间，严重程度不同。产生本病的主要原因是阴虚阳浮，冲任虚损。所以临床表现主要是心肾肝脾诸脏亏乏的证候。但肾虚是致病之本，其中又有肾阴虚、肾阳虚和阴阳俱虚的表现，而尤以肾阴虚为多见。其总的治疗原则是调和阴阳，“补其不足，不可伐其有余”，使其在新的基础上达到阴阳和谐。如有兼证，按其证候辨证处理。本病用药宜于调补，阴虚不可过于滋腻，以防阻遏阳气；阳虚者不可过用辛燥，过则耗损阴液。忌用苦寒、峻攻之品，免犯“虚实之戒”。此外，还宜调情志，节嗜欲，适劳逸，慎起居等配合治疗。并应排除有无其他器质性疾病。

1. 肾阴虚型

(1)症状：头目眩晕耳鸣，头部面颊阵发性烘热，汗出，五心烦热，腰膝酸痛，足跟疼痛，月经先期或先后不定，经色鲜红，量或多或少，或皮肤干燥，瘙痒，口干，大便干结，尿少色黄。舌质红少苔，脉细数。

(2)治法：滋养肾阴，佐以潜阳。

(3)代表方：六味地黄丸《小儿药证直诀》。

(4)常用药：熟地10克，山茱萸10克，山药20克，泽泻10克，茯苓10克，丹皮10克，菟丝子10克，枸杞子10克，龟板10克，牛膝10克。

2. 肾阳虚型

(1)症状：面色晦暗，精神萎靡，形寒肢冷，腰膝酸冷，或经行量多，或崩中暴下，色淡或黯，有块，面浮肢肿，夜尿多或尿频失禁，或带下清稀。舌淡或胖嫩，边有齿印，脉沉细无力。

(2)治法：温肾扶阳，填精养血。

(3)代表方：右归饮《景岳全书》。

(4)常用药:熟地 10 克,山茱萸 10 克,山药 20 克,鹿角胶 10 克,菟丝子 10 克,枸杞子 10 克,牛膝 10 克,肉桂 2 克,附子 5 克,当归 10 克。

3. 心肾不交型

(1)症状:经断前后,腰膝酸软,头晕耳鸣,烘热汗出,心悸怔忡,心烦不宁,失眠多梦,甚至情志异常。舌质红少苔或薄苔,脉细数。

(2)治法:滋肾宁心,交通心肾。

(3)代表方:黄连阿胶汤《伤寒论》。

(4)常用药:生地 10 克,熟地 10 克,山茱萸 10 克,山药 20 克,黄连 2 克,黄芩 10 克,阿胶 10 克(烊化)白芍 10 克,鸡子黄 1 枚(冲服),五味子 10 克。

绝经前后诸证的辨证论治见表 5-4。绝经前后诸证分型治法代表方见图 5-7。

表 5-4 绝经前后诸证的辨证论治

证型	辨证要点	治法	代表方
肾阴虚	头目眩晕耳鸣,头部面颊阵发性烘热,汗出,五心烦热,腰膝酸痛,足跟疼痛,口干,大便干结,尿少色黄。舌质红少苔,脉细数	滋养肾阴,佐以潜阳	六味地黄丸
肾阳虚	面色晦暗,精神萎靡,形寒肢冷,腰膝酸冷,或经行量多,或崩中暴下,色淡或黯,有块,面浮肢肿,夜尿多或尿频失禁,或带下清稀。舌淡或胖嫩,边有齿印,脉沉细无力	温肾扶阳,填精养血	右归丸
心肾不交	经断前后,腰膝酸软,头晕耳鸣,烘热汗出,心悸怔忡,心烦不宁,失眠多梦,甚至情志异常。舌质红少苔或薄苔,脉细数	滋肾宁心,交通心肾	黄连阿胶汤

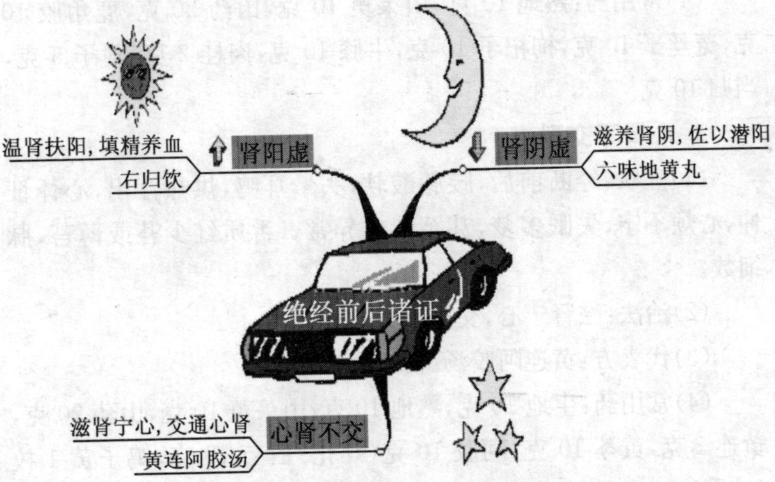

图 5-7　绝经前后诸证分型治法代表方

五、调护要点

本病患者症状持续时间不尽相同，严重时可从出现与绝经有关的症状开始一直到最后一次月经后的一年，一般通过心理调整，必要时选用适量的镇静药以助睡眠来缓解。不能忍受者可进行激素替代疗法，但应权衡利弊后决定用药量及用药时间，因双侧卵巢手术切除或放射线损害而致的人工性绝经者可通过雌激素缓慢减量来治疗绝经期症状。老年患者应摄入丰富蛋白质及含钙的食物，并加强体育锻炼。阴虚者忌辛燥，忌苦寒，宜甘润壮水之剂，以补阴配阳，使虚火降而阳归于阴，所谓“壮水之主，以制阳光”。阳虚者忌凉润，忌辛散，宜甘温益气之品，以补阳配阴，使阴散而阴从于阳，所谓“益火之源，以消阴翳”。至于阴阳俱虚，则精气两伤，就宜图阴阳双补。总之，尚须从整体观念出发，重视脏腑气血的相互关系，辨证求因，审因论治，才能收到良好的效果。此外，患者要注意调情志，慎起居，以避免外界不良因素的影响。偏于阴虚者，可服杞菊地黄丸，偏于阳虚者，可服妇康宁。用酸枣仁与粳米煮粥服用亦有益处。

本章小结

月经病中以周期异常为最常见，其中月经先期是指月经周期缩短，月经来潮提前 7 天以上，甚至 10 余日一行，一般以月经周期短于 21 天者为月经先期；月经后期是指月经周期延长，月经来潮延后 7 天以上，甚至每隔三五月一行，而经期正常；月经先后无定期是指月经周期延长或短缩，即月经来潮或提前或错后 7 天以上，没有定期。这三种经期异常，在并发其他经期症状的同时，亦可分属于其他月经病。至于绝经前后诸证，常出现多种症状，但以周期异常为多见，故并述于此。

本章复习思考题

1. 什么叫月经病，包括哪些疾病？

月经病，是指与月经有关的病理状态。它包括月经的周期、经量、经色、经质的改变，以及经行前后和行经期伴随的症状。以月经周期改变为主，有月经先期、月经后期、月经先后无定期、崩漏、经闭等；以经量的改变为主，有月经过多、月经过少等；从经色和经质的变化来看，有色淡、深或紫、或黯，质稀、质稠、或有瘀块；根据伴随的症状区分，有痛经（行经腹痛）、经前乳房胀痛、经行吐衄、绝经前后诸证等。

2. 月经病的治疗原则及方法是什么？

在辨别寒、热、虚、实的基础上，以“调经以治其本”为原则。论其治法，在临床常用的调经的具体方法，有调理气血、补肾、扶脾、疏肝，补肾在于填补精血以固其本，佐以助阳之品，使阳生阴长，精血俱旺，则月经自调。扶脾在于益气血之源，以健脾升阳为主，但用药则不宜过用辛燥甘润之品，以免损伤脾阳或胃阴。调肝在于通调气机，以开郁理气为主，肝气条达，气行则血行，气顺则血顺，则经病可愈，但不宜过用香燥之药，过于疏散，以免耗气伤血。调理气血，要辨清在气在血。病在气者，当以治气为主，佐以养血活血；病在血者，则以治血为主，佐以补气行气。

3. 试述血热证月经先期的辨证论治？

一般经量多、色紫而质稠，伴身热面赤，口渴喜冷饮，便秘尿黄，舌红苔黄，脉洪数者为实热；经量少、色红、质稠伴形体瘦弱，潮热颧红，咽干唇燥，五心烦热，舌红少苔，脉细数者为阴虚挟热；量或多或少、色或红或紫，兼有经前乳房胸胁少腹胀痛，精神抑郁或烦躁，舌红苔黄，脉弦数为肝郁化火。分别予以清经散——清热降火，凉血调经；丹栀逍遥散——清肝解郁，清热调经；两地汤——滋阴清热凉血调经。

4. 月经先期和月经后期中皆有肾虚、脾虚证型，思考为什么同样的病因病机会出现不同的疾病？

脾肾在月经生理中有着重要的作用，脾为后天之本，气血生化之源，运化水谷，输布精微；主中气而统血，血之能循经运行，皆赖脾气之统摄。肾为先天之本，主宰天癸的至与竭，只有在肾气盛的前提之上，才会正常的月经来潮。脾肾各职所司，气血生化、运行、濡养功能正常，任通冲盛，月经才按时蓄溢。脾肾气虚，可致冲任不固，经血失于制约，而致月经先期；同时亦可因肝肾气虚精血亏损，冲任不足而致月经后期。故同样的病机可致不同的表现，在治疗上“虚则补之”原则不变，只是各有侧重，兼以不同的调经量及周期的治标之品。

5. 试述肝气郁结在月经先后不定期的病因及病机？

女子以肝为先天，肝的藏血与疏泄功能调整着血海的蓄溢有常，使月经按期潮止。肝气郁结，致月经不调是月经病常见病机之一。若情志不畅，肝气郁结，疏泄失常，可致气机失调，气血不调，进而影响冲任，血海蓄溢失常，可致月经来潮或提前或错后 7 天以上，没有定期。故女子月经病的治疗中，应兼顾情绪的影响。

6. 绝经前后诸证的病机是如何认识的?

中医认为女了进入绝经期前后，由于肾气渐衰，天癸竭绝，精血不足，冲任亏虚，从而月经紊乱渐至停止，生殖功能亦减退至消失。“女子……七七任脉虚，太冲脉衰少，天癸竭，地道不通，故形坏而无子也”《素问·上古天真论》。此时肾之阴阳因渐衰而易于失调，脏腑功能因不足而易于紊乱，如果宿有痼疾，或七情所伤、或劳倦失度、或家庭社会等因素，愈使营阴暗耗，真阴亏损，阳失潜藏，阴阳严重失调，就会引起一系列脏腑功能失调的病证表现。

第六章

经量异常

第一节 月经过多

一、概述

月经过多是指月经周期基本正常，而经量明显超过正常者(经血量的多少因人而异，它与遗传和环境有关，一般每次经血量在30～50ml，超过 80ml 就可算经量过多)。亦称“经多”、“经水过多”。

二、病理机制

中医认为，月经过多主要是由气虚或血热或血瘀所致。气为血帅，气有行血统血之功，当气虚统摄无权使冲任不固时，血则外溢无度而出现月经过多，如《证治准绳》所云：“经水过多为虚热，为气虚不能摄血。”阳热内盛，伏于冲任，迫血妄行，流溢失常也可致月经过多，《医学正印》云：“阳胜阴，则经水过多。”血瘀内停，瘀阻冲任，血不归经，失于制约，而致经血过多。

西医认为，本证的发生主要与卵巢功能失调，性激素分泌异常，也可与子宫肌瘤、盆腔炎症及子宫内膜异位症有关。许多内科疾病亦可引起月经过多，但不属于本书讨论的范围。宫内节育器引起月经过多者可按本证治疗。

三、诊断要点

1. 临床症状

月经周期正常，经行血量较以往明显增多，且连续 2 个周期以上。

2. 妇科检查

子宫及附件未见明显器质性病变，因子宫肌瘤引起者可及结节。盆腔炎引起者可有盆腔的压痛，白带的颜色，质地，气味的改变。

3. 辅助检查

一般无明显的异常，子宫肌瘤 B 超可及强弱回声，卵巢功能测定可明确内分泌方面的病因，盆腔炎引起者白带常规可及异常，其他少见原因如子宫内膜异位症，生殖器结核等可通过子宫内膜病理检查，必要时行宫腔镜检查来明确病因及进行治疗。

四、辨证论治

月经过多者，因分型的不同，治疗时重在补气或清热或化瘀。一般经血量多而色淡，质稀，气短懒言者，属气虚；经血量多色红，质稠有块，面赤心烦，为血热。经血多色黯，挟有血块，小腹刺痛者，属血瘀，气虚宜补气摄血，血热当清热凉血，血瘀宜活血调经。

1. 气虚型

(1)症状：经行量多，色淡红，质清稀。伴面色㿠白，疲乏无力，气短懒言，小腹绵绵作痛。舌淡红，苔薄白，脉细弱。

(2)治法：补气固冲，摄血调经。

(3)代表方:举元煎加减《景岳全书》。

(4)常用药:党参20克,炙甘草6克,山药20克,白术10克,当归10克,黄芪20克,升麻10克,牡蛎20克,海螵蛸10克。

2. 血热型

(1)症状:经血量多,经色鲜红或深红,质黏稠。伴心烦口渴,身热面赤,大便干结,小便黄赤或有灼热感,舌红绛,苔黄,脉滑数。

(2)治法:清热凉血,止血调经。

(3)代表方:保阴煎加减《景岳全书》。

(4)常用药:炙甘草3克,生地10克,熟地10克,黄芩10克,黄柏10克,白芍10克,山药20克,续断10克,炒地榆10克,槐花10克。

3. 血瘀型

(1)症状:经血量多,或持续时间延长,经色紫黑,多血块。伴胸闷烦躁,腰骶酸痛,小腹满痛,肌肤不泽,舌质紫黯,有瘀斑、瘀点,脉沉涩或沉弦。

(2)治法:活血化瘀,止血调经。

(3)代表方:桃红四物汤加减《医宗金鉴》。

(4)常用药:炙甘草3克,熟地10克,桃仁10克,川芎10克,白芍10克,当归10克,红花3克。

月经过多的辨证论治见表6-1。月经过多分型治法代表方见图6-1。

表6-1 月经过多的辨证论治

证型	辨证要点	治法	代表方
气虚	经行量多,色淡质稀,伴面色㿠白,疲乏无力,气短懒言,小腹绵绵作痛,舌淡红,苔薄白,脉细弱	补气固冲摄血调经	举元煎

续表

证型	辨证要点	治法	代表方
血热	经行量多,色鲜红或深红,质黏稠,心烦口渴,身热面赤,小便黄赤或有灼热感,舌红绛,苔黄,脉滑数	清热凉血止血调经	保阴煎
血瘀	经行量多,色紫黑夹血块,胸闷烦躁,小腹刺痛,肌肤不泽,舌质紫黯,有瘀斑、瘀点,脉沉涩或沉弦	活血化瘀止血调经	桃红四物汤

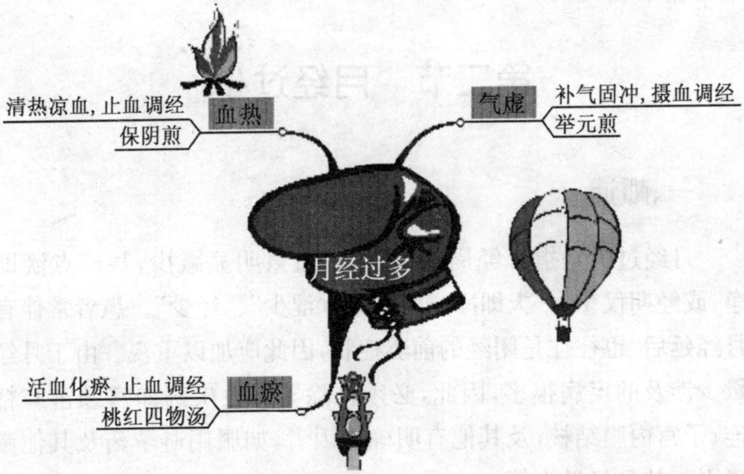

图 6-1　月经过多分型治法代表方

五、调护要点

本病患者气虚型体质偏虚,调护应注意补虚,增强体质,同时也应注意该型患者受纳运化功能欠佳,应同时增强健脾之力,以防虚不受补,若兼有血虚,可经期服血安片,固经丸,经前服归脾丸,补中益气丸;血热型与月经先期中的阳盛实热型调护相似;血瘀型中若因寒凝阻滞致血瘀者因避免寒邪入侵，加重病情，并辅以温化，因血热而致津液亏耗，血液淤滞者应避免热邪入侵，加重病情。血瘀型经期可服三七粉，云南白药，震灵丸。

六、鉴别诊断

与崩漏的鉴别

月经量多伴有经期延长者应与崩漏加以鉴别，崩漏是月经经期，经量，周期都紊乱的无周期性的阴道出血，量多如崩，或量少淋漓不尽，不易自行停止。而月经量多伴经期延长多月经周期正常，有一定的规律性。

第二节　月经过少

一、概述

月经过少是指月经周期正常，而血量明显减少，甚或点滴即净，或经期仅 1～2 天即净，亦称“经水涩少”、“经少”。患者常伴有月经延后，也往往是闭经的前驱症状，因此应加以重视。由于月经量少涉及的疾病很多，因此，必须排除器质性疾病如宫颈宫腔粘连、子宫内膜结核，及其他有明确原因者，如服用避孕药及其他激素引起的月经过少等。

二、病理机制

中医认为月经量过少一般有虚实两类。虚证多为肾虚、血虚或胞宫虚寒。肾虚、血虚，则月经量少色淡，或点滴即净。由于精血不足，血海不充，以致经血量少。如果肾阴虚则生热，还可同时并见月经超前；如果阴虚血枯，可进一步造成闭经。血室虚寒者，因寒主凝滞，阳气不足，以致经来色淡而量渐减，亦可并发经期延后，甚则发生闭经。实证则为胞宫受寒邪侵袭或气滞血瘀或痰湿内停，冲任受阻，以致血行不畅，经来量少有块，亦可同时并见痛经，甚则发生闭经。

西医认为月经过少的原因与闭经的原因基本相同，主要是卵巢功能不全，另外子宫发育不良，子宫内膜结核，炎症或刮宫过深亦可出现经量过少。

三、诊断要点

1. 临床表现

月经过少，每次经行血量明显减少，甚至点滴即净，或经行持续时间较短，经期仅 1～2 天即止，血量也很少。

2. 妇科检查

因发育不良的青春期或未生育者，妇科检查见子宫小。

3. 辅助检查

结核所致者可有结核病史或接触史，子宫碘油造影可见子宫内膜不规则，子宫内膜病理可以明确诊断。炎症或刮宫所致者多有盆腔炎或人流，刮宫术病史。

四、辨证论治

对于本病的治疗，以补虚泄实为大法，兼以温肾调经、养血调经、散寒温经、活血调经、燥湿化痰。一般经来过少，或点滴即止，色淡质稀，小腹空坠者属血虚，经行量少，色紫黑有块，小腹胀痛拒按者，属血瘀。

1. 肾虚型

(1)症状：经行量少，经色淡黯，面容憔悴，头晕耳鸣，腰膝酸软冷痛，夜尿多，舌色淡，苔薄白，脉沉细无力。

(2)治法：补肾填精，养血调经。

(3)代表方：当归地黄饮加减《景岳全书》。

(4)常用药:熟地10克,山茱萸10克,山药20克,茯苓10克,当归10克,杜仲10克,枸杞子10克,菟丝子10克,牛膝10克,炙甘草3克。

2. 血虚型

(1)症状:经血量少,经色淡红,质稀薄,面色萎黄,头晕眼花,心悸气短,经行小腹绵绵作痛,舌淡红,苔薄,脉细弱。

(2)治法:补气益血,养血调经。

(3)代表方:滋血汤加减《证治准绳》。

(4)常用药:熟地10克,炙甘草3克,白芍10克,川芎10克,当归10克,黄芪20克,党参20克,茯苓10克,山药20克。

3. 血寒型

(1)症状:经血量少,色淡质稀或色黯有块,经行腰腹隐痛或冷痛,面色苍白,舌质淡或黯,苔白,脉沉迟无力或沉紧。

(2)治法:温经散寒,活血调经。

(3)代表方:温经汤《妇人大全良方》。

(4)常用药:党参20克,炙甘草3克,熟地10克,牛膝10克,肉桂2克,当归10克,白芍10克,川芎10克,莪术10克,丹参10克。

4. 血瘀型

(1)症状:经血量少,色黯红或黑,或夹血块,小腹胀痛偶有刺痛,经行后痛减,可伴胸胁胀痛,腰骶疼痛,舌紫黯,有瘀斑、瘀点,脉沉涩。

(2)治法:活血化瘀,养血调经。

(3)代表方:桃红四物汤加减《医宗金鉴》。

(4)常用药:炙甘草3克,熟地10克,桃仁10克,川芎10克,白芍10克,当归10克,红花3克。

5. 痰湿型

(1)症状:经血量少,色淡红,质黏腻或夹杂黏液,形体肥胖,胸脘满闷，倦怠乏力，带下量多，舌胖大，边有齿痕，苔白腻，脉弦滑。

(2)治法：燥湿化痰，理气调经。

(3)代表方：苍附导痰丸加减《叶天士女科》。

(4)常用药：苍术 10 克，炙甘草 3 克，香附 10 克，当归 10 克，半夏 10 克，陈皮 6 克，茯苓 10 克，川芎 10 克，神曲 10 克。

月经过少的辨证论治见表 6-2。月经过少分型治法代表方见图 6-2。

表 6-2　月经过少的辨证论治

证型	辨证要点	治法	代表方
肾虚	经行量少，色淡黯，面容憔悴，头晕耳鸣，腰膝酸软冷痛，夜尿多，舌色淡，苔薄白，脉沉细无力	补肾填精 养血调经	归肾丸
血虚	经行量少，色淡红，质稀薄，面色萎黄，头晕眼花，经行小腹绵绵作痛，舌淡红，苔薄，脉细弱	养血调经	滋血汤
血寒	经行量少，色淡质稀或色黯有块，经行腰腹隐痛或冷痛，舌质淡或黯，苔白，脉沉迟无力或沉紧	温经散寒 活血调经	温经汤
血瘀	经行量少，色黯红或黑夹血块，小腹胀痛不适，经行后痛减，胸胁胀痛，舌紫黯，瘀斑、瘀点，脉沉涩	活血化瘀 养血调经	桃红四物汤
痰湿	经行量少，色淡红，质黏腻，形体肥胖，胸脘满闷，带下量多，舌胖大，边有齿痕，苔白腻，脉弦滑	燥湿化痰 理气调经	苍附导痰丸

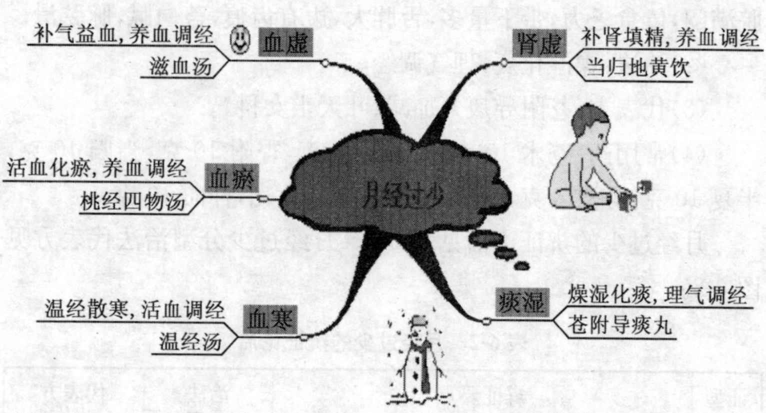

图 6-2　月经过少分型治法代表方

五、调护要点

本病肾虚证型与先天禀赋有一定关系，故调理方面应加强后天调养，加强营养，增强体质，可在医嘱指导下服用血肉有情之品，如紫河车，可长期服用成药如金匮肾气丸；血虚型患者体重偏虚，调护应注意补虚，同时也应增强健脾之力，以防滋腻太过，根据‘经本于肾”的理论，在治疗血虚月经过少时，加用益肾药紫石英，枸杞子、女贞子之类可增强疗效；血寒型与阳气不足或寒邪侵袭有关，饮食不宜寒凉，起居当避免风寒，注意保暖，夏日亦当不宜太过贪凉，虚寒者可酌情服用补阳之品，如鹿茸，红参；血瘀型血瘀亦有因寒因热而致，调护方面因加以分辨，可经前经期服调经丸；痰湿型患者偏于痰湿肥胖体型，故在饮食起居的同时可辅以减轻体重，改善内分泌，经前经期可服越鞠二陈丸。另外，若月经进行性减少，且有阴虚症状，或原发性不孕症者，多为子宫内膜结核，应进一步明确诊断并行抗结核治疗。

六、鉴别诊断

1. 与经间期出血的鉴别

经间期出血量较月经量少，或仅仅为白带中挟有血丝，与正常月经形成一次多一次少的现象，且一般出血时间在排卵期，结合基础体温可以明确，而月经过少每次月经量都差不多，出血时间不在排卵期。

2. 与激经的鉴别

激经是妊娠后，仍出现的规律的少量的阴道出血而无损于胎儿的特殊的生理现象，多有妊娠反应，妇科检查、B超检查、妊娠试验多可确诊。激经应与胎漏等妊娠出血性疾病鉴别。

3. 与胎漏的鉴别

胎漏是停经后一段时间出现的少量出血，应与月经后期伴月经过少鉴别，前者多有妊娠反应，妊娠试验与B超检查多可确定为妊娠，胎漏继续发展可出现出血增多，甚至滑胎。月经过少多一般很少突然发生，多为逐渐减少，且无早孕反应，尿妊娠试验阴性。

4. 与异位妊娠的鉴别

异位妊娠者有妊娠反应，妊娠试验多阳性，而B超宫腔内见不到妊娠囊，胚芽等迹象，可在卵巢或盆腔内见到包块，出现异位妊娠破裂时可出现急性腹痛，休克等严重表现。

第三节 崩 漏

一、概述

崩漏是指月经非时而下，量多如注，或淋漓不净。其突然大量出血称为“崩中”，日久淋漓不断则称为“漏下”。两者可互相转化，即崩证日久，气血耗伤，渐成漏下；久漏不止，病势日进，可转成崩证，所以临床上常与之崩漏并称。崩漏从月经初潮至绝经前后都可发生，而且发作时经常出现经血暴下如注，致使气血俱虚，若治疗失时，易致气血厥脱，则病情危重。崩漏是妇科的常见病，以青春期、更年期或大小产后为多见，尤其是更年期出现本病，应做妇科检查，予以足够的重视。

二、病理机制

中医认为崩漏发生的主要机理是由于冲任损伤，不能固摄经血所致。崩漏病名首见于《素问·阴阳别论》"阴虚阳博谓之崩"，张仲景在《金匮要略·妇人杂病脉证并治第二十二》中提出"漏下"、"崩中下血"。导致冲任损伤的原因可归纳为二虚（脾虚、肾虚）、二实（血热、血瘀）。脾气虚衰，脾不统血或肾气不足，失其封藏，二者均可致血海不固，经血崩漏而下；瘀血内停，新血不得归经或阳气亢盛，热迫血行亦可致经血崩漏而下。在发病过程中，崩与漏往往互相转化，崩与漏只是轻重缓急的不同，其机理是相同的。正如《济生方》所说："崩漏之疾，本乎一证，轻者谓之漏下，甚者谓之崩中。"由于出血迁延日久，周期往往陷入紊乱，加以反复交替发作，必然耗损气血，最终导致多种疾患。

西医认为崩漏即功能失调性子宫出血，临床根据患者有无排卵而分为无排卵型和排卵型两大类型，其发生因卵巢功能紊乱，性激素分泌失常所致。无排卵型患者的卵巢中有多数滤泡持续发育，但始终无排卵，因而能分泌大量雌激素使子宫内膜过度增殖，其分泌量时有波动，当雌激素分泌水平下降时，子宫内膜就发生剥脱出血，当其分泌水平又复升高时，子宫内膜便自行修复而止血，因而反复发生子宫出血。排卵型患者的卵巢虽有排卵，但黄体功能不健全或萎缩不全，前者可产生月经先期，后者因黄体萎缩不全而持续分泌少量孕激素，使子宫内膜发生不规则剥脱，因而经期延长或不规则出血。卵巢功能紊乱的发生，与精神因素、垂体前叶促性腺激素的分泌功能失调、甲状腺功能失常等影响下丘脑-垂体-卵巢轴功能或靶器官的效应有关。

三、诊断要点

1. 临床表现

月经的周期、经期及经量发生严重紊乱。月经周期紊乱常可在停经数周或数月后，发生出血，量多如注，暴下不止；或淋漓不断，甚至屡月不净。出血量多，迁延日久者，可见贫血症状。

2. 妇科检查

多无明显改变，子宫大小正常或略饱满或质偏软。

3. 辅助检查

无排卵型患者的BBT呈单相型；经前检查宫颈黏液仍持续呈现不同的羊齿状结晶；阴道脱落细胞涂片检查无正常周期性的变化；激素水平测定雌二醇（E_2）升高，孕激素（P）降低；子宫内膜呈增长过长或囊腺型增生病理变化。排卵型患者的BBT呈双相或不典型双相，但黄体期短者经前活检子宫内膜显示分泌功能不良；子宫内膜脱落不规则者经期第5天活检子宫内膜尚能见到分泌反应的组织。

四、辨证论治

崩漏的主症是出血，辨证首先当辨出血的属性。根据出血呈现的量、色，质的不同，以辨其寒、热、虚、实。经血崩下非时，量多势急，继而淋漓不止，色淡质清者，多属虚。经血非时暴下，血色鲜红或紫红，血质稠黏多属热。若淋漓漏下，色紫质稠多属虚弱。若色紫黑有块且有臭味多属湿热。经血非时而至，时来时止，或时闭时崩，或久漏不止，多属淤滞，若血色晦暗，而质清稀，多属寒、属虚；血势骤急，多属气虚，淋漓不断多属淤滞。久崩久漏多是气血虚弱或兼淤滞。久崩不止气血耗损可转为漏，久漏不止病势日进可转为崩。

此外，患者的不同年龄阶段亦是崩漏辨证的重要参考。如青春期患者多属先天肾气不足，育龄期患者多见肝郁血热，更年期患者多因肝肾亏损或脾气虚弱。

崩漏的治疗原则为“急则治其标，缓则治其本”，灵活采用塞源，澄源，复旧之法，塞流即止血，崩漏大出血时，必塞其流断其血，否则，会达成脱症。但止血方法，又须据其寒、热、虚、实，分别施治，不可专事止涩，同时也应注意崩与漏的不同点，治疗崩宜固摄升提，不宜辛温行血，以免失血过多，治漏宜养血行气，不可偏于固涩，以免血止成瘀。

澄源即求因治本，这是治疗崩漏的重要关键，必须审慎。切忌不问病因，滥投寒凉或温补之剂，而犯虚虚实实之戒，应在辨证论治的基础上取补肾，健脾，清热，化瘀法。

复旧即调理善后，视其脾肾受损情况，或先调脾以固后天，取其补后天以养先天，或先补肾以滋先天，取其补先天以助后天，使其本固血充，则经自调。补益一般以理脾益肾为主。

以上三治法有不同的意义，但相互之间又联系紧密，故临床应用时不可拘泥。

另外青春期患者，重在补肾气益冲任；育龄期患者重在疏肝养肝，调冲任；更年期患者重在滋肾调肝，扶脾固冲任。

1. 肾虚型

(1)症状：肾阴虚型——经乱无期，出血淋漓不尽或量多，色鲜红，质稍稠，头晕耳鸣，腰膝酸软，或手足心热，或有心烦。舌偏红，苔少，脉细数。

肾阳虚型——经来无期，出血量多，或淋漓不尽，色淡质清，畏寒肢冷，面色晦暗，腰腿酸软，小便清长。舌淡苔薄白，脉沉细。

(2)治法：肾阴虚：滋阴益肾，固冲止血。

肾阳虚：温肾助阳，止血调经。

(3)代表方:肾阴虚:左归丸《景岳全书》;肾阳虚:右归丸《景岳全书》。

(4)常用药:熟地 10 克,山药 10 克,山茱萸 10 克,菟丝子 10 克,牛膝 10 克,肾阴虚酌加龟板 20 克,鹿角胶 10 克;肾阳虚酌加肉桂 5 克,鹿茸 10 克,五味子 10 克,炮附子 5 克。

2. 脾虚型

(1)症状:经血非时而下,崩中继而淋漓,血色淡而质薄,气短神疲,面色㿠白,或面浮肢肿,手足不温,或不思饮食,舌淡白,苔薄白,脉沉细。

(2)治法:健脾益气,固冲止血。

(3)代表方:固冲汤加减《医学衷中参西录》。

(4)常用药:党参 20 克,黄芪 20 克,白术 15 克,当归 10 克,五倍子 10 克,海螵蛸 10 克,煅龙牡各 30 克,茜草 10 克,棕炭 10 克。

3. 血热型

(1)症状:经血非时而下,量多如崩,或淋漓不净,色深红或紫红,质黏稠,口渴烦热,或有发热,小便黄或大便干结。舌红,苔黄,脉洪数或滑数。

(2)治法:清热凉血,止血调经。

(3)代表方:清热固经汤加减《简明中医妇科学》。

(4)常用药:熟地 10 克,生地 10 克,栀子 10 克,黄芩 10 克,阿胶 10 克(烊化),地榆 10 克,煅龙牡各 30 克,茜草 10 克,棕炭 10 克,地骨皮 10 克。

4. 血瘀型

(1)症状:经血非时而下,时来时止,或淋漓不净,或停闭日久,又突然崩中下血,继而淋漓不断,色紫黯有块,小腹坠胀。舌质紫黯或有瘀斑,苔薄白,脉细涩。

(2)治法:活血化瘀,止血调经。

(3)代表方:逐瘀止崩汤加减《安徽中医验方选集》。

(4)常用药:党参20克,当归10克,熟地10克,川芎10克,白芍10克,丹参10克,檀香10克(后下),砂仁3克(后下),三七10克。

崩漏的辨证论治见表6-3。崩漏分型治法代表方见图6-3。

表6-3 崩漏的辨证论治

证型	辨证要点	治法	代表方
肾虚	肾阴虚——经来无期,出血量多,或淋漓不尽,色鲜红,质稍稠,头晕耳鸣,腰膝酸软,或手足心热,或有心烦。舌偏红,苔少,脉细数。	滋阴益肾固冲止血	左归丸
	肾阳虚——经来无期,出血量多,或淋漓不尽,色淡质清,畏寒肢冷,面色晦暗,腰腿酸软,小便清长。舌淡苔薄白,脉沉细	温肾助阳止血调经	右归丸
脾虚	经来无期,出血量多,或淋漓不尽血,色淡而质薄,气短神疲,面色皖白,或面浮肢肿,手足不温,或不思饮食,舌淡白,苔薄白,脉沉细	补气健脾摄血固冲	固冲汤
血热	经来无期,出血量多,或淋漓不尽,色深红或紫红,质黏稠,口渴烦热,或有发热,小便黄或大便干结。舌红,苔黄,脉洪数或滑数	清热凉血止血调经	清热固经汤
血瘀	经来无期,出血量多,或淋漓不尽,血色紫黯有块,小腹坠胀。舌质紫黯或有瘀斑,苔薄白,脉细涩	活血化瘀止血调经	逐瘀止崩汤

五、调护要点

肾虚型虽分为阴虚阳虚,但用药时应考虑到阴阳互补互根的关系,善补阴者当阳中求阴,善补阳者用阴中求阳;脾虚型重在平时调理,调护知识同经间期出血脾气虚型,急性期应加强止血之

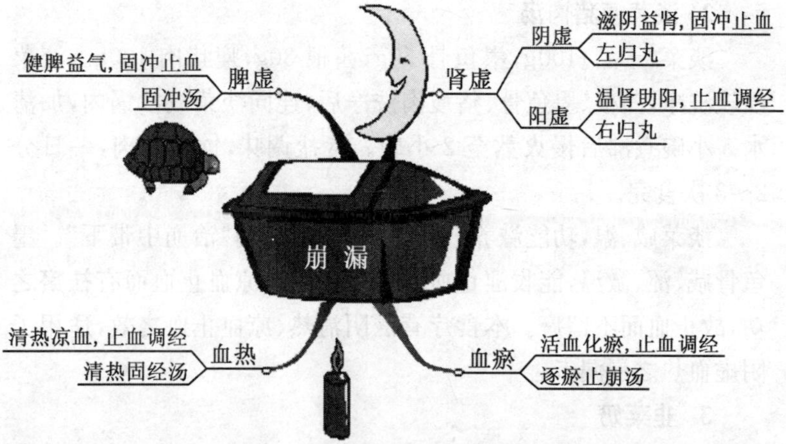

图 6-3　崩漏分型治法代表方

功；血热型调护知识同月经过多的血热型；血瘀型的调护同经量过多的血瘀型。血得热则行，得寒则凝，受湿则碍气，故崩漏患者服药应忌辛热燥血或寒凉凝血及湿阻滞血之药物，忌辛燥和生冷饮食。根据临床经验，在崩漏大出血时，以补气摄血法配宫缩药、止血药疗效显著；而在恢复月经周期时，补肾固本法多有效果。血止后，须继续调治，连续 3 个月月经正常，方为痊愈。单一止血仅是治标，故对无排卵性功血，止血后必须注意调整周期，恢复卵巢功能，促进排卵。

食疗在崩漏的治疗中也有着良好的作用，以下的食疗可供参考。

1. 花生衣猪瘦肉汤

花生衣 100g，猪瘦肉 100g，大枣 20g。花生衣洗净，猪瘦肉洗净，切厚片，大枣洗净，去核。上 3 味同放锅内加清水 4 小碗煎至 2 小碗。饮汤食肉，分 2～3 次食完。

花生衣有止血、补血作用。本汤能健脾止血，适用于脾虚所致崩漏者。

2. 淡菜瘦猪肉汤

淡菜(干品)100g,墨鱼骨 50g,茜根 30g,瘦猪肉 100g。淡菜浸软洗净,茜根、墨鱼骨、猪瘦肉洗净后,连同淡菜放沙锅内,加清水 5 小碗煮沸后慢火熬至 2 小碗。食盐调味,饮汤食肉,一日分 2～3 次食完。

淡菜咸、温,功能滋养肝肾,《食疗本草》谓“治崩中带下”。墨鱼骨咸、涩、微温,能收涩止血。茜根苦、寒,凉血止血而有祛瘀之功,故止血而不留瘀。本食疗有滋阴清热、凉血止血之效,适用了阴虚血热之崩漏者。

3. 韭菜奶

鲜韭菜 500g,牛奶 200ml,白糖 15g。韭菜洗净后再用冷开水浸洗,捣烂、榨汁,盛于碗内,牛奶加入白糖,煮沸搅匀,离火后放至适温,冲入韭菜汁内,趁热饮下。每日 1～2 次。

韭菜辛、温,能活血,祛瘀。药理试验提示,韭菜对离体子宫有兴奋作用,能收缩子宫而制止出血。牛奶滋补强壮,白糖调味。本食疗功能祛瘀止血,适用于血瘀崩漏者。

六、鉴别诊断

崩漏是月经周期,经期,经量皆无规律性的月经病,或量多如崩,或量少淋漓不尽。应与以下疾病鉴别。

1. 与月经过多的鉴别

月经量多的血势不似崩中涌猛,一般周期、经期属正常,出血可自行停止,且月经有规律性。

2. 与月经先期,月经先后不定期的鉴别

月经先期主要为周期提前,经期、经量属正常。月经先后无定期为周期时前时后,而无经量和经期的异常。

崩漏与月经先期、月经过多的鉴别见表 6-4。

表 6-4　崩漏与月经先期、月经过多的鉴别

月经病	月经改变	病变特点	西医认识	预后
月经先期	以周期减少为主，可伴有经量过多	有一定的周期性，月经周期一般提前 7～14 天	多为黄体功能不足	较好
月经过多	以经量过多为主，可伴有经期延长	有一定的周期性，出血多 2 周内自行停止	多为排卵性功能失调性子宫出血	较好
崩漏	月经周期，经期，经量皆紊乱，或量多如崩或量少如漏	出血无周期性，无定时，不能自行停止	多为无排卵性功能失调性子宫出血	较差
三者的联系：三者在病机上非常近似，有时仅是程度之别，因此，在诊治其中某病时，医生当考虑到三者相互转化的可能性，以杜绝病情向严重方向发展。然而，虽然在方药的运用上，三者往往有共同之点，但也要注意到它们中间不同的证候特点，以确立不同的治疗方案。崩漏当首先着眼于止而行经，经行先期与月经量过多，主要在调经，因此，在用药上有大同还有小异，要把握病机，要随证化裁，方可不失异病同治之妙				

3. 与产后出血的鉴别

崩漏与产后出血在病史与发病时间上便能鉴别之。

4. 与胎漏，胎动不安，异位妊娠的鉴别

崩漏下血与妊娠病出血如胎漏，胎动不安较难鉴别，应首先做相关妊娠诊断的检查，方可明确诊断，特别是与异位妊娠的阴道出血症的早期鉴别诊断，以免贻误病情。

5. 与赤带的鉴别

带下病的赤带有时难以与漏下鉴别，经详细询问病史及观察出血情况，一般可鉴别。赤带多混有黏涎泌液，而月经的期、量

正常。

6. 与癥瘕出血的鉴别

癥瘕出血一般妇科检查或辅助检查能查出癥瘕的存在。

7. 与外伤出血的鉴别

生殖道外伤出血有外伤病史,一般不会反复发生。

附 功能失调性子宫出血

功能性子宫出血(简称功血),系指由于卵巢功能失调而引起的子宫异常出血。分无排卵性功血和有排卵性功血两种,前者系排卵功能发生障碍,好发于青春期及更年期;后者系黄体功能失调,多见于育龄期妇女。主要症状有月经周期紊乱,经量增多,出血时间延长,淋漓不净等。功血属于中医学“崩漏”的范畴。主要是由肝肾阴虚,或脾肾阳虚,冲任失调,影响胞宫、胞络正常功能而造成不规则的子宫出血。临床治疗多采用止血、调整周期、固本三个步骤。

一、病理及临床表现

功血在临床上分为无排卵性和有排卵性两大类。

1. 无排卵性功血

是最多见的一种,虽然可以发生在任何年龄,但以青春期及更年期的妇女为多,这是因为在这两个时期卵巢正处于发育或衰退阶段,功能往往不稳定,卵巢内仅有发育到不同阶段的卵泡,而无排卵,亦无黄体形成。卵泡产生大量雌激素或长期分泌少量雌激素促使子宫内膜增生。由于卵巢内卵泡的生长和萎缩参差不齐,使体内的雌激素水平起伏不定,子宫内膜也随之发生不规则剥脱。临床上表现为不规则阴道出血,或先有一段停经以后再发生阴道出血。出血量时多时少,甚至大量出血,但无下腹痛,出血多者可引起贫血。此类患者的基础体温常呈单相,阴道细胞涂片只见雌激素影响图像，而缺乏孕激素所致的细胞堆积、边缘卷折现象；月经前行诊断性刮宫，内膜无分泌期改变。此类患者的垂体促性腺激素无周期性变化，黄体生成激素不出现排卵期高峰。

2. 有排卵性功血

多见于分娩或流产以后，卵巢功能处于恢复阶段的妇女。此型患者的卵巢内，虽有卵泡的周期性变化，但排卵后黄体的形成和退化过程发生障碍，表现为黄体发育不健全及黄体萎缩不全。

(1)黄体发育不健全　由于黄体发育的不健全，萎缩过早，使子宫内膜提前剥脱，表现为经前点滴状出血，月经提前来潮，经量多少不一，经期可能正常，患者的基础体温呈双相，但体温上升的幅度小，或上升后持续时间短。若于月经前或月经来潮 24 小时内刮取子宫内膜送组织学检查，则呈分泌不足或间质反应较差的图像。

(2)黄体萎缩不全　此型患者的黄体不能按期萎缩，退化也不完全，并持续分泌少量孕激素，因而子宫内膜亦不能按正常时间完全剥脱。临床上表现为月经周期正常，但经期延长．可达 9～10 天，甚至更长，经量多少不一。基础体温在月经开始后缓慢下降。于月经的第 5 天刮取子宫内膜，镜下可见部分内膜呈增生状态，而另有一部分仍保持分泌期图像。

二、中医治疗

对其血量多或持续不止，不论是无排卵性功血或排卵性功血，首先应急则治其标，止血为主，具体的止血方法可参照崩漏的辨证论治，但需防止过早使用固涩止血之品，致使邪留于内淋漓不尽。功血患者由于流血量多或日久，引起失血过多，往往伴有轻重不等的贫血，故血止后当须固本。有的气血虚弱，有的血虚生内热，有的气血生化乏源，必须根据不同情况予以调护，使机体“阴平阳秘，精神乃治”，血自归经，可选用八珍汤、十全大补汤、归脾汤、六味地黄汤和知柏地黄汤等药。对无排卵性功血，止血后必须注意调整周期，恢复卵巢功能，促进排卵。可从肝肾阴虚，脾肾阳虚，气血两虚，肝胆湿热等证型论治。

三、西医治疗

本病的治疗应从整体观念出发，解除患者的思想顾虑，注意休息，加强营养，纠正贫血。根据病人的年龄和具体情况制定不同的治疗方案。如对青春期无排卵性功血的患者，在治疗中除了止血、调整月经周期外，还应促使卵巢恢复排卵功能。对更年期患者则应以止血、调整月经周期、减少出血量为主，不必再去考虑恢复卵巢的功能。对有排卵性的功血患者，治疗的目的在于健全黄体功能。

1. 止血

出血量大时采用止血，有刮宫止血法，即诊断性刮宫，这不仅是一种诊断手段，又是一种既快又好的止血方法。通过刮宫，可以了解子宫腔的大小、形态，宫壁是否平滑，刮出物的性质和量，以排除子宫黏膜下肌瘤、子宫内膜炎、子宫内膜癌等器质性病变，还可以了解功血是有排卵还是无排卵，以指导以后的治疗用药。通过刮宫，将增厚的子宫内膜全部刮净，即使是暴崩如注的大出血，也可以起到马上止血的目的。或服用性激素止血，但有一定的副作用。

2. 调整月经周期

待流血停止后，应继续调经，以建立正常月经周期与恢复排卵功能，一般应继续用药 3～6 个月，以巩固疗效，防止复发。中药调经按“崩漏”辨证论治，在辨证论治的基础上结合月经周期的不同阶段用药。也可选用西药人工周期疗法。

3. 促排卵

临床上无排卵性子宫出血较多，所以除更年期及绝经后出血外，对于青、中年妇女可采用诱发排卵法，以使卵巢功能得到彻底调整。如克罗米芬促排卵法。

4. 并发症的治疗

功血患者可引起严重贫血及盆腔感染，应针对情况给予补血剂，如血宝、硫酸亚铁等，少量多次输血，并给予抗生素以预防感染。

四、手术治疗

对顽固出血，久治不愈，诊刮结果见子宫内膜呈腺瘤型增生或非典型增生者，可考虑做子宫切除术。

第四节 闭 经

一、概述

闭经是指发育正常的妇女，年逾16周岁，月经仍未来潮，或已建立正常的月经周期后，在正常绝经年龄前，月经停止来潮6个月以上或按自身月经周期计算停经3个周期者。前者称原发性闭经，后者称继发性闭经，两者都属病理性闭经。又称“不月”、“经闭”、“经水不通”、“月水闭塞”。

妇女因妊娠、哺乳，或进入更年期，月经停闭不行，为生理性停经，属正常生理现象，不属病态。初潮少女1～2年内月经偶尔停闭不行，无其他不适，随生殖功能的发育成熟，月经逐渐恢复正常，亦不属病态。

二、病理机制

中医对闭经的认识首见于《黄帝内经》，《素问·阴阳别论》云：“二阳之病发心脾，有不得隐曲，女子不月。”本病的病因机制较复杂，按“辨证求因”原则可分为虚、实两类。虚者多因肝肾不足，精血匮乏，血海空虚，无经可行而成闭经；实者多由气滞、寒凝、血瘀、痰湿阻滞，胞宫脉道不通，经血不得下行而致闭经。

西医认为控制正常月经周期的主要环节有子宫、卵巢、垂体和丘脑下部，任一环节发生故障就会出现闭经。如子宫内膜损伤或粘连、子宫内膜炎、子宫发育不全或缺如、子宫切除后或于宫腔内放射治疗后等引起子宫性闭经；先天性卵巢发育不全或缺如、卵巢功能早衰、卵巢切除或卵巢组织被破坏、卵巢功能性肿瘤等引起卵巢性闭经；垂体前叶功能减退、垂体肿瘤等引起垂体性闭经。精神、神经因素、营养不良症、药物抑制综合征、闭经溢乳综合征、多囊卵巢综合征、其他内分泌功能异常等引起的下丘脑性闭经。而因遗传学原因或先天性发育缺陷所致者，如先天性无子宫或子宫发育不良、先天性无卵巢或卵巢发育不良、无阴道、脑垂体肿瘤等所致闭经，非药物治疗所能奏效，故不属本节讨论范畴。

三、诊断要点

1. 临床表现

青春期年逾 16 岁，月经尚未初潮，为原发性闭经；已建立正常周期的生育年龄妇女，停经超过 6 个月或自身周期的 3 个周期以上，为继发性闭经。

2. 妇科检查

注意内外生殖器官有无器质性病变，包括缺失，损伤，萎缩以及毛发有无脱落。先天禀赋不足，可见子宫过小等解剖形态学的异常；继发性闭经日久常见子宫缩小，阴道黏膜充血等雌激素水平低落现象。

3. 辅助检查

诊断闭经首先排除妊娠、哺乳及更年期生理性月经停闭，青春期女子 14 岁以后，第二性征尚未发育，月经未初潮者，应检查有无先天生殖系统发育异常，生殖器官畸形或缺失。结核病、重度贫血及营养不良等所致的继发性闭经，借助血常规、胸部X线及宫腔镜等检查有助于确诊。激素水平（包括卵巢激素FSH，LH，E，T，P，催乳素，促性腺激素，甲状腺功能）的测定，药物撤退试验，头颅CT检查等可以查明继发性闭经的原因。

四、辨证论治

本病证型虽多，但不外虚、实两类。一般以胸胁胀满，小腹胀痛、拒按者为实；面色无华，精神不振，头晕肢软，纳呆食少，心悸失眠，腹部柔软而无胀痛者为虚。临床以虚证多见。本病的治疗以“虚者补之，实者通之”的原则。切勿一见经闭，不分虚实，滥用通利之法，致误病机。在排除因先天性缺陷，后天性器质性损伤，脑垂体肿瘤等引起的闭经后，多可通过药物调理而改善。辨别虚实后，多采用补肾滋肾、健脾益气、行气活血、温经通脉、化湿通经之法。

1. 肾虚型

(1)症状：肾气虚——年龄接近青春期，月经迟迟不至，或月经后期量少，渐至经闭不行，头晕耳鸣，腰膝酸软，小便频数，舌淡红，苔少，脉沉细。若在此基础上出现手足心热，甚则潮热盗汗，心烦少寐，舌红苔少，脉细数为肾阴虚型；若出现畏寒肢冷，大便溏薄，夜尿多，苔白，脉沉弱为肾阳虚型。

(2)治法：补肾益气，养血调经，出现阴阳失衡时，辅以滋阴，助阳。

(3)代表方：大补元煎《景岳全书》，肾阴虚用左归丸《景岳全书》，肾阳虚用十补丸《济生方》。

(4)常用药：熟地10克，山茱萸10克，山药20克，党参20克，当归10克，炙甘草3克，杜仲10克，枸杞子10克。肾阴虚酌加菟丝子10克，牛膝10克，龟板20克，鹿角胶10克；肾阳虚酌加肉桂

5克，鹿茸10克，五味子10克，炮附子5克。

2. 脾虚型

(1)症状：经行量偏少渐致闭经，面色㿠白，神疲乏力，气短懒言，纳呆便溏。舌质淡胖有齿印，苔白，脉细无力，尺脉弱。

(2)治法：健脾益气，养血调经。

(3)代表方：参苓白术散加减《和剂局方》。

(4)常用药：党参20克，黄芪20克，白术15克，炙甘草3克，陈皮6克，山药20克，砂仁3克(后下)，当归10克，茯苓10克，莲子肉10克。

3. 血虚型

(1)症状：月经周期逐渐延长，经行延迟，经血量少色淡，渐至经闭不行，面色萎黄，神疲肢倦，食欲不振，心悸气短，毛发不泽或早白，舌淡红，苔白薄少，脉细弱。

(2)治法：补血养血，活血调经。

(3)代表方：人参养荣汤加减《和剂局方》。

(4)常用药：党参20克，黄芪20克，白芍10克，炙甘草3克，熟地10克，山药20克，砂仁3克(后下)，当归10克，川芎10克，鸡血藤10克。

4. 气滞血瘀型

(1)症状：月经停闭不行，下腹胀痛拒按，腰骶疼痛，精神抑郁，胸胁满闷，心烦易怒，舌紫黯，有瘀斑、瘀点，脉沉弦或沉涩。

(2)治法：行气活血，化瘀通经。

(3)代表方：膈下逐瘀汤加减《医林改错》。

(4)常用药：炙甘草3克，桃仁10克，川芎10克，红花3克，丹皮10克，赤芍10克，乌药10克，玄胡10克，红花壳10克，香附10克，枳壳10克，当归10克。

5. 寒凝血瘀型

(1)症状：月经停闭不行，小腹冷痛拒按，得暖而解，形寒肢冷，面色青白,舌质紫黯,苔白,脉沉紧。

(2)治法:温经散寒,活血通经。

(3)代表方:温经汤加减《妇人大全良方》。

(4)常用药:党参 20 克,炙甘草 6 克,熟地 10 克,牛膝 10 克,肉桂 2 克,当归 10 克,白芍 10 克,川芎 10 克,莪术 10 克,丹参 10 克。

6. 痰湿阻滞型

(1)症状:月经由稀发量少,渐至停闭不行,形体肥胖,胸胁满闷,呕恶痰多,神疲倦怠,嗜睡懒言,面目虚浮,带下量多清稀。舌淡胖大,苔厚腻,脉沉滑。

(2)治法:健脾除湿,化痰通经。

(3)代表方:丹溪治湿痰方《丹溪心法》。

(4)常用药:苍术 10 克,白术 10 克,半夏 10 克,茯苓 10 克,香附 10 克,当归 10 克,厚朴 10 克,川芎 10 克。

闭经的辨证论治见表 6-5。闭经分型治法代表方见图 6-4。

表 6-5　闭经的辨证论治

证型	辨证要点	治法	代表方
肾虚	年龄接近青春期,月经迟迟不至,或月经后期量少,渐至经闭,头晕耳鸣,腰膝酸软,舌淡红,苔薄,脉沉细。可兼有手足心热,甚则潮热盗汗,心烦少寐,舌红苔少,脉细数等肾阴虚症状或畏寒肢冷,大便溏薄,夜尿多,苔白,脉沉弱等肾阳虚症状	补肾益气 养血调经	大补元煎 或左归丸 或十补丸
脾虚	年龄接近青春期,月经迟迟不至,或月经后期量少,渐至经闭,面色白,神疲乏力,气短懒言,纳呆便溏。舌质淡胖有齿印,苔白,脉细无力,尺脉弱	补脾益气 养血调经	参苓 白术散

续表

证型	辨证要点	治法	代表方
血虚	年龄接近青春期,月经迟迟不至,或月经后期量少,渐至经闭,面色萎黄,神疲肢倦,心悸气短,毛发不泽或早白,舌淡红,苔白薄少	补血养血 活血调经	人参 养荣汤
气滞 血瘀	年龄接近青春期,月经迟迟不至,或月经后期量少,渐至经闭,下腹胀痛拒按,精神抑郁,胸胁满闷,心烦易怒,舌紫黯,有瘀斑、瘀点,脉沉弦或沉涩	活血理气 祛瘀通经	膈下 逐瘀汤
寒凝 血瘀	年龄接近青春期,月经迟迟不至,或月经后期量少,渐至经闭,小腹冷痛拒按,得暖而解,形寒肢冷,面色青白,舌质紫黯,苔白,脉沉紧	温经散寒 活血通经	温经汤
痰湿 阻滞	年龄接近青春期,月经迟迟不至,或月经后期量少,渐至经闭,形体肥胖,胸胁满闷,呕恶痰多,面目虚浮,带下量多清稀,舌胖大,苔厚腻,脉沉滑	健脾除湿 化痰通经	丹溪治湿 痰方

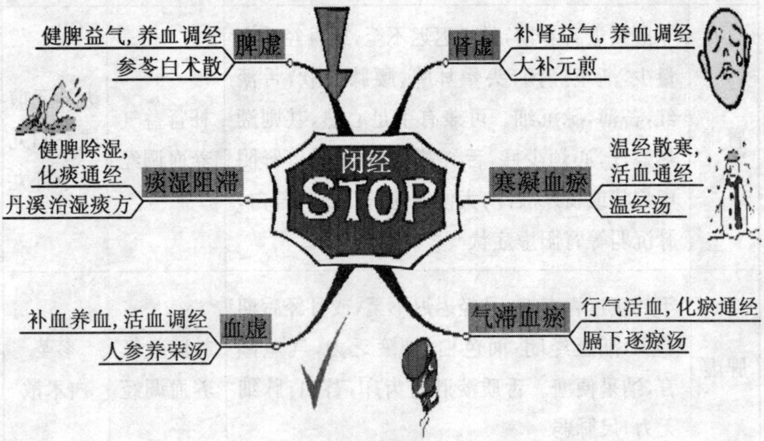

图 6-4 闭经分型治法代表方

五、调护要点

本病肾虚型与遗传有很大的关系，诊断时可询问相关的家族史，排除生殖系统的先天畸形或染色体的异常，调护应注意补益，用龟板，鹿角胶，鹿茸可增加疗效，但需注意这些药物皆较名贵，因需另单独服用；脾虚型的治疗重在平时调理，调护知识同经间期出血脾气虚型；血虚型的治疗重在平时调理，调护知识无特殊，但应注意气血的关系，补血时不忘益气；气滞血瘀型患者气血同病，故调护应注意气血同治，若伴有气郁的症状，可加强行气破气之功；寒凝血瘀型患者寒凝与血瘀相互影响，故调护应注意散寒与活血并用，饮食起居宜避寒近暖；痰湿阻滞型患者多为肥胖体型，通过减轻体重，改善内分泌有利于月经来潮，此型部分患者为多囊卵巢综合征，确诊后可以进行抗雄激素，促排卵等治疗。

食疗方对闭经亦有良效

1. 当归炖乌鸡

当归 15 克，雌乌鸡 1 只(约重 500 克)。乌鸡去毛及内脏，洗净，当归洗净，置乌鸡肚内，放置炖盅，加冷开水 1 碗，隔水炖 3 小时，加盐调味，饮汤食鸡。隔日 1 次，连服 3～5 次。

当归养血调经；乌骨鸡滋肝肾，补气血，又富于营养，适用于肾虚血少之闭经。

2. 河车人参炖瘦肉

鲜紫河车 1/4 个，人参 15 克，瘦肉 100 克。鲜紫河车洗净，切小块；人参洗净，切片；猪瘦肉洗净。3 味同置炖盅内，放入冷开水 1 小碗，隔水炖 3 小时。食盐调味，饮汤食肉，一次食完。隔日 1 次，连食 5～10 次。

紫河车即人胎盘。甘、咸、微温，大补气血，补肾益精。据药理研究，胎盘含雌激素和胎盘绒毛膜促性腺激素，有促进子宫和卵巢发育的作用。据临床报道，人参对席汉综合征有治疗效果，合而用之能补肾填精，益气养血，适用于肾虚精亏、气虚血弱所致的闭经。

3. 马鞭草红糖水

马鞭草200克，红糖20克。马鞭草洗净，加清水3碗半，煎至1碗，去渣，加红糖再煮至沸即成。一次饮完，每日1次，连饮2～3天。

马鞭草苦、微寒，《大明本草》云“治妇人血气肚胀，月候不匀，通月经”。红糖活血，补血，适用于血瘀经闭。

4. 晚蚕沙煎

晚蚕沙60克，4度米酒100ml。晚蚕沙炒至微黄，棉布包裹，连同米酒及清水1碗半煎10分钟，纱布过滤，取药汁趁热饮用。每日1次，连服3～5天。月经未通者，隔1周后可再服。

蚕沙甘、平、微温，《本草纲目》谓治：“腹内宿冷，冷血瘀血，去风除湿。”李时珍用治经水不通。米酒辛、苦、温，能温行血脉，助蚕沙之温通破瘀。适用于寒湿凝滞之闭经。

六、鉴别诊断

1. 与胎死不下的鉴别

胎死不下之前多有妊娠停经史，妊娠反应，后子宫停止增大或增大小于妊娠月份，胎动消失，B超可见宫腔内胚芽，或胎体，但未及胎心跳动。患者可出现凝血障碍，危险极大。应及早明确诊断，给予处理。

2. 与月经后期的鉴别

闭经与月经后期、早孕的鉴别见表6-6。

表6-6 闭经与月经后期、早孕的鉴别

月经病	月经改变	表现	辅助检查	预后
月经后期	以周期改变为主	无妊娠反应	妊娠试验阴性 B超无妊娠证据	较好

续表

月经病	月经改变	表现	辅助检查	预后
早孕	多停经	有妊娠反应	妊娠试验阳性 B超可见孕囊，甚至胎心搏动	生理状态
闭经	以月经停止来潮6个月或自身周期的3个周期为主	无妊娠反应	妊娠试验阴性 B超无妊娠证据	功能性的较好，器质性的较差

附　多囊卵巢综合征

多囊卵巢综合征(PCOS)指卵巢泡膜细胞良性增生引起雄激素生成过多，造成月经紊乱、持续排卵障碍、高雄激素症、卵巢多囊样变等表现，多在青春期发病，且伴有肥胖。

一、临床表现及辅助检查

1. 最常表现

为稀发月经，继发闭经及功能失调性子宫出血次之，偶见原发闭经及规律的无排卵月经。绝大多数患者无排卵，少数可稀发排卵或黄体功能不足。高雄激素症状有：多毛(发生率约70%)、痤疮、偶有阴蒂略大，或稍见喉结突出。肥胖：发生率约为50%。肥胖者常有胰岛素抵抗(IR)、高胰岛素血症。若以腰围与臀围的比值(WHR)为指标，WHR>0.85为内脏型肥胖或男性肥胖。约70%的PCOS患者有至少1项的血脂异常。黑棘皮症是严重IR的一种皮肤变化。

2. 辅助检查

(1)血激素的改变

①高雄激素血症：常用的指标为血清睾酮(T)、雄烯二酮(A_2)、脱氢表雄酮硫酸盐(DS)水平升高。

②高雌酮(E_1)血症：血 E_2 相当于正常早、中卵泡期水平。高雄激素在外周脂肪基质及血管转变为 E_1，肥胖患者转换率更高，使血 E_1 水平增高，E_1/E_2 浓度比>1。

③血 LH、FSH 水平比例异常：卵泡期血 LH 明显高于正常，FSH 相对低下，致使 LH/FSH 比值增高至 2～3 以上。

④高胰岛素血症：瘦 PCOS 患者中高胰岛素血症约占 30%，肥胖 PCOS 患者中则约 75%。葡萄糖耐量试验(OGTT)后，血胰岛素反应高亢，血糖反应正常。当胰岛 β 细胞功能耗竭时，出现糖耐量低减（瘦 PCOS 患者 10.3%、胖 PCOS 患者 30%）或糖尿病（瘦 PCOS 患者 1.5%、胖 PCOS 患者 7.5%）。

⑤高 PRL 血症：约 10%～30% PCOS 患者有轻度高 PRL 血症。

(2)B 超：PCO 征，表现为链状卵泡。

3. 近远期并发症

(1)糖尿病：PCOS 患者 IGT 或非胰岛素依赖性糖尿病(NIDDM)患病率增高 3～7 倍。

(2)冠心病、高血压、血脂异常患病率可能增加。

(3)子宫内膜增生及腺癌发病的危险增加。

(4)PCOS 患者妊娠后自然流产率、妊娠糖尿病的发生率增加。

(5)有代谢综合征的 PCOS 患者心肌梗死的风险增加 7 倍。

二、中医治疗

根据多囊卵巢综合征患者的主要临床表现，或以月经过少或以闭经来治疗。此病患者一般多从痰湿的角度论治，以化痰除湿为治疗大法，临证加减。古人有记载，《傅青主女科·种子》说：“妇人有身体肥胖，痰涎甚多，不能受孕者，人以为气虚之故，谁知是湿盛之故乎。”《女科切要》说：“肥人经闭，必是痰湿与脂膜壅塞之故。”同时应加强运动，控制饮食。

三、西医治疗

1. 调整月经周期，防止子宫内膜增生和癌变。可选用孕激素：如左炔诺孕酮、己酸孕酮。或口服避孕药：常用的有妈富隆、达英-35。

2. 治疗肥胖及胰岛素抵抗

(1)减轻体重：低热量、低糖、低脂肪饮食、体育锻炼，有助于月经、排卵的恢复及心血管病的预防。

(2)胰岛素增敏剂：如二甲双胍、罗格列酮。但需进一步权衡其疗效、适应证及安全性。

3. 促进生育

药物促排卵治疗，如克罗米芬或促性腺激素（HMG、FSH）但可出现并发症，如卵巢过度刺激综合征（OHSS），多胎妊娠，自然流产。也可使用地塞米松，抑制肾上腺来源的雄激素分泌。

4. 多毛与痤疮的治疗

PCOS 者多毛重时因心理和美容问题要求治疗。治疗至少需 6 个月才有疗效。长期用药应防止副作用。药物治疗可用雄激素受体拮抗剂如螺内酯（安体舒通）。或考虑物理治疗，如紫翠宝石激光（Photogenica Apogee 40 T10 激光机），波长 755μm，作用是破坏毛囊，以达到治疗多毛的目的。

5. 预防多囊卵巢综合征的远期并发症

长期无排卵的 PCOS 患者应当坚持周期性孕酮撤退出血，定期 B 超测子宫内膜厚度，预防子宫内膜增生或癌变。促排卵药物的应用不能过度。控制饮食，坚持适合个人的锻炼。防止热量过剩和肥胖。对肥胖患者应检测尿糖、血糖，预防 2 型糖尿病发生。

四、手术治疗

1. 卵巢楔形切除术

该手术由于术后卵巢卵管周围粘连，且疗效短暂，个别患者发生卵巢萎缩。因此随着促排卵药物的面世已少用。

2. 腹腔镜下手术

对 PCOS 无排卵不育、对氯米芬耐药的患者，如不能或不愿 Gn 治疗者，选择在腹腔镜下行多囊卵巢打孔术。疗效可与 Gn 促排卵相仿，无 OHSS 和多胎妊娠的发生；损伤小，术后粘连相对少，恢复快，妊娠后自然流产率减低。

本章小结

经量异常是指月经周期基本正常，而经量异常者。正常人经量的多少因人而异，它与遗传和环境有关，一般每次经血量在30～50ml，超过 80ml 就可算经量过多。血量明显减少，甚或点滴即净，或经期仅 1～2 天即净，可算经量过少。崩漏是指月经非时而下，量多如注，或淋漓不净。其突然大量出血称为“崩中”，日久淋漓不断则称为“漏下”，常可同时见经量，经期，周期的不同程度的异常，而以经量的异常为多见，故将崩漏放于此章讲述。闭经指月经停止来潮 6 个月以上或按自身月经周期计算停经 3 个周期者。前者称原发性闭经，后者称继发性闭经，有时闭经不仅为妇科疾病，而是全身疾病的表现，故应在排除系统疾病的基础之上论治本病。

第四、第五两章是临床常见的月经病，食疗常有良好的效果，以下为可供参考的常用食疗方。

1. 当归炖乌鸡

当归片 20 克，枸杞子 20 克，雌乌骨鸡 1 只。乌骨鸡宰后去毛皮及内脏，当归片及枸杞子洗净后放鸡腹内，用炖盅盛好，加冷开水1碗，炖3小时即成，食盐调味。食鸡饮汤，每日1次服完。

乌骨鸡味甘、微温，《本草纲目》云："治女人崩中带下，一切虚诸病。"据现代药理研究，乌骨鸡具有强壮机体，提高生理机能，特别是对性功能障碍及妇科诸证有疗效。配伍滋肝肾、益精血之枸杞子，养血活血调经之当归。功能调补肝肾，养血调经，适用于肾气不足，精血亏虚所致的月经后期、月经过少者。

2. 鸡血藤炖河蟹

鸡血藤50克，河蟹2只（约250克），60度米酒50克。鸡血藤洗净，切碎；河蟹洗净，去鳃。先用清水3碗，文火煎鸡血藤至2碗，加入河蟹再煎至水1碗，入米酒煮沸，调味即成。趁热吃蟹饮汤，每日1次。

鸡血藤性苦微甘、温，功能活血补血调经；河蟹功能滋阴补血，蟹肉含丰富的蛋白质、钙、磷等元素，有利于生理功能提高。两味合用养血益阴，活血调经，适用于血虚所致的月经后期、月经过少者。

3. 莲藕花生猪骨汤

莲藕（连藕节）500克，花生100克，猪骨（以肩胛骨为好）500克，红枣10个。莲藕洗净，切小块，猪骨洗净，剁碎；花生、红枣洗净。上3味放沙锅内慢火熬3小时，调味成汤，每日分2～3次服完。

莲藕熟用健脾开胃，补血止血，藕节味带涩，有止血功能；花生甘、涩性平，有良好的止血作用。其止血作用，花生衣为花生仁的50倍，故用时应保留其衣。猪骨富含钙质，对止血有帮助。本汤有补脾止血之效，适用于脾虚气弱所致的月经先期、月经过多者。

4. 荸荠茅根汁

荸荠500克、鲜茅根500克、蜜糖两茶匙。荸荠洗净，去皮，鲜茅根洗净。用冷开水浸洗片刻后，捣烂取汁，加蜜糖，调匀即成。随意饮用，每日1～3次。

荸荠味甘、性寒，能滋阴清热，凉血止血，《本草纲目》云：“治妇女血崩不止。”白茅根味甘、性寒，能清热利尿，凉血止血。荸荠、茅根两味甘而不腻，性寒而不伤胃，利水而不伤阴。适用于血热所致的月经先期、月经过多者。若无鲜茅根，可用茅根的干品替用，每次100～150克，水煎后和荸荠汁服。

本章复习思考题

1. 月经过多与崩漏如何鉴别？

月经过多的血势不似崩中涌猛，一般周期、经期属正常，出血可自行停止，且月经有规律性。

月经病	月经改变	病变特点	西医认识	预后
月经过多	以经量过多为主，可伴有经期延长	有一定的周期性，出血多2周内自行停止	多为排卵性功能失调性子宫出血	较好
崩漏	月经周期，经期，经量皆紊乱，或量多如崩或量少如漏	出血无周期性，无定时，不能自行停止	多为无排卵性功能失调性子宫出血	较差
联系：二者病机非常近似，有时仅是程度之别，因此，在诊治其中某病时，医生当考虑到相互转化的可能性、以杜绝病情向严重方向发展。然而，虽然在方药的运用上，往往有共同之点，但也要注意到它们中间不同的证候特点，以确立不同的治疗方案。崩漏当首先着眼于止而行经，月经量过多，主要在调经，因此，在用药上有大同还有小异，要把握病机，随证化裁，方可不失异病同治之妙				

2. 月经过少预后如何，治疗上应注意什么？

月经过少患者常伴有月经延后，也往往是闭经的前驱症状，预后不佳，因此应加以重视。由于月经量少涉及的疾病很多，因此，治疗时必须排除器质性疾病如宫颈宫腔粘连、子宫内膜结核，及其他有明确原因者，如服用避孕药及其他激素引起的月经过少等。功能性的患者因在辨证论治的基础上处方用药。另外，育龄期女性应与激经，异位妊娠鉴别，尤其是与异位妊娠鉴别，以免延误病情，耽误治疗。

3. 何谓治崩三法，临床如何运用？

崩漏的治疗原则为“急则治其标，缓则治其本”，灵活采用塞源，澄源，复旧之法，塞流即止血，崩漏大出血时，必塞其流断其血，否则，会达成脱症。但止血方法，又须据其寒、热、虚、实，分别施治，不可专事止涩，同时也应注意崩与漏的不同点，治疗崩宜固摄升提，不宜辛温行血，以免失血过多，治漏宜养血行气，不可偏于固涩，以免血止成瘀；澄源即求因治本，这是治疗崩漏的重要关键，必须审慎。切忌不问病因，滥投寒凉或温补之剂，而犯虚虚实实之戒，应在辨证论治的基础上取补肾，健脾，清热，化瘀法；复旧即调理善后，视其脾肾受损情况，或先调脾以固后天，取其补后天以养先天，或先补肾以滋先天，取其补先天以助后天，使其本固血充，则经自调。补益一般以理脾益肾为主。

以上三治法有不同的意义，但相互之间又联系紧密，故临床应用时不可拘泥。

4. 闭经的分证论治常见有哪几型？PCOS 患者出现闭经常按哪型论治？

闭经可按虚实分为虚症和实证两类，前者又分为肾虚型、脾虚型、血虚型，后者分为气滞血瘀型、寒凝血瘀型、痰湿阻滞型。PCOS患者一般多从痰湿的角度论治，以化痰除湿为治疗大法。

第七章

经行疾病

第一节 痛 经

一、概述

痛经是指妇女在行经前后或经期，出现周期性小腹疼痛，或痛引腰骶，甚则剧痛昏厥，以致影响工作和日常生活者。亦称“经行腹痛”。若经前或经行初期仅感小腹或腰部轻微胀痛不适，这为经期常见现象，不作病论。

二、病理机制

中医学认为，本病的发生主要是由于冲任气血运行不畅所致。其机制以“不通则痛”、“不荣则痛”而概括。凡素体脾胃虚弱，气血不足，肝肾亏损，皆可致冲任受损，血海虚少，冲任胞宫失养而不荣则痛，引起痛经；或因气滞血瘀，寒凝胞中，湿热下注；或素多抑郁，以致气机失于条达，邪气与血相干，血海气盛血实，冲任、胞宫阻滞不畅而不通则痛，发生痛经。大多情况下，痛经发生在经前，痛以掣痛、绞痛、刺痛、剧痛为主，拒揉拒按者属实；而痛经发生在经期将净之时，或延至经净之后，痛以隐痛、空痛、痛轻，喜揉喜按者属虚。

西医学认为，痛经与内分泌失调或生殖器官发育不全有关。分为两类，有原发性痛经和继发性痛经，前者指生殖器官无器质性病变，又称功能性痛经，它常常与子宫张力增加和过度痉挛性收缩、子宫合成和释放前列腺素增加，前列腺素作用于子宫肌及血管，使子宫痉挛性收缩而引起疼痛，前列腺素进入血液循环，则可引起恶心、呕吐、昏厥等全身性反应。此外，子宫发育不良、子宫畸形、子宫过度前倾或后倾、子宫颈狭窄等使经血排出受阻，亦可引起痛经。后者指生殖器官有明显病变者，如子宫发育不良，膜样月经，子宫内膜异位症、盆腔炎、肿瘤等，病程较长，较难治愈。

三、诊断要点

1. 临床表现

于月经前 1～2 天即开始，或月经第 1～第 2 天，甚至月经刚净时亦可发生。疼痛的特点是呈阵发性下腹部绞痛、胀痛、坠痛、酸痛等，并放射到腰骶部及阴道、肛门。一般疼痛可持续数小时甚至1～2 天，经血外流通畅后疼痛即消失。腹痛剧烈时，可伴有面色苍白、出冷汗、手足发凉，甚至产生晕厥、虚脱等症状。

2. 妇科检查

原发性痛经无盆腔器官器质性病变，继发性痛经可有盆腔炎体征或痛性结节等阳性体征。宫颈粘连者多有近期人流，刮宫术病史。

3. 辅助检查

妇科 B 超，必要时腹腔镜可确定继发性痛经的原因。

四、辨证论治

本病以月经周期性的小腹疼痛为主证，治疗时应以调理气血为主。但具体治疗时应予以区分,必须根据疼痛的时间、部位、性质等,结合全身症状,辨别其寒、热、虚、实。一般在经前或行经期疼痛者为实,经后作痛者为虚;痛而拒按者为实,按之痛减者为虚;剧痛属实,隐痛属虚;得热痛甚者为热,得热痛减者为寒;胀甚于痛者属气滞,痛甚于胀者属血瘀。疼痛部位多在下腹正中,重者可放射至腰骶部或腹股内前侧。有时伴有恶心,呕吐及胃脘作痛等症。必要时应结合妇科检查,以进一步明确诊断。

1. 肾气亏损

(1)症状:经期或经后小腹绵绵作痛,腰部酸胀,经色黯淡,量少,质稀薄,头晕耳鸣,面色晦暗。舌质淡,苔薄,脉沉细。

(2)治法:补肾填精,养血止痛。

(3)代表方:调肝方《傅青主女科》。

(4)常用药:白芍 10 克,当归 10 克,炙甘草 10 克,阿胶 10 克,山茱萸 10 克,山药 20 克,熟地 10 克,枸杞子 10 克,杜仲 10 克。

2. 气血虚弱

(1)症状:经期小腹隐隐作痛,或小腹及阴部空坠,喜揉按,月经量少,色淡质薄,或神疲乏力,或面色无华,或纳少便溏。舌质淡,苔薄白,脉细弱。

(2)治法:益气补血,和营止痛。

(3)代表方:黄芪建中汤《金匮要略》。

(4)常用药:白芍 10 克,当归 10 克,炙甘草 3 克,阿胶 10 克(烊化),桂枝 10 克,熟地 10 克,黄芪 20 克。

3. 气滞血瘀型

(1)症状:经前或经期,小腹胀痛拒按,甚则剧痛而恶心呕吐,伴胸胁作胀,或经量少,或经行不畅,经色紫黯有块,血块排出后痛减,经净疼痛消失。舌紫黯或有瘀点,苔薄白,脉弦或弦滑。

(2)治法:行气活血,化瘀通经。

(3)代表方:膈下逐瘀汤加减《医林改错》。

(4)常用药:炙甘草3克,桃仁10克,川芎10克,红花3克,丹皮10克,赤芍10克,乌药10克,玄胡10克,红花壳10克,香附10克,枳壳10克,当归10克。

4. 寒凝血瘀

(1)症状:经前数日或经期小腹冷痛,得热痛减,按之痛甚,经量少,经色黯黑或有血块,或畏冷身疼。舌淡紫,苔白腻,脉沉紧。

(2)治法:温经散寒,活血通经。

(3)代表方:温经汤加减《妇人大全良方》。

(4)常用药:党参20克,炙甘草6克,熟地10克,牛膝10克,肉桂2克,当归10克,白芍10克,川芎10克,莪术10克,丹参10克。

5. 湿热蕴结

(1)症状:经前或经期,小腹灼痛拒按,痛连腰骶,经量多或经期长,色深红,质黏腻,小便黄赤,平日带下量多,黄稠臭秽,舌苔黄腻,根部稍厚,脉滑数。

(2)治法:清利湿热,化瘀止痛。

(3)代表方:清热调血汤加减《古今医鉴》。

(4)常用药:丹皮10克,茯苓10克,桃仁10克,莪术10克,生地10克,川芎10克,黄柏10克,香附10克,牛膝10克,炒地榆10克。

痛经的辨证论治见表7-1。痛经分型治法代表方见图7-1。

表7-1 痛经的辨证论治

证型	辨证要点	治法	代表方
肾气亏损	经期或经后小腹绵绵作痛,腰部酸胀,经色黯淡,量少质稀薄,头晕耳鸣,面色晦暗,舌质淡苔薄,脉沉细	补肾填精 养血止痛	调肝方

续表

证型	辨证要点	治法	代表方
气血虚弱	经期小腹隐隐作痛,或小腹及阴部空坠,喜揉按,经量少色淡质薄,神疲乏力,面色无华,纳少便溏。舌淡苔薄白,脉细弱	益气补血和营止痛	黄芪建中汤
气滞血瘀	经前或经期小腹胀痛拒按,甚则剧痛而恶心呕吐,胸胁作胀,或经量少,或经行不畅,经色紫黯有块,血块排出后痛减,经净疼痛消失。舌紫黯或有瘀点,苔薄白,脉弦或弦滑	行气活血化瘀通经	膈下逐瘀汤
寒凝血瘀	经前数日或经期小腹冷痛,得热痛减,按之痛甚,经量少,经色黯黑或有血块,或畏冷身疼。舌淡紫,苔白腻,脉沉紧	温经散寒活血通经	温经汤
湿热蕴结	经前或经期小腹灼痛拒按,痛连腰骶,经量多或经期长,色深红质黏腻,或又血块,小便黄赤,平日带下量多,黄稠臭秽,舌苔黄腻,根部稍厚,脉滑数	清利湿热化瘀止痛	清肝调血汤

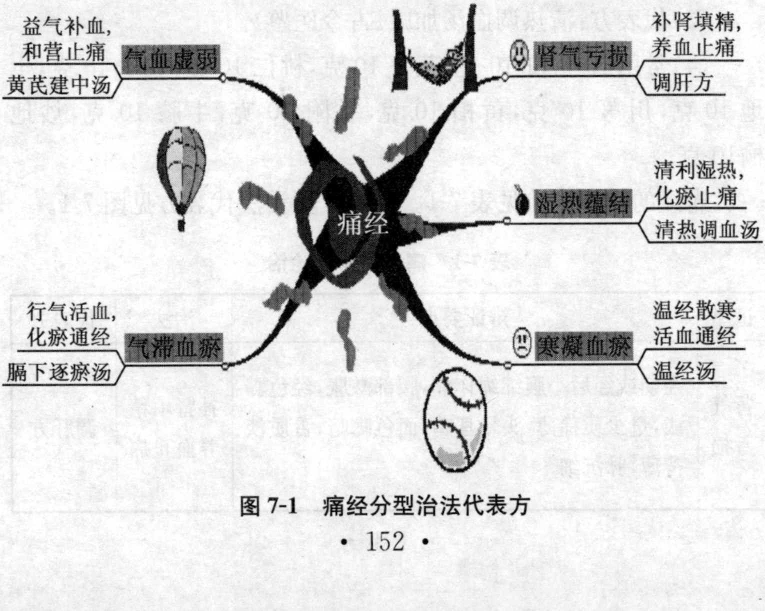

图 7-1　痛经分型治法代表方

五、调护要点

本病肾气亏损型患者可发展致肾阴虚或肾阳虚，此时调护可参照崩漏的肾虚型；气血虚弱型患者调护应注意气血之间的关系，不可偏颇，兼脾虚者可用红参为末煮粥服用；气滞血瘀型患者气血同病，故调护应注意气血同治，若伴有气郁的症状，可加强行气破气之功，可经期服乌金丸；寒凝血瘀型患者瘀血由寒凝引起，而瘀血作为继发性病理因素，又会影响寒凝，故调护应考虑到两者的相互关系，经行痛时可服调经活血片，虚寒者经前经期可服女经丸；湿热蕴结型多可见白带色黄，味臭，量多，多见于盆腔炎后，故治疗盆腔炎对改善痛经有益。对于痛经的治疗，一般应于月经来潮前三五天开始服药，方可取得理想效果，需持续 2～3 个周期，疗效方能巩固。对于因子宫内膜异位症引起的痛经可从血瘀论证，可平时服桂枝茯苓丸。食疗对痛经有很好的效果。

1. 红蓝花酒

川红花 25 克，45 度米酒 500ml。米酒放玻璃器皿内，加入红花、密封。1 周后，摇匀过滤，取药酒，瓶储备用。经前 2～3 天开始，每次 10ml，每日 2～3 次，至痛经消失时停服，可连续 2～3 周期。不能喝酒的患者，可将药酒隔水炖 5 分钟，令部分酒精挥发后饮用。

红花味辛、温，功能活血祛瘀止痛；米酒甘、苦、辛温，能通行血脉，散寒止痛。红花借助酒力，增强祛瘀止痛之功。适用于寒凝血瘀或气滞血瘀之痛经者。

2. 益母草糖水

益母草 20 克，红糖 20 克。益母草洗净，放沙锅内，加清水两碗煮至 1 碗，去渣，加红糖，煮沸即成。经前 1～2 天开始，每日 1 次，连服 2～3 日。

益母草味辛、微寒，有活血祛瘀之功。红糖入血分，功能活血化瘀。适用于血瘀经痛者。

3. 阿胶汤

阿胶 15 克,当归 15 克,瘦猪肉 100 克。当归洗净,瘦猪肉洗净,切厚片。放锅内加清水 3 碗,煮至 1 碗,去当归,加阿胶,慢火再煮,令阿胶烊化,调味成汤,饮汤食肉。经净后 1～2 天开始,每日1 次,连服 2～3 日。可连服 2～3 个月经周期。

阿胶味甘、平,擅养血止血,为妇科常用的补血上血药。当归补血调经,又能活血止痛,与阿胶合用,使补血不滞血,止痛而不留瘀,适用于血虚所致痛经者。

六、鉴别诊断

1. 与异位妊娠的鉴别

痛经应与少量阴道出血伴有腹痛的异位妊娠患者鉴别,异位妊娠多有妊娠反应,妊娠试验阳性,妇科检查 B 超见宫腔空虚,可在宫腔外见孕囊或胎心搏动,出现破裂时,腹痛加剧,后穹窿穿刺或腹腔穿刺阳性,严重时可有休克。痛经则无以上表现,且多反复发作,有一定的周期性,与月经来潮有关,且经血排出后多可缓解。

2. 与胎动不安的鉴别

胎动不安多有停经,妊娠反应阳性,B 超可见宫腔内有胚芽和孕囊,或见胎心搏动,多伴有腰酸与小腹下坠感,痛经无上述表现,胎动不安可发展为滑胎,应加以重视。

附　子宫内膜异位症

子宫内膜异位症即指子宫内膜组织生长在子宫内膜层以外的部位,并在卵巢内分泌影响下呈周期性改变,因而引起其所在部位的一系列病变。本症多发生在中年妇女。本病属于中医痛经、月经过多、经期延长、不孕症、癥瘕等范畴。中医中早有类似症状的叙述。如《证治准绳》中云:"血瘕之聚……腰痛不可仰卧……小腹里急若痛，背脊疼，深达腰腹不挛……此病令人无子。”以上描述类似子宫内膜异位症。

一、临床表现及辅助检查

1. 临床主要特征

为继发性、渐进性的痛经，行经前后及行经期下腹部胀痛，亦表现为月经过多或经期延长或不育。

2. 辅助检查

子宫后倾固定，子宫骶骨韧带或子宫后壁或子宫直肠窝有米粒至蚕豆大小不等的触痛结节，一侧或双侧附件区可及不活动的囊性肿块，有轻压痛。子宫腺肌病则子宫增大、质硬、有压痛。B型超声波检查有助于诊断。

二、中医治疗

按其主要症状辨证用药。如以痛经为主要表现者按痛经治疗；以月经过多者为主要表现按月经过多治疗。本病多属实证，当以活血祛瘀为治疗大法。根据辨证，或兼以行气，或兼以祛寒，或兼以清热，或兼以益气，或兼以补肾，同时应按月经周期不同阶段用药，平时以活血化瘀为主，经期用药应据其主要症状有所侧重。因子宫内膜异位症可导致不孕，而怀孕后有利于异位子宫内膜萎缩而使本病不治而愈。因此，对不孕病人应尽快促其怀孕，用活血祛瘀药的同时，应适当加用菟丝子、鹿角霜、淫羊藿、川续断等补肾药以促孕。

三、西医治疗

1. 丹那唑——用药后引起闭经，可使异位子宫内膜萎缩，用治轻、中度盆腔子宫内膜异位症。

2. 三苯氧胺——有抗雌激素作用，缓解症状效果良好，且不抑制排卵，使月经正常，但对缩小内膜异位包块效果差，用于轻度盆腔内膜异位症而要求生育妇女，亦可用于子宫腺肌病病人。

3. 内美通——作用同丹那唑，副作用少，但价格昂贵。口服避孕药——可抑制排卵，缓解痛经，并使经量减少，经期缩短，且价格便宜，但不能缩小内膜异位包块，用于痛经较明显而病变轻微而无生育要求或未婚妇女。

4. 口服避孕药——（避孕①号、避孕②号、复方18甲基炔诺酮）可抑制排卵，缓解痛经，并使经量减少，经期缩短，且价格便宜，但不能缩小内膜异位包块，用于痛经较明显而病变轻微而无生育要求或未婚妇女。

5. 高效孕激素周期治疗——作用及适应证同口服避孕药，药物有安宫黄体酮、妇康片、妇宁片等。

四、手术治疗

对病灶较大、卵巢内膜异位囊肿较大或子宫增大明显，经药物治疗无效者，应行手术治疗，根据患者年龄，有否生育要求及病灶情况，分别采用卵巢内膜异位囊肿剔除术、全宫切除术或全宫加双附件切除术等术式。

第二节　经行吐衄

一、概述

每逢经行前后或经期，出现有规律的吐血或衄血者，并伴随月经周期作止，称“经行吐衄”，亦称“倒经”、“逆经”，甚者因此而月经不来潮，故又有“代偿性月经”之称。现代医学亦称“代偿性月经”，以鼻衄为最常见，多见于青春期女性，常并发有月经失调，常可导致月经减少，甚或闭经。明·李时珍《本草纲目》云：“有行期只吐血、衄血或眼耳出血者，是谓逆行。”

二、病理机制

中医认为本病发生的主要机理是血热气逆，经血妄行。其发生，与年龄有一定的关系，常常见于15～25岁的女性，由于青春初动，血气方刚，相火偏旺，七情骤变多端，以致肝经郁火，经期冲脉气盛逆于上，血随气逆上溢而吐衄；或因素体阴虚，经行时冲气挟虚火上炎，灼伤肺络，络损血溢而吐衄。

西医对本病病因尚未完全明了，可能与内分泌失调有关。认为是由于鼻黏膜、胃、肺等器官对卵巢分泌的雌激素反应敏感，雌激素可使其毛细血管扩张，因而破裂出血。亦有学者认为倒经是由子宫内膜异位所致，即这些部位的黏膜类似子宫内膜，受雌激素的影响出现类似月经的周期性出血。

三、诊断要点

1. 临床表现

每逢月经期出现衄血或吐血，经净后便逐渐停止，呈周期性发作。其出血量不多，可伴有月经量减少。

2. 妇科检查

子宫及附件未见明显器质性病变，由子宫内膜异位引起者肛诊子宫直肠凹陷可及痛性结节。

3. 辅助检查

鼻胃肺等器官，血液系统无异常。必要时腹腔镜可见腹膜，盆腔，卵巢有紫蓝色结节。

四、辨证论治

本病多认为是火热上炎，随气盛上逆，损伤阳络而出现吐衄，治疗以降火为主，根据虚实，以“热者清之”、“逆者平之”为原则分别予以清降泻火或滋阴降火，不可用苦寒及攻下药，以免耗气伤血。

1. 肝经郁火型

(1)症状：经前或经期吐血衄血，量较多色鲜红，心烦易怒，或两胁胀痛，口苦咽干，头晕耳鸣，尿黄便结，月经可提前、量少，甚或不行。舌质红，苔黄，脉弦数。

(2)治法：疏肝清热，引血下行

(3)代表方：丹栀逍遥散《女科撮要》。

(4)常用药：炙甘草3克，川芎10克，红花3克，丹皮10克，白芍10克，柴胡10克，当归10克，茯苓10克，白术10克，栀子10克。

2. 阴虚肺燥型

(1)症状：经前或经期吐血、衄血，量少，色黯红。头晕耳鸣，手足心热，两颧潮红，潮热咳嗽，咽干口渴。月经每先期而至，量少色红。舌质红或绛，苔花剥或无苔。脉细数。

(2)治法：滋肾润肺，降火止血

(3)代表方：顺经汤《傅青主女科》。

(4)常用药：丹皮10克，白芍10克，熟地10克，当归10克，茯苓10克，白术10克，沙参10克，黑介穗10克。

经行吐衄的辨证论治见表7-2。经行吐衄分型治法代表方见图7-2。

表7-2 经行吐衄的辨证论治

证型	辨证要点	治法	代表方
肝经郁火	经前或经期吐血、衄血，量较多，色鲜红，心烦易怒，或两胁胀痛，口苦咽干，头晕耳鸣，尿黄便结，月经可提前、量少，甚或不行。舌质红，苔黄，脉弦数	疏肝清热 引血下行	丹栀逍遥散

续表

证型	辨证要点	治法	代表方
阴虚肺燥	经前或经期吐血、衄血，量少，色黯红。头晕耳鸣，手足心热，两颧潮红，潮热咳嗽，咽干口渴。月经每先期而至，量少色红。舌质红或绛，苔花剥或无苔。脉细数	滋肾润肺降火止血	顺经汤

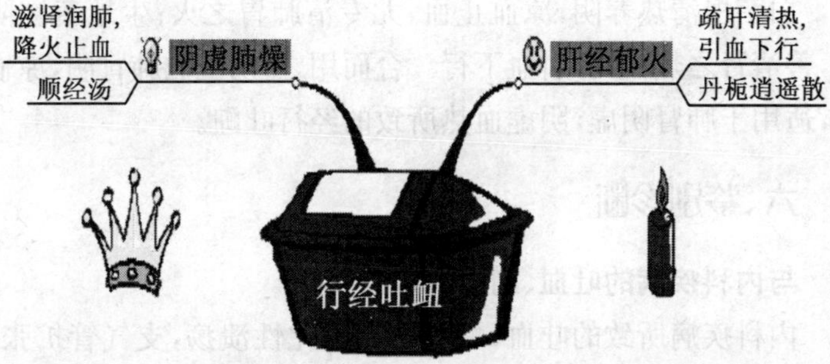

图 7-2　经行吐衄分型治法代表方

五、调护要点

本病肝经郁火型同其他月经失调肝郁型的调护相似，当出现火热像时应加强清火之力；阴虚肺燥型体质偏阴虚，在日常生活中少食香燥伤阴之品，如香料加工过的零食，可据个人喜好饮麦冬，百合水，做菜时也可加上品。子宫内膜异位引起吐血衄血者少见，而引起严重痛经，月经量多，不孕等症状时亦可参照本病。以下可用食疗方供参考。

1. 桑叶苦丁茶　桑叶 15 克，苦丁茶 15 克，冰糖 20 克。桑叶、苦丁茶洗净，清水 2 碗煎至 1 碗，去渣，加入冰糖再煮，令冰糖完全溶解，即可饮用。每日 1 次，至吐衄停止后停服。

桑叶甘、微苦、寒，功能清肝火，凉血止血；苦丁茶平肝降逆。

适用于肝火上逆所致的经行吐衄。

2. 生白萝卜汁　生萝卜不拘多少，白糖适量。生萝卜洗净，切细粒，搅拌至烂，取汁，加适量白糖调味，随意饮用。

白萝卜辛、甘、凉。《食疗本草》云，其能“消食下气”。适用火热气逆而致的经行吐衄。

3. 茅根地黄饮　白茅根30克，生地20克，牛膝20克。上3味洗净，加清水3碗半，煎至1碗，一次饮完，每日1～2次。

白茅根清热养阴，凉血止血，尤专清肺胃之火；生地黄滋阴凉血，善清肾之热；牛膝引血下行。合而用之，功能滋肺肾阴，凉血止血，适用于肺肾阴虚，阴虚血热所致的经行吐衄。

六、鉴别诊断

与内科疾病的吐血、衄血的鉴别

内科疾病所致的吐血、衄血多有消化性溃疡，支气管扩张，肺结核，肝硬化等病史，可发生在非行经期，或行经期严重，经行吐衄发生在行经期，多可反复发作，有一定的规律性，可自行停止。通过消化内镜，CT等辅助检查多可鉴别。

第三节　经行乳房胀痛

一、概述

经行乳房胀痛是指行经前、经期、经后出现乳房作胀，或乳头胀痒疼痛，甚至不能触衣，常伴随月经周期而反复发作。

二、病理机制

中医认为肾水不足、肝郁气滞是本病发生的根本原因。肝失条达，气机不利，胸胁经络阻滞则乳房胀痛。经前肝血旺盛，下注冲任，气易滞而血易瘀，内有积郁之火，伺机而发，遂易于诱发乳房胀痛，而月经一来潮，积郁之火得以疏泄，冲任气血通调，症状自除，如此反复而呈周期性发作。

西医认为本病特点明显，即发病与月经关系密切，呈周期性，反复发作，经净后如同常人。本病病因不完全清楚，主要是黄体期孕激素不足，雌、孕激素比例失调，影响子宫内膜的正常发育，且影响体内神经递质，如儿茶酚胺系统、神经介质如内阿片肽系统等的调节，导致血管紧张素、醛固酮、血泌乳素等分泌失常，而引起一系列精神、神经、血管、内分泌系统的紊乱，出现乳房胀痛，部分属于乳腺纤维囊性变，也有属于经前期紧张综合征的范畴。

三、诊断要点

1. 临床症状

乳房胀痛伴随月经周期反复发作，症状一般多出现于经前，经后逐渐消失。

2. 妇科检查

子宫及附件无明显器质性病变。

3. 辅助检查

扪诊时乳房胀满或有触痛，多无器质性病变。若乳房有结节或肿块，经后不能消失者，需排除“乳腺增生症”或“乳房恶性病变”，且必须定期检查，及早防治。

四、辨证论治

中医认为乳房属胃，乳头属肝，冲脉所司在肝而隶属于足阳明胃经，故冲脉与乳房、乳头有关，经行乳胀与胃、肝亦关系密切，故治疗以疏通为原则，分别予以疏肝，健胃。

1. 肝郁气滞型

(1)症状：经前乳房胀痒作痛，或乳头痒痛，甚至痛不能触衣，胸闷胁胀，精神抑郁，善叹息。舌淡红，苔薄白，脉弦。

(2)治法：疏肝解郁，理气止痛。

(3)代表方：柴胡疏肝散加减《景岳全书》。

(4)常用药：炙甘草3克，川芎10克，红花3克，丹皮10克，白芍10克，乌药10克，玄胡10克，香附10克，枳壳10克，柴胡10克。

2. 胃虚痰滞

(1)症状：经前乳房胀痒作痛，或乳头痒痛，甚至痛不能触衣，胸闷痰多，食少纳呆，平素带下量多，质黏稠。舌淡红，苔腻白，脉缓滑。

(2)治法：健胃祛痰，活血止痛。

(3)代表方：四物合二陈汤《陈素庵妇科补解》。

(4)常用药：炙甘草3克，川芎10克，赤芍10克，陈皮6克，半夏10克，当归10克，生地10克，香附10克，丹皮10克。

经行乳房胀痛的辨证论治见表7-3。经行乳房胀痛分型治法代表方见图7-3。

表7-3　经行乳房胀痛的辨证论治

证型	辨证要点	治法	代表方
肝郁气滞	经前乳房胀痒作痛，或乳头痒痛，甚至痛不能触衣，胸闷胁胀，精神抑郁，善叹息。舌淡红，苔薄白，脉弦	疏肝解郁 理气止痛	柴胡 疏肝散
胃虚痰滞	胸闷痰多，食少纳呆，平素带下量多，质黏稠。舌淡红，苔腻白，脉缓滑	健胃祛痰 活血止痛	四物合 二陈汤

五、调护要点

本病患者多为反复发作，与月经周期有关系，肝郁气滞型应以情绪调畅为主，必要时可借助于精神药物；胃虚痰滞型应加强健胃

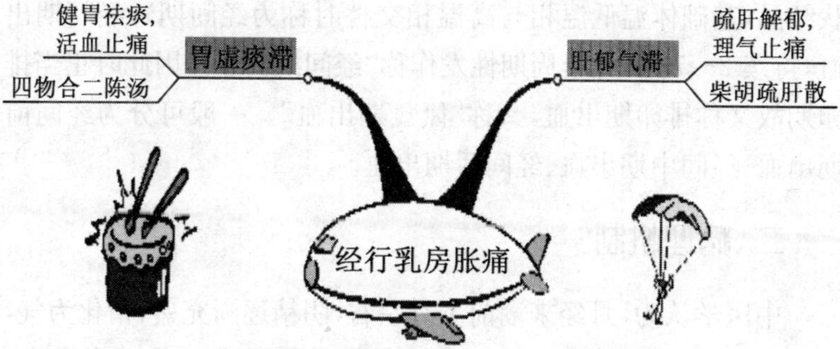

图 7-3　经行乳房胀痛分型治法代表方

功能，饮食宜易消化，禁食伤胃之品，不可吃过饱，另外有乳房胀痛的妇女，尤其是可触及结节者应定期复查，以防有变。平日可服用成药小金片、越鞠丸、济生橘核丸、乳癖消等。

六、鉴别诊断

1. 与乳癖的鉴别

乳癖指乳腺囊型增生病，即乳腺小叶增生，患者经前多有乳房胀痛，检查可及囊型包块，而经行乳房胀痛检查无器质性变化，钼靶 X 线，B 超可加以鉴别。

2. 与乳腺恶性疾病的鉴别

乳腺恶性疾病患者可自己摸到包块，体检质硬压痛不明显，与皮肤粘连固定，钼靶 X 线，活检病理可明确诊断。

第四节　经间期出血

一、概述

凡在两次月经中间，“必有一日氤氲之候”（即西医所谓排卵期，可见带下增多，色白质黏腻如蛋清，宫颈黏液呈典型的羊齿叶状结晶，基础体温低温相与高温相交替时称为经间期），经间期出血，持续 2～7 天，且呈周期性发作称“经间期出血”，因此时正当排卵期故又称排卵期出血，又称“氤氲期出血”。一般可分为经间前期出血、经间中期出血、经间后期出血。

二、病理机制

中医学认为，月经来潮前半月左右，阴精逐渐充盛，精化为气，阴转为阳，是月经周期中一次重要转化，阳气骤盛，氤氲之状萌发，标示着排卵的到来。若脾肾亏虚，精血不足，阴阳转化不及，氤氲状加剧，无力滋养子宫冲任，血海固藏失约；或心肝郁火，得阳气内动，其火益旺，迫血伤络，血海不固，故致经间前期、或经间中期出血。如治疗不及时，阴虚日久及阳，阳气不足，不司统摄固藏，多可见经间后期出血。此外，湿热内蕴之人，得氤氲阳动之机，亦可损伤冲任子宫而见经间期出血。又阴虚而瘀阻胞络之人，于氤氲之时，瘀血随阳气内动而损伤胞络，亦可导致经间期出血。

西医学认为，出血原因可能是由于排卵时卵泡破裂，血液内雌激素水平波动所致内膜剥脱。

三、诊断要点

1. 临床表现

2 次月经中间，约在周期的第 12～16 天或下一次月经来潮前第 14 天时出现规律的阴道出血，其量少于经量，出血持续 3～5 天，呈周期性发作，可伴有腰酸，少腹两侧或一侧胀痛，白带增多，质地透明如蛋清样，或呈赤白带下。

2. 妇科检查

宫颈无赘生物，宫颈黏液透明呈拉丝状夹有血丝。

3. 辅助检查

测量基础体温，多见双相，且在高低相交替时出血；宫颈黏液结晶呈典型的羊齿状结晶;阴道细胞涂片多示有雌孕激素的共同影响;B超可监测卵泡变化;此期血中雌孕激素测定水平偏低。

四、辨证论治

本病治疗以滋肾养血为主,兼热者清之,兼湿者除之,兼瘀者化之,但必须考虑到本病的病理生理特点,以及阴阳互根的关系,补阴不忘温阳,选择适当的补阳药物。出血时在辨证论治的前提下,适当加一些固冲止血药,使阴阳平和,气血调和。凡此患者大都证兼气虚,因其出血时间规律,治疗可掌握在中期出血时间之前,投以补气、固冲任药物,如归脾汤、二至丸、旱莲草、女贞子之类。

1. 肾阴虚型

(1)症状:经间期出血量少或稍多,色鲜红,无血块,头晕腰酸,夜寐不宁,五心烦热,便难,尿黄,舌体偏小,质红少苔,脉细数。

(2)治法:滋肾养阴,止血调经。

(3)代表方:两地汤加减《傅青主女科》。

(4)常用药:生地10克,熟地10克,地骨皮10克,白芍10克,炙甘草3克,知母10克,麦冬10克。

2. 脾气虚型

(1)症状:经间期出血,经量偏少,经色淡,质稀薄,面色白,神疲乏力,气短懒言,纳呆便溏。舌质淡胖有齿印,苔白,脉细无力,尺脉弱。

(2)治法:健脾益气,固冲摄血。

(3)代表方:归脾汤加减《和剂局方》。

(4)常用药:党参20克,黄芪20克,白术15克,炙甘草3克,陈皮6克,山药20克,砂仁3克(后下),当归10克。

3. 湿热型

(1)症状:经间期出血,量少或多,色深红,质黏腻,无血块,或赤带，四肢倦怠，骨节酸楚，胸闷烦躁，纳食较差，小便短赤，平时带下亦多，色黄质黏腻，舌红苔黄腻，根部稍厚，脉细滑。

(2)治法：清利湿热，凉血止血。

(3)代表方：清肝止淋汤加减《傅青主女科》。

(4)常用药：丹皮10克，茯苓10克，当归10克，生地10克，川芎10克，黄柏10克，香附10克，牛膝10克，炒地榆10克。

4. 血瘀型

(1)症状：经间期出血，量或少或多，色紫黑，少腹两侧胀痛或刺痛，胸闷烦躁。舌质暗红或有紫斑。脉细涩。

(2)治法：活血化瘀，理血归经。

(3)代表方：逐瘀止血汤加减《傅青主女科》。

(4)常用药：丹皮10克，桃仁10克，枳壳10克，生地10克，川芎10克，制大黄10克，赤芍10克，牛膝10克，龟板20克。

经间出血的辨证论治见表7-4。经间期出血分型治法代表方见图7-4。

表7-4 经间期出血的辨证论治

证型	辨证要点	治法	代表方
肾阴虚	经间期出血，量少或稍多色鲜红，无血块，头晕腰酸，夜寐不宁，五心烦热，舌体偏小，质红少苔。脉细数	滋肾养阴止血调经	两地汤
脾气虚	经间期出血，量偏少色淡质稀薄，神疲乏力，气短懒言，纳呆便溏。舌淡胖有齿印，苔白，脉细无力尺脉弱	健脾益气固冲摄血	归脾汤
湿热型	经间期出血，量少或多，色深红质黏腻，四肢倦怠，骨节酸楚，胸闷烦躁，小便短赤，平时带下亦多，色黄质黏腻，舌苔黄腻，根部稍厚。脉细弦	清利湿热	清肝止淋汤

续表

证型	辨证要点	治法	代表方
血瘀型	经间期出血，量或少或多，色紫黑，少腹胀痛或刺痛，舌暗红有紫斑，脉细涩	化瘀止血	逐瘀止血汤

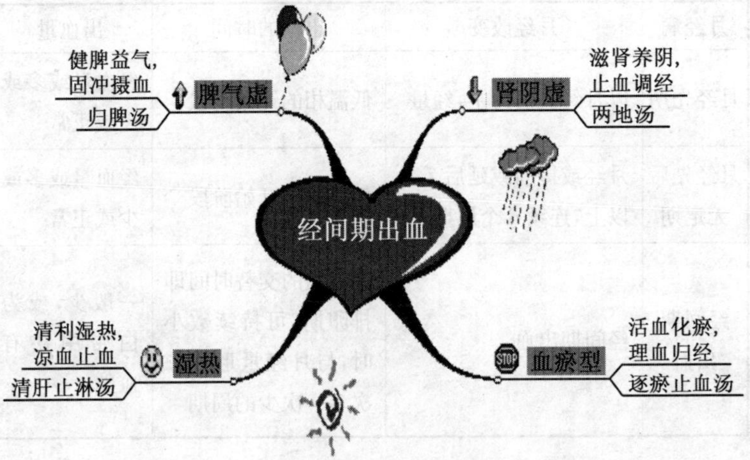

图 7-4 经间期出血分型治法代表方

五、调护要点

本病肾阴虚型在补肾阴时应注意阴阳互根的原理，少佐补肾阳之品，以求阴得阳助则泉源不绝；脾气虚型重在平时调理，保证足够营养的同时饮食宜易消化，慎食生冷、不易消化等伤胃之品，同时应加强受纳功能，以防滋腻；湿热型多可见白带色黄，味臭，量多，故调护应注意控制局部炎症，可改善经间期出血，可采用外治法如冲洗等；血瘀型可辨别血瘀病因如血寒，血热后分别加以调护。

六、鉴别诊断

1. 与月经先期的鉴别

经间出血、月经先期及先后不定期三者的鉴别见表 7-5。

表 7-5 经间期出血与月经先期、先后不定期的鉴别

月经病	月经改变	出血的时间	出血量
月经先期	以月经提前为主，经量	低温相的开始阶段	经血量或多或少或正常
月经先后无定期	月经或提前或延后 7 天以上，连续 3 个周期	低温相的开始阶段	经血量或多或少或正常
经间期出血	经间期出血	高低温的交替时间即排卵期，可持续数小时，与月经量形成一次多一次少的周期	一般少，或为白带中挟有血丝

2. 与赤带的鉴别

经间期出血表现为白带中挟血，应与赤带鉴别，经间期出血多发生在月经的第 12～16 天，即排卵期，持续数小时至 2～7 天，可自行停止，而赤带发病时间无周期性，持续时间较长，或反复发作，多有接触性出血史。

本章小结

月经病除了经期，周期，经量的异常外，还包括经行伴随不适症状。痛经则是指妇女在行经前后或经期，出现周期性小腹疼痛，或痛引腰骶，甚则剧痛昏厥，以致影响工作和日常生活。经行吐衄是指每逢经行前后或经期，出现有规律的吐血或衄血者。经行乳

房胀痛是指行经前、经期、经后出现乳房作胀，或乳头胀痒疼痛，甚至不能触衣。经间期出血，指于每次月经周期的中间，即正当排卵期时出血，持续 2～7 天，又称排卵期出血。以上这些症状都伴随月经周期而反复发作，故将其归纳为经行疾病，一并讲述。

前面三章重点介绍了月经病。

月经病，是指与月经有关的病理状态。它包括月经的周期、经量、经色、经质的改变，以及经行前后和行经期伴随的症状。

论其病因，有外感六淫，以寒、热、湿为主，七情，以忧思、郁怒为主；同时，饮食不节、多产房劳、跌仆损伤，均可导致脏腑功能失调，气血不和，影响冲任功能而发生月经病。另外尚有体质因素的影响。

月经病的辨证要点，主要根据月经周期、量、色、质及伴随症状，结合舌、脉，以辨其寒、热、虚、实。在此基础上，侧重调经以治其本。论其治法，在临床常用的调经的具体方法，有调理气血、补肾、扶脾、疏肝之异。调理气血，同时应分清经病和他病论治，以“急则治其标，缓则治其本”的原则。还需据月经周期各阶段及不同年龄用药。用药时需注意调经之品，勿伐脾胃，勿伤肾气，勿劫肝阴。为了预防本病的发生，平素应注意参加劳动锻炼，增强体质；经期应注意卫生，避免房事、过劳、着凉、过食辛辣及精神刺激；切实做好计划生育，避免多妊、多产，注意产后卫生保健。

以月经周期改变为主的月经病有月经先期、月经后期、月经先后不定期，依据对月经的辨证及全身表现的分析，或从虚证（脾虚，肾虚，血虚），或从实证（肝郁，血热，血寒，气滞，痰湿）等论治，同时应注意与其他疾病的鉴别，特别是与早孕、异位妊娠等鉴别。

以月经量改变为主的月经病有月经过少，月经过多，闭经，辨证论治的基础上亦从虚实方面论治，同时如有月经量多者出现危证时应以止血治标为主，后以调经为主。

以伴随月经出现全身症状的月经病有痛经，经行吐衄，经行乳房胀痛，依据症状出现于月经的前后时期及症状的特点，辨其虚实及与脏腑、气血关系，加以治疗。

以月经严重紊乱为特点的月经病有崩漏，在“急则治标，缓则治本”的原则上，更要注意其血止后的调经、固本等善后调理。

其他的月经病，有经间期出血，绝经前后诸证，前者亦从虚实论证，后者多为虚证也有虚实夹杂者，且多以肾虚为主，故治疗时以补肾为根本，兼以其他治法。

在鉴别诊断方面，月经病应首先与早孕等生理现象鉴别；其次应与妊娠疾病如胎漏、异位妊娠等鉴别，及早发现如异位妊娠等急症。在此基础上，月经病之间的鉴别，可从月经的特点及全身的症状出发，当兼有两种或两种以上症状时，不必拘泥于探究其属哪种月经病，而应抓其主要特点论治。

在调护方面，除了在饮食，起居，精神等方面调理外，可采用食疗，当然食疗也有一定的宜忌，应辨证而用。

本章复习思考题

1. 子宫内膜异位症引起的痛经如何治疗？

按其疼痛症状的特点及全身表现辨证用药。本病多属实证，当以活血祛瘀为治疗大法。根据辨证，或兼以行气，或兼以祛寒，或兼以清热，或兼以益气，或兼以补肾，同时应按月经周期不同阶段用药，平时以活血化瘀为主，经期用药应据其主要症状有所侧重。因子宫内膜异位症可导致不孕，而怀孕后有利于异位子宫内膜萎缩而使本病不治而愈。因此，对不孕病人应尽快促其怀孕，用活血祛瘀药的同时，应适当加用菟丝子、鹿角霜、淫羊藿、川续断等补肾药以促孕。西医治疗可以使用丹那唑，三苯氧胺，内美通，口服避孕药，高效孕激素周期治疗等治疗。对病灶较大、卵巢内膜异位囊肿较大或子宫增大明显，经药物治疗无效者，应考虑手术治疗。

2. 经行吐衄常见病机有什么？如何辨证论治？

经行吐衄常被认为是火热上炎，随气盛上逆，损伤阳络而致，治疗以降火为主，根据虚实，以“热者清之”、“逆者平之”为原则分别予以清降泻火或滋阴降火。

肝经郁火型，予以疏肝清热，引血下行，代表方：丹栀逍遥散。阴虚肺燥型，予以滋肾润肺，降火止血，代表方：顺经汤。

3. 经行乳房胀痛与哪些脏腑有关，其病机如何？

中医认为乳房属胃，乳头属肝，冲脉所司在肝而隶属于足阳明胃经，故冲脉与乳房、乳头有关，经行乳胀与胃、肝关系密切。本病发生的根本原因是肾水不足、肝郁气滞。肝失条达，气机不利，胸胁经络阻滞则乳房胀痛。经前肝血旺盛，下注冲任，气易滞而血易瘀，内有积郁之火，伺机而发，遂易于诱发乳房胀痛，而月经一米潮，积郁之火得以疏泄，冲任气血通调，症状自除，如此反复而呈周期性发作。故治疗以疏通为原则，分别予以疏肝，健胃。

4. 如何区别月经先期和经间期出血？

月经先期和经间期出血的区别见下表。

月经病	月经改变	出血的时间	出血量
月经先期	以月经提前为主，经量	低温相的开始阶段	经血量或多或少或正常
经间期出血	经间期出血	高低温的交替时间即排卵期，可持续数小时，与月经量形成一次多一次少的周期	一般少，或为白带中挟有血丝

附:月经病的鉴别诊断见以下两个附表

附表 1

月经病	月经改变	出血特点	妊娠证据	预后
月经过少	以经量少为主	出血有周期性	无	较好,但可发展至闭经
激经	妊娠后,仍少量阴道出血,而无损于胎儿	出血到4～5个月可自行停止,有一定的规律性	有妊娠反应,妊娠试验阳性,B超可见孕囊,甚至胎心搏动	古人认为是一种特殊的生理现象
胎漏	妊娠停经后出现阴道少量出血,可伴腰酸腹痛	出血无规律性,多为堕胎,小产的先兆	同激经	应重视,可发展至胎动不安,堕胎,胎死腹中
异位妊娠	妊娠停经后出现阴道少量出血		有妊娠反应,妊娠试验阳性,B超见子宫内无妊娠证据,可在子宫旁及一回声区	及时处理,发生破裂可出现休克等危险

附表 2

月经病	病史	妊娠证据	疼痛	预后
痛经	无停经史和早孕反应	无	有规律性,与月经有关	较好

续表

月经病	病史	妊娠证据	疼痛	预后
异位妊娠	有停经史和早孕反应	有妊娠反应，妊娠试验阳性，B超见子宫内无妊娠证据，可在子宫旁及一回声区	疼痛为小腹疼痛，可突然出现一侧下腹的撕裂样疼痛，多为破裂	较差，多需要手术治疗
胎动不安	同上	有妊娠反应，妊娠试验阳性，B超见子宫内孕囊，胚芽，甚至胎心搏动	小腹疼痛伴有腰酸和小腹下坠感	应重视，给予安胎治疗，防止发展为堕胎，小产

第八章

妊娠病

在妊娠期间，发生与妊娠有关的疾病称为“妊娠病”，也叫“产前病”。妊娠常见的疾病有：妊娠恶阻、妊娠腹痛、胎漏、胎动不安、堕胎、小产、滑胎、胎萎不长、胎死不下、妊娠肿胀、子烦、子悬、子嗽、子淋、妊娠小便不通、难产等。

妊娠病的发病原因，不外乎外感六淫、情志内伤以及劳逸过度、房事不节、跌仆闪挫等。其发病机理可概括为四个方面：其一，由于受孕以后，脏腑经络之血下注冲任以养胎，出现阴血聚于下，阳气浮于上，甚至气机逆乱，阳气偏亢的状态，易致妊娠恶阻、妊娠心烦、妊娠眩晕等；其二，由于胎体渐长，致使气机升降失调，又易形成气滞湿郁，痰湿内停，可致妊娠心烦、妊娠肿胀、胎水肿满等；其三，胞脉系于肾，肾主藏精而关乎生殖，因此若先天肾气不足或房劳所伤致肾气亏损，则胎元不固，易致胎动不安、堕胎小产、滑胎等；其四，脾胃为气血生化之源，而胎赖血养，若脾虚血少，胎失所养，可致胎漏、胎动不安、胎萎不长等。正如《沈氏女科辑要笺正》认为，妊娠病源有三大纲：“一曰阴亏，人身精血有限，聚以养胎，阴分必亏。二曰气滞，腹中增一障碍，则升降之气必滞。三曰痰饮，人身脏腑接壤，腹中遂增一物，脏腑之机括，为之不灵，津液聚为痰饮。”

妊娠病的治疗原则，是治病与安胎并举。具体治疗大法有三：补肾，目的在于固胎之本，用药以补肾益阴为主；健脾，目的在于益血之源，用药以健脾养血为主；疏肝，目的在于通调气机，用药以理气清热为主。安胎之法，须辨别属母病，或属子病，方可无失矣。如系母病以致胎动者，只疗母病，其胎自安；若属胎气不固或有触动而伤胎，以致母病者，但安其胎，则母病自愈。若胎元异常，胎殒难留，或胎死不下者，则安之无益，宜从速下胎以益母。

在具体选方用药时，有“汗、下、利”三禁之戒。因过汗则亡阳伤气，过下则亡阴伤血，利小便则损伤津液而胃中枯燥。故凡峻下、破瘀、逐水、通利及有毒之品，须慎用或禁用，用这些药物有伤胎堕胎的可能。但如果在病情需要的情况下，亦可适当选用。所谓“有故无殒，亦无殒也。”但应本着“衰其大半而止”的原则，中病即止，以免伤胎。

妊娠病不但影响孕妇的健康，还可妨碍胎儿的正常发育，甚至造成堕胎、小产，因此必须注意平时的预防和发病后的调治。妇女受孕后，在日常生活中，应当注意一些事宜，其内容有：

1. 在衣服穿着方面

要经常保持清洁，只宜宽大，不宜窄小、紧绷，以免影响胎儿在母体内的活动。

2. 在饮食方面

要多食清淡而富有营养的新鲜高蛋白和蔬菜、水果，不宜食用肥腻、辛热燥火之类的食物。

3. 在居住方面

居室要敞开窗户，使空气流通。但要防止风吹雨淋，以免感冒风寒。

4. 在行动方面

孕妇不要登高涉险，以免跌仆损伤胎元。

5. 在视觉方面

孕妇对畸形怪相之物，不要去看，以免胎儿潜移默化，将来长得奇形怪状。

6. 在听觉方面

孕妇对不文明的恶言秽语、高声吵骂等，不要去听，以免胎儿受惊恐。

7. 在思想方面

孕妇对一切悲观失望、患得患失、不健康的问题不要去想，只宜冷静安闲，以免影响胎儿。

第一节　妊娠恶阻

一、概述

妊娠早期出现恶心呕吐、头晕厌食、恶闻食味，甚则食入即吐，称“妊娠恶阻”，又称“妊娠呕吐”。早在《金匮要略》就有“妊娠呕吐不止”的记载，而恶阻之病名最早见于《诸病源候论·妊娠恶阻候》：“恶阻病者，心中愦闷，头眩四肢烦疼，懈惰不欲执作，恶闻食气，欲啖咸酸果实，多睡少起。”本病《千金要方》称为“阻病”，《产宝》谓之“子病”，《证治要诀》中称“病儿”。

妊娠恶阻是妊娠早期最常见的疾病，发生时间因人而异，一般多在40天至3个月之间。若仅有恶心、择食或晨间偶有呕吐，则是妊娠早期常有的反应即早孕反应，不需治疗，经过一段时间可自行恢复。此病若出现停食过久，久吐不止，终日倦怠嗜睡，口吐涎沫，甚则呕吐血丝苦水，形体日渐消瘦，至此脾胃俱伤，无以生化，津液枯耗。严重者可变生他病，若不及时治疗，胎元缺少水谷精微濡养，就可能致使胎萎不长，影响胎儿发育，更甚者可危及母儿生命。恰如《万氏妇人科》：“恶阻者，谓有胎气恶心，阻其饮食也。其症：颜色如故，脉息平和，但觉肢体沉重，头目昏眩，择食，恶闻食气，好食酸咸，甚者或作寒热……。轻者不服药无妨，乃常病也。重者需药调之……”

二、病理机制

中医认为本病的发生主要是冲脉之气上逆，胃失和降所致。因怀孕以后，月经停闭，血海之血下聚以养胎元，使冲脉之血不足，冲脉之气相对有余。另外冲脉隶属于阳明，附于肝，肝脉挟胃贯膈，如冲脉之气不得下泄，往往上犯于胃，胃失和降而致恶心呕吐等症。常见有脾胃虚弱与肝胃不和两种。脾胃虚弱：《景岳全书》云：“凡恶阻多由胃虚气滞，然亦有素本不虚，而忽受胎孕，则冲任上壅，气不下行，故为呕逆等证。”说明恶阻的发病原因总不外脾胃虚弱，和降失司；肝胃不和：宋代严用和《济生方》中就有“此由妇人本虚，平时喜怒不节”一说，认为本病可由情志因素致病，与肝有关。后世医家在此基础上不断发展完善，逐渐形成了恶阻的“木旺克土、肝胆犯胃”理论。另外因脾虚不运，痰湿内生，冲气挟痰湿上逆而致呕吐；或因脾阳不足，痰饮停滞，孕后经血壅闭，冲气夹痰饮上逆犯胃而呕恶。隋代巢元方《诸病源候论》认为“妇人元本虚羸，血气不足，肾气又弱，兼当风饮冷太过”，致脾胃虚寒，“心下有痰水”，而形成恶阻。

本病相当于西医学的妊娠剧吐。西医学认为其病因迄今未明，但多数观点认为与妊娠有关。其可能的因素主要有：体内绒毛膜促性腺激素水平增高。早孕反应发生的时间与胎盘分泌绒毛膜促性腺激素功能旺盛的时间相吻合。临床发现。孕妇血中绒毛膜促性腺激素水平越高，发生呕吐也越明显。双胎妊娠与葡萄胎患者的 HCG 明显增高，而发生妊娠剧吐的概率也明显增高；大脑皮质与皮质下中枢功能失调及自主神经功能紊乱；肾上腺皮质功能降低；维生素 B_6 缺乏。另外，妊娠呕吐的发生还与精神因素有关，精神紧张、情绪抑郁，对妊娠恐惧及神经系统功能不稳定的人，都更容易发生妊娠恶阻。

三、诊断要点

1. 临床症状

多见于年轻初孕妇。停经40天左右出现头晕、偏食、恶心、呕吐胃内容物或黏腻涎液；重症患者则表现为呕吐频繁不能进食，吐出物有黏液，或含有胆汁或咖啡样物，出现明显消瘦、眼眶下陷、皮肤弹性减退、唇舌干燥、体温上升、血压下降、尿量减少等表现。甚者出血倾向增加，可发生骨膜下出血，甚至视网膜出血。病情继续进展可出现嗜睡、意识模糊、谵妄及昏迷等神经精神症状。

2. 妇科检查

阴道、宫颈充血，分泌物稍增多，阴道壁及子宫颈变软，呈紫红色；子宫增大与停经月份相符，软、饱满感。

3. 辅助检查

(1)尿妊娠试验阳性，24小时尿量减少，尿酮体阳性，尿中可出现蛋白和管型，提示酸中毒。(2)浓缩红细胞及血红蛋白升高，红细胞压积增高，全血黏度及血浆黏度增加提示血液浓缩；血CO_2结合力下降，血钾、血氯浓度减低表明电解质紊乱。(3)肝肾功能损害，严重者可出现GPT、血胆红素升高，非蛋白氮、尿素氮等升高。(4)低血钾时心电图可示有P-R及QT间期延长和T波倒置；高血钾症心电图可示T波高耸而基底较窄，P波消失及QRS波异常且增宽，严重者可致心跳停搏。(5)B超可探及宫腔内胎囊大小及胎芽、胎心搏动。

四、辨证论治

本病以妊娠早期出现恶心呕吐为主证，因此辨证主要根据呕吐物的性状(色、质、气味)、发生呕吐时间、患者口感，结合全身证候、舌脉进行综合分析，以辨寒热、虚实。一般来说，感口淡，食入即吐，呕吐清水、清涎者属脾胃虚弱，为虚、寒证；感口苦，呕吐酸水、苦水者属肝胃不和，为热证；时时呕吐痰涎，感口黏者属痰湿阻滞；呕吐时间长，干呕或呕吐咖啡色或血性物，感口干、烦渴者为气阴两亏证。

本病乃"冲任上壅，气不下行"所致，其治疗原则以调气和中，降逆止呕为主，但具体应用时须"谨守病机，各司其属"，辨明寒热虚实而分别治之。"胃气以和为顺，胎元以安为贵"，用药忌用降逆重镇及升散之品，如柴胡、升麻、黄芪、桔梗等。否则"呕逆气已上升，再用升药则犯有升无降"之弊，进一步造成"上更实而下更虚"的严重后果。

早在《金匮要略》中即有桂枝汤治疗妊娠恶阻的记载。金元时期朱丹溪治疗恶阻用"养血、清肝清热、健脾化痰"三法。清代傅青主提出"平肝则肝逆除，补肾则肝燥息，补气则血易生"的治理。这些著名医家之理念临证治疗可借鉴使用，但相同之处是要平降上逆冲胃之气，使冲得平，胃气降则呕吐自止。若呕吐较甚而伤胎致胎动不安者，需配伍益气补肾，固任安胎之品。此外还需注意调饮食、和情志，并讲究服药方法（少量频服）。治疗时注意"中病即止"，用药须严格掌握剂量，"衰其大半而止"，以免伤胎。出现黄疸，要考虑去胎益母，即终止妊娠。

1. 脾胃虚弱型

（1）症状：妊娠呕吐不食，呕吐食物或清水痰涎，神疲倦怠，舌质淡，苔薄润或白厚，脉缓滑无力。

（2）治法：健脾和胃，降逆止呕。

（3）代表方：香砂六君子汤。

（4）常用药：人参 10 克，白术 20 克，茯苓 15 克，炙甘草 3 克，陈皮 6 克，半夏 5 克，木香 10 克，砂仁 3 克，生姜 3 片，大枣 5 枚。

2. 肝胃不和型

（1）症状：呕吐酸水苦水，胸胁胀痛，叹息嗳气，头胀而晕，烦渴口苦。舌质红，苔薄黄或黄。脉弦滑或滑数。

(2)治法：抑肝和胃，降逆止呕。

(3)代表方：苏叶黄连汤。

(4)常用药：苏叶10克，黄连6克，竹茹6克，半夏6克，枇杷叶10克，砂仁3克，陈皮12克，生姜3片，乌梅10克，佛手10克，青皮5克。

妊娠恶阻的辨证论治简表见表8-1。妊娠恶阻分型治法代表方见图8-1。

表8-1 妊娠恶阻的辨证论治

分型	临床表现	治法	代表方
脾胃虚弱	妊娠呕吐不食，呕吐食物或清水痰涎，神疲倦怠，舌质淡，苔薄润或白厚，脉缓滑无力	健脾和胃 降逆止呕	香砂六君子汤
肝胃不和	呕吐酸水苦水，胸胁胀痛，叹息嗳气，头胀而晕，烦渴口苦。舌质红，苔薄黄或黄。脉弦滑或滑数	抑肝和胃 降逆止呕	苏叶黄连汤

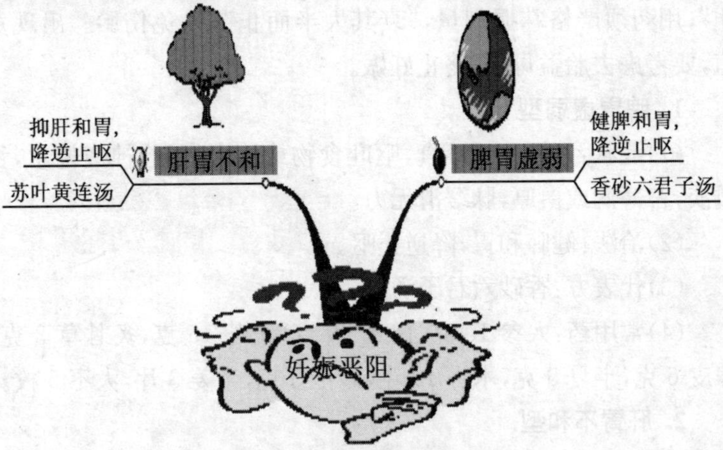

图8-1 妊娠恶阻分型治法代表方

五、预防调摄

1. 调情志

正确对待孕产问题，排除孕妇恐惧心理。了解妊娠后的生理现象和正常反应，消除紧张情绪，保持愉快心境。忌忧郁恼怒，避免精神刺激。

2. 节饮食

讲究科学饮食，多吃清淡、易消化而又富含维生素的食物。饮食宜清淡、忌肥甘厚味及辛辣之品。鼓励进食，但应有节制，宜少吃多餐。食入即吐时，可予白粥水少量多次进食以养胃气或进流质饮食，如牛奶、果汁、米汤等。

3. 起居有常，劳逸适度

孕妇住室注意保持空气新鲜、流通，温度适宜，不宜过冷或过热，要保证孕妇有充足的睡眠，经常做一些适当的体操和散步，但要避免剧烈的运动和长途颠簸的旅行。呕吐频繁剧烈者应静卧休息，及时去医院诊治，不要拖延耽误。

4. 讲究服药方法

汤药宜浓煎，少量频服；药液温热随患者喜恶，喜热者温服之，喜饮冷者凉服。服药前可用鲜生姜搽舌或姜汁滴舌，或先含陈皮梅或盐金橘，有止吐功效。

妊娠恶阻膳食应以清淡爽口，容易消化为原则。采取少食多餐的办法、勿食刺激性食品。减少油腻，供给足够的糖类及丰富的维生素，如牛奶、藕粉、果汁、蜂蜜及各种新鲜水果和蔬菜等。生姜有“呕家圣药”之称，降逆止呕之剂多配伍生姜。如甘蔗生姜饮，将甘蔗汁、鲜生姜汁各 10ml 冲调服用，每隔片刻服少许，4～5 天即可见效。

辨证配膳如下：脾胃虚弱型妊娠恶阻宜食砂蔻烩饭（砂仁 3 克，豆蔻 3 克，粳米 150 克，火腿肉 60 克煮饭作正餐食用）、生姜鸡肉汤(生姜 60 克,伏龙肝 60 克,童子鸡 1 只炖烂取汤饮之,亦可食用鸡肉)、参苓粥(人参 5 克或党参 20 克,白茯苓 20 克,粳米 100 克,生姜 3 克共煮粥)、生姜砂仁蒸鲫鱼(鲜鲫鱼 1 条,砂仁 3 克,生姜 20 克共蒸食鱼);肝胃不和型妊娠恶阻宜食黄精煨肘冻(黄精 9 克,党参 9 克,大枣 2 枚,猪肘 150 克,生姜 3 片煨至汁浓肘烂)、苏叶黄连汤(苏叶 12 克,黄连 3 克,冰糖少许加水煎汤)、芫荽鱼片汤(鲜芫荽 50 克,鳙鱼肉 100 克,鲜苏叶 10 克,生姜 10 克煮熟随量服用)、竹茹陈皮汁(鲜竹茹 10 克、陈皮 5 克加水共炖)。

六、鉴别诊断

1. 与妊娠期并发病毒性肝炎的鉴别

急性病毒性肝炎有与肝炎患者密切接触史,接受输血、注射血制品的病史;恶心呕吐、食欲减退的同时伴有厌油腻、腹胀腹泻及肝区痛,有的高热、黄疸;检查肝脏肿大,有压痛;肝功能、HBsAg、血清胆红素的化验检查等可资鉴别。

2. 与急性胆囊炎的鉴别

急性胆囊炎可有饱餐病史;右上腹绞痛,向右肩放射,伴有恶心呕吐,并可高热、寒战;右上腹肌紧张、反跳痛,化验白细胞增多等。

3. 与妊娠并发急性胰腺炎的鉴别

急性胰腺炎有饱食或饮酒史,突然上腹剧痛,向左肩或腰部放射,伴有恶心呕吐、发热等,血清淀粉酶测定有意义。

4. 与妊娠并发急性阑尾炎的鉴别

急性阑尾炎开始于脐周或中上腹部疼痛,伴有恶心呕吐,随后腹痛转移到右下腹;有压痛及反跳痛,伴肌紧张,出现体温升高和白细胞增多。

第二节 胎漏、胎动不安

一、概述

怀孕以后，阴道不时有少量下血，或时下时止，或淋漓不断，但无腰酸腹痛感，称之为“胎漏”亦名“胞漏”或“漏胎”。如先感胎动下坠，继而合轻微腰酸腹胀，或阴道少许出血者，称为“胎动不安”。隋代巢元方的《诸病源候论》始载“妊娠漏胞”、“妊娠胎动”、“妊娠卒下血”诸候，《金匮要略》中有“妇人有漏下者，有半产后因续下血都不绝者，有妊娠下血者”的记载。胎漏与胎动不安临床表现各有所别，《胎产心法》云：“胎漏，胎动皆能下血，胎动腹痛，胎漏腹不痛。”正如《医学入门》所说：“有腹痛而下血者为胎动，不痛而下血者为胎漏。”

二、病理机制

中医学则认为本病的发病机理，主要在于冲任不固，不能摄血养胎。如《妇人大全良方》云：“妊娠胎动不安者，由冲任经虚，受胎不实也。”因冲为血海，任主胞胎，如冲任之气血充足，则胎元得血滋养，得气载摄，胎儿才能正常地生长发育；反之，发生胎漏或胎动不安。

引起胎漏、胎动不安的发生，有母体和胎元两方面因素。母体因素：若母体肾气虚弱，或孕后房劳伤肾，或素体气血不足，或孕后脾胃受损，化源不足，或素体阳盛，或外感热邪、肝郁化热等，均致肾虚、气虚、血热，影响冲任气血或直接损伤胎元，则可导致胎元不固而发生胎漏或胎动不安；胎元因素：夫妇之精气不足，两精虽能结合萌胎，但胎元不固，或胎元有缺损，胎多不能成实而引起胎漏、胎动不安者，药物治疗往往无效，最终将导致堕胎或小产。明代

《景岳全书·妇人规》则补充了“父气薄弱，胎有不能全受而血之漏”的病机。首先提出父精不足，以致胎元不固的机制。

导致冲任不固的原因有肾虚、血气虚弱、血热。肾虚：素体肾虚，或孕后房事不节，耗伤肾气，肾虚则冲任不固，胎失所系，而致胎元不固，发生胎漏或胎动不安。《妇科玉尺》云：“妊娠胎动不安……如饮酒房劳过度，或损伤，故不安也。”气血虚弱：平素脾胃虚弱，气血生化之源不足，或大病久病之后，正气不足，气虚血少，气虚则载胎无力，血少则胎元失于滋养，而致胎漏或胎动不安；血热：素体阳气偏旺，或肝经郁热，或孕后过食辛辣助阳之品，或孕后患热性病，加上孕后阴血聚以养胎，更易引起阳盛，阳盛则热，热伤冲任，下扰血海，迫血妄行，损伤胎气而致胎动不安或胎漏。

早在《诸病源候论》提出“其母有疾以动胎，治母则胎安；若其胎有不牢固，致动以病母者，治胎则母瘥”的分治原则。在妊娠早、中期发生胎漏、胎动不安者，常为堕胎、小产之先兆，相当于现代医学之先兆流产，经过治疗出血迅速停止，兼证消失，多能继续妊娠；若在妊娠中、晚期发生胎漏，则类似于西医学的前置胎盘，诊疗中应予高度重视。若阴道流血逐渐增多，兼证加重，结合有关检查，确属胎堕难留者，切不可再行安胎，宜以去胎益母为要。

现代研究表明，导致自然流产的病因主要有胚胎因素、母体因素、免疫因素和损伤等几方面。胚胎因素：染色体异常、遗传性疾病（如地中海贫血）、孕卵发育异常（如卵子、精子缺陷，或孕期接触放射线、重金属与其他有毒物质等）、或胎盘异常；母体因素：全身性疾患、内分泌功能异常（如黄体功能不全、甲状腺功能异常、糖尿病等）、子宫形态异常、子宫发育不良、宫颈功能不全、盆腔感染、盆腔或宫腔内占位性病变等；免疫因素：母儿血型不合、抗精子抗体；创伤：外伤、手术刺激子宫，引起宫缩，也可引致流产。

三、诊断要点

1. 临床症状

有停经史，可有早孕反应。妊娠3个月之内，阴道少量出血，时作时止或淋漓不断，有轻微下腹痛、腰痛及下坠感。

2. 妇科检查

子宫颈口未开，胎膜未破，子宫增大、柔软，大小与停经月份相符合。阴道少许出血来自宫腔。

3. 辅助检查

血与尿HCG试验阳性；B超提示宫内活胎者，符合胎漏、胎动不安的诊断。此外，有条件者，还应检查可能导致自然流产的原因，如致畸因素（包括风疹病毒、巨细胞病毒、弓形体等）、遗传因素（包括染色体、地中海贫血、G6PD缺乏症等）、免疫因素（血型抗体、磷脂抗体、抗精子抗体、封闭性抗体）等。

四、辨证论治

本病主要是以腰腹疼痛及阴道出血为主证，故辨证应根据腹痛的性质及阴道出血的色质，并结合全身症状及舌脉综合分析，辨其寒热虚实。若孕后阴道出血色淡黯或色淡质稀，当属肾虚和气血虚弱；若出血色红、质稠，多属血热；若出血色黯红、质黏或有小碎块者，多属血瘀；小腹隐痛下坠多属虚证，小腹疼痛拒按多属实证。下血量少，腰腹痛和下坠感轻微，脉滑者，则胎元未殒，宜安胎；若下血量多，腹痛加重，腰痛如折，阵阵下坠者，则已发展为胎堕难留，安之无益；若反复阴道出血，色暗，小腹冷痛，早孕反应消失，脉由滑转涩者，则为胎死不下之兆，应做进一步检查。

胎漏、胎动不安的治疗，以固冲任安胎为总则。根据不同情况分别采用固肾、调气养血、清热等法，经过治疗，出血迅速控制，腹痛消失，多能继续妊娠。若继续出血，腰酸，腹痛加重则已发展至堕胎或小产，又当急以去胎益母，按堕胎、小产处理。临床遣方用药时注意温补不宜辛热，调气不得过用香燥，清热亦勿过于苦寒，至于行血、破瘀、通利、有毒之品更当审慎，若确因病情需要，应掌握中病即止的原则，以免重伤其胎变生堕胎小产。

1. 肾虚型

(1)症状：妊娠期间阴道少许出血，色暗淡，质稀，腰膝酸软，小腹坠痛，或伴头晕耳鸣，小便频数，夜尿多，甚至失禁，或曾屡次堕胎。舌淡，苔薄白。脉沉滑尺弱。

(2)治法：固肾安胎，佐以益气。

(3)代表方：寿胎丸。

(4)常用药：菟丝子 15 克，桑寄生 15 克，续断 10 克，阿胶 10 克，党参 10 克，白术 10 克，艾叶 10 克。

2. 气血虚弱型

(1)症状：妊娠初期，胎动下坠，阴道少量流血，舌淡红，质稀薄，神疲肢倦，腰酸腹胀，面色㿠白，心悸气短。舌质淡，苔薄白，脉细滑无力。

(2)治法：补气养血，固肾安胎。

(3)代表方：胎元饮。

(4)常用药：人参 10 克，当归 15 克，杜仲 10 克，白芍 10 克，熟地 10 克，白术 10 克，陈皮 6 克，炙甘草 3 克，黄芪 10 克，阿胶 10 克。

3. 血热型

(1)症状：妊娠期阴道下血，色鲜红或腹痛下坠，心烦不安，手心灼热，口干咽燥，大便秘结。舌质红，苔薄黄而干。脉弦滑或滑数。

(2)治法：滋阴清热，养血安胎。

(3)代表方：保阴煎。

(4)常用药：生地 10 克，熟地 10 克，黄芩 10 克，黄柏 10 克，山药 10 克，续断 10 克，炙甘草 3 克，白芍 10 克，苎麻根 10 克。

胎漏、胎动不安的辨证论治见表 8-2。胎漏、胎动不安分型治法代表方见图 8-2。

表 8-2　胎漏、胎动不安的辨证论治

分型	临床表现	治法	代表方
肾虚	妊娠期间阴道少许出血，色暗淡，质稀，腰膝酸软，小腹坠痛，或伴头晕耳鸣，小便频数，夜尿多，甚至失禁，或曾屡次堕胎。舌淡，苔薄白。脉沉滑尺弱	固肾安胎佐以益气	寿胎丸
气血虚弱	妊娠初期，胎动下坠，阴道少量流血，舌淡红，质稀薄，神疲肢倦，腰酸腹胀，面色㿠白，心悸气短。舌质淡，苔薄白，脉细滑无力	补气养血固肾安胎	胎元饮
血热	妊娠期阴道下血，色鲜红或腹痛下坠，心烦不安，手心灼热，口干咽燥，大便秘结。舌质红，苔薄黄而干。脉弦滑或滑数	滋阴清热养血安胎	保阴煎

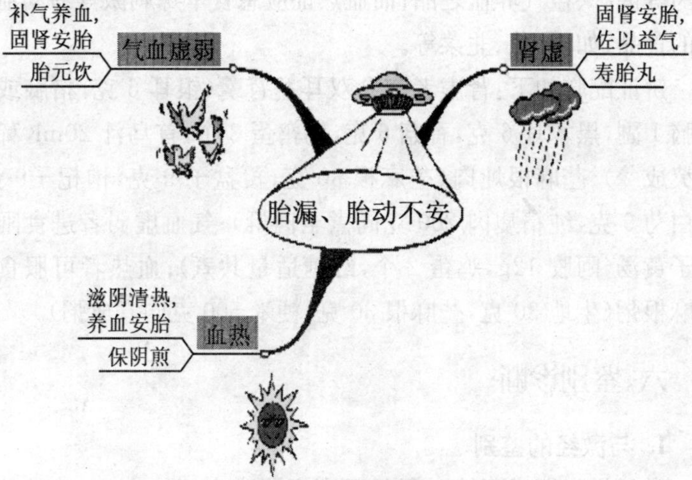

图 8-2　胎漏、胎动不安分型治法代表方

五、预防调摄

1. 慎起居，适劳逸

身体虚弱、有习惯性流产史或素有痼疾者，孕前应尽早治疗。孕期应避免跌仆闪挫，或负重劳顿，严禁房事，以免劳伤冲任，耗损气血，内伤胎元。出现阴道流血，应绝对卧床休息，积极保胎治疗。

2. 调饮食

孕后要饮食均衡，清淡易于消化、富有营养的食物以利养胎。禁用有损胎儿发育的食品及药物，也不宜过用辛燥、生冷之品，以免内生寒、热，影响胎元。饮食宜于消化，保持大便通畅。

3. 和情志

孕期应保持情志舒畅，抑郁、忧思、恼怒、悲伤均可影响气机，使气血逆乱，胎失载养。

医界素有"胎前宜凉，产后宜温"之说，因此妊娠期膳食应以凉润滋养之品为主。合理的膳食和足够的营养供给为胎漏、胎动不安的基本原则，包括粗细搭配、荤素配合。气血虚弱证应服参、芪、山药等健脾、益气养血之品；而血热证应忌食辛辣刺激等易动血伤阴的食品，如姜、葱、韭菜等。

辨证配膳如下：肾虚者宜食双耳益肾羹（银耳 6 克，猪脑或牛羊脑 1 副，黑木耳 6 克，香菇 6 克，鹌鹑蛋 3 个，首乌汁 20ml，稀淀粉芡成羹）、苎麻根炖肉（苎麻根 30 克，覆盆子 9 克，枸杞子9 克，杭白芍 9 克，纯精瘦肉 200 克同煮至肉酥）；气血虚弱者进食阿胶鸡子黄汤（阿胶 12g，鸡蛋 2 个，红糖适量共煮）；血热者可服食地黄麻根粥（生地 30 克，苎麻根 30 克，粳米 500 克同煮成粥）。

六、鉴别诊断

1. 与激经的鉴别

激经指妊娠后仍按时行经而出现阴道有规律出血，无其他症状，无损于胎儿，随胎儿渐大而血自止。

2. 与异位妊娠的鉴别

异位妊娠也可在妊娠后出现阴道出血、下腹部疼痛等与本病相似症状。但异位妊娠破裂时疼痛呈剧烈的撕裂样，有内出血时可发生晕厥或休克，其症状与阴道出血量不相符。必要时可通过B超或后穹窿穿刺以鉴别。

3. 与怪胎（葡萄胎）的鉴别

怪胎也有在孕后出现阴道出血、时有时止或淋漓不断，小腹疼痛等症状，但出血中可有水泡状物。子宫大于孕月，不能触及胎体，无胎心胎动。可通过B超检查以确诊。

胎漏与激经、异位妊娠及葡萄胎的鉴别诊断见表8-3。胎动不安与痛经、异位妊娠的鉴别诊断见表8-4。

表8-3　鉴别诊断简表(1)

病名	月经改变	出血特点	妊娠证据	预后
激经	妊娠后，仍少量阴道出血，而无损于胎儿	出血到4～5个月可自行停止，有一定的规律性	有妊娠反应，妊娠试验阳性，B超可见孕囊，甚至胎心搏动	古人认为是一种特殊的生理现象
异位妊娠	妊娠停经后出现阴道少量出血		有妊娠反应，妊娠试验阳性，B超见子宫内无妊娠证据，可在子宫旁及一回声区	及时处理，发生破裂可出现休克等危险
葡萄胎	停经后出现阴道出血	出血时有时止或淋漓不断，血中可有水泡状物	子宫大于孕月，不能触及胎体，无胎心胎动	应重视，极易癌变

续表

病名	月经改变	出血特点	妊娠证据	预后
胎漏	妊娠停经后出现阴道少量出血，可伴腰酸腹痛	出血无规律性，多为堕胎，小产的先兆	同激经	应重视，可发展至胎动不安，堕胎，胎死腹中

表 8-4 鉴别诊断简表(2)

病名	病史	妊娠证据	疼痛	预后
痛经	无停经史和早孕反应	无	有规律性，与月经有关	较好
异位妊娠	有停经史和早孕反应	有妊娠反应，妊娠试验阳性，B超见子宫内无妊娠证据，可在子宫旁及一回声区	疼痛为小腹疼痛，可突然出现一侧下腹的撕裂样疼痛，多为破裂	较差，多需要手术治疗
胎动不安	同上	有妊娠反应，妊娠试验阳性，B超见子宫内孕囊，胚芽，甚至胎心搏动	小腹疼痛伴有腰酸和小腹下坠感	应重视，给予安胎治疗，防止发展为堕胎，小产

第三节 滑 胎

一、概述

一般妊娠 3 个月内，胎儿未成形而自然殒堕者称为“堕胎”；妊娠 3～7 个月内，胎儿已成形而自然殒堕者称为“小产”，亦称“半产”；而堕胎或小产连续发生 3 次以上者，称“滑胎”或“数堕胎”。《医宗金鉴·妇科心法要诀》说：“怀胎三、五、七月，无故而胎自堕，至下次受孕亦复如是，数数堕胎则谓之滑胎。”它形象地描述了滑胎的临床特点即“屡孕屡堕”，且每次流产往往发生于同一妊娠月，即“应期而堕”。早在《诸病源候论》就载“数堕胎”之候：“若血气虚损者，子脏为风冷所居，则气血不足，故不能养胎，所以致胎数堕。”明代《景岳全书·妇人规》则具体阐述为“妊娠之数见堕胎者，必以气脉亏损而然，而亏损之由，有禀质之素弱者，有年力之衰残者，有忧怒劳苦而困其精力者，有色欲不慎而盗损其生气者，此外如跌仆饮食之类，皆能伤其气脉”；张景岳还认识到气血脾胃对滑胎的重要作用，“……故善保胎者，必当专顾血虚，宜以胎元饮为主而加减用之”。张锡纯《医学衷中参西录》则指出：“胎在母腹，如果善吸其母之气化，自无下坠之虞。且男女生育，皆赖肾脏作强”；且强调用寿胎丸治疗本病……“重用菟丝子为主药，而以续断、寄生、阿胶诸药辅之。凡受孕之妇，于两月之后徐徐一料，必无流产之弊。此乃于流产者屡次用之有效”。

值得强调的是这里的“滑胎”是指一种影响生育的疾病，不同于古书记载的“滑胎易产”。“滑胎易产”常见于妊娠末期服用佛手散加龟板胶，或服用保产无忧散（当归、川芎、荆芥穗、炙黄芪、艾叶、厚朴、枳壳、菟丝子、川贝母、白芍、羌活、甘草、生姜）以正胎位，促进宫口开全，保证顺利分娩。

二、病理机制

中医学认为，引起滑胎的病机最根本的是肾虚，因肾主生殖生长发育，肾为冲任之本，肾者系胎。其发病机理总不外乎禀质虚弱，气血亏损，胎失载养不能荫胎；或源流不济，如先天不足或后天受损，以致女精不健男精不壮，则结胎不实，胎元不固，发生陨堕；或房事不慎暗耗精血，起居不慎，跌仆闪挫，情志不调致滑堕者；或近亲婚配，或双方染色体异常，影响胎元发育，不能成实，以致屡孕屡堕。此外，因素体阴虚，因妊益虚，内热伤胎，以致滑胎。

西医学认为滑胎的发生与胚胎、染色体异常，黄体功能不全，子宫发育不良，免疫功能异常，母儿血型不合等因素有关。《妇产科理论与实践》：自然流产中染色体异常的胚胎占相当的比例，染色体畸形率占 2%～50%，早期流产中染色体畸变率更高，有报道仍可达 60%。放射线照射、试剂（包括放射线离子）、药物、病毒等均会引起染色体断裂，缺失，环形成和易位等结构异常，而能导致流产。黄体功能不全、垂体功能不足、染色体异常、精子缺陷等常是早期滑胎的重要因素。子宫畸形、子宫肌瘤、子宫颈内口松弛、母儿血型不合常是晚期滑胎的重要因素。

本病相当于西医学的“习惯性流产”，是妇科的疑难病。随着流产次数增多，再次妊娠流产的机会越大。一旦确诊必须在孕前孕后及时查明原因以对症治疗。

三、诊断要点

1. 临床症状

自然流产连续发生 3 次或 3 次以上，每次流产时间常发生在患者同一妊娠月份或逐渐提早。主要症状为阴道流血、腹痛，常伴有腰酸下坠感。

2. 妇科检查

不同的流产类型不同的检查结果。堕胎者阴道流血量多，子宫颈口已开大，有时可见胚胎组织堵塞于宫口，子宫与停经月份相符或略小；小产者除子宫颈口开大外，并有羊水流出或胎膜囊膨出子宫口。此属胎堕难留，相当于西医学的难免流产。若在前述基础上、部分妊娠物已排出，部分残留在子宫腔内，使阴道持续大量出血甚至休克，检查时子宫颈口开大，有时胎盘组织堵塞于宫口，子宫小于停经月份。此属胎堕不全，相当于西医学的不全流产。若妊娠物完全排出，子宫颈口关闭，子宫接近正常大小，腹痛消失，阴道流血逐渐停止。此属胎堕完全，相当于西医学的完全流产。

3. 辅助检查

妊娠试验阴性。大量出血者，血常规检查亦示贫血象。应做以下检查，以期找出病因。男方精液检查，以了解有无精子异常，或有无前列腺感染；女方盆腔及 B 超检查，以了解有无生殖器疾病，如子宫发育不良、生殖道畸形、生殖器感染、子宫肌瘤、宫颈内口松弛、卵巢肿瘤等；卵巢功能及其他内分泌检查，以了解有无卵巢功能异常及其他内分泌疾病，如甲状腺、肾上腺功能异常、糖尿病等；染色体检查，了解男女双方有无染色体数目或结构异常；男女双方血型及抗体检查 ABO 或 Rh 血型不合。

四、辨证论治

本病的主要病机是冲任损伤，胎元不固。证候有虚有实，虚者多因肾气不足、气血虚弱，实者多因血热、瘀血内阻，也有虚实夹杂者。滑胎之病，患者已经数次堕胎、小产，脏腑、气血、冲任极为虚损，故以虚者居多，与肾、脾关系最为密切。主要是肾虚，冲任损伤，胎元不固；或因脾肾两虚，胎失所系，或因气血虚弱，胎失养载。

辨证主要根据全身症状、月经情况，并结合舌脉进行辨证。头晕耳鸣，腰膝酸软，月经初潮迟，月经后期者多属肾气不足；面色苍白或萎黄，神疲肢软，心悸气短，月经量少或后期属气血虚弱。

《景岳全书·妇人规》："凡治堕胎者，必当察其养胎之源，而预培其源。"《妇科秘旨》：治疗滑胎"必须预服健脾养荣药予一有孕之日，日日不可缺乃可"。治疗滑胎，"补虚"是主要法则，根据病人具体情况采用补肾、补气、补血、补阴等法。另外，孕前调理与孕后治疗同样重要。怀孕之前就应根据病情予以辨证论治，以促进脏腑、气血、胞宫正常生理活动的恢复，以利于再次妊娠。而再次怀孕后，无论有无胎漏、胎动不安症状，均应从月经过期即开始保胎治疗。其治疗应坚持到前几次堕胎、小产最大月份后1个月止。因而治法分为两步：第一步，非孕期，补肾健脾养血，固冲调治，调养时间以半年至1年为宜，以免再次殒堕重损冲任；第二步，孕后尽早积极保胎，直至超过以往堕胎、小产的月份。

1. 脾肾不足型

(1)症状：屡孕屡堕或如期而堕，腰酸膝软，头晕耳鸣，精神萎靡，夜尿频多，目眶暗黑，或面色晦暗，肢软疲乏，纳差便溏。舌质淡白，苔薄白。脉沉细弱。

(2)治法：健脾补肾，养精安胎。

(3)代表方：补肾固冲丸。

(4)常用药：菟丝子15克，续断10克，巴戟天10克，杜仲10克，当归10克，熟地10克，鹿角霜10克，枸杞子10克，阿胶15克，党参10克，白术10克，大枣5枚，砂仁3克。

2. 气血虚弱型

(1)症状：屡孕屡堕，面色㿠白或萎黄，身体疲乏，头晕肢软，心悸气短。舌质淡，苔薄白。脉细弱。

(2)治法：益气养血安胎。

(3)代表方：泰山磐石饮。

(4)常用药：人参10克，黄芪20克，当归10克，续断10克，黄芩6克，白术20克，川芎10克，白芍10克，熟地10克，砂仁3克，炙甘草3克，糯米10克。

滑胎的辨证论治见表8-5。滑胎分型治法代表方见图8-3。

表8-5　滑胎的辨证论治

分型	临床表现	治法	代表方
脾肾不足	屡孕屡堕或如期而堕，腰酸膝软，头晕耳鸣，精神萎靡，夜尿频多，目眶暗黑，或面色晦暗，肢软疲乏，纳差便溏。舌质淡白，苔薄白。脉沉细弱	健脾补肾养精安胎	补肾固冲丸
气血虚弱	屡孕屡堕，面色㿠白或萎黄，身体疲乏，头晕肢软，心悸气短。舌质淡，苔薄白，脉细弱	益气养血安胎	泰山磐石饮

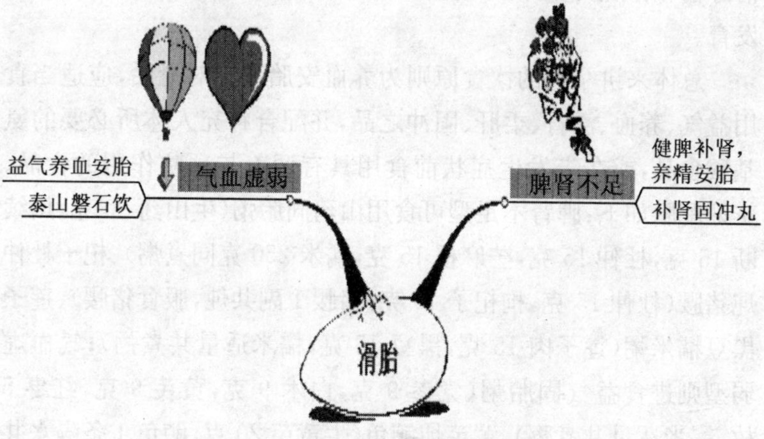

图8-3　滑胎分型治法代表方

五、预防调摄

1. 不仅在孕期要做检查，在孕前也须做必要的检查，以找出滑胎的原因，有利于对症治疗。如因某些遗传性疾病所致者，则不宜再妊娠。

2. 末次堕胎、小产1年之内的应注意避孕，受孕间隔时间不宜太近，最好相隔1年或1年以上，以免重损冲任，待身体恢复后再怀孕。

3. 再次妊娠后应尽早进行保胎治疗，不要等到出现先兆流产症状时再保胎。治疗时间一般超过以往流产月份1个月以上即可停药。应卧床休息，严禁房事，尽量减少不必要的阴道检查。

4. 怀孕期间宜食易消化并富有营养的食物，以补充胎儿生长发育的需要，如多吃新鲜的蔬菜及水果，亦可保持大便通畅，减轻腹压。忌食辛辣动火之品，以防胞宫有热，酿成胎动不安甚至滑胎。

5. 除服药休息外，更重要的是给孕妇精神上的安慰，使她心情舒畅，解除思想顾虑，生活要有规律，方能有益于胎儿的生长发育。

总体来讲孕妇的饮食原则为养血安胎。针对滑胎，应适当食用益气、养血、滋肾、柔肝、固冲之品，并配合补充人体所必要的氨基酸食品，或在未发生症状前食用具有调养与预防作用的食品。辨证配膳如下：脾肾不足型可食用山药固胎粥（生山药90克，川续断15克，杜仲15克，苎麻根15克，糯米250克同煮粥）、杞子杜仲炖猪腰（杜仲15克，枸杞子15克，猪腰1副共炖，服食猪腰）、莲子黑豆糯米粥（莲子肉15克，黑豆15克，糯米适量共煮粥）；气血虚弱型则进食益气固胎粥（党参9克，白术9克，黄芪9克，红枣5枚，糯米适量共煮粥）、黄芪炖鲈鱼（生黄芪20克，鲈鱼1条隔水共炖，调味服食）、阿胶蛋白羹（鸡蛋1只、阿胶9克共煎，食鸡蛋）。

六、鉴别诊断

1. 与胎漏、胎动不安的鉴别

胎漏与胎动不安指妊娠期阴道少量出血或腰腹坠胀，但胎未受损，仅凭1次即可诊断。滑胎虽可在孕期有胎漏或胎动不安的过程，但曾屡孕屡堕3次或3次以上。

2. 与堕胎、小产的鉴别

堕胎与小产指孕28周以内胚胎或胎儿自然殒堕，仅出现一次即可诊断。滑胎虽有堕胎或小产的过程，但曾屡孕屡堕3次或3次以上。

第四节　妊娠肿胀

一、概述

妊娠期间，肢体面目发生肿胀者称为"妊娠肿胀"，亦称"子肿"。本病的描述，最早见于汉代张仲景《金匮要略·妇人妊娠病脉证并治》："妊娠有水气，身重，小便不利……。"《医宗金鉴》根据肿胀部位及程度之不同，分别有子气、子肿、皱脚、脆脚等名称。从膝至足肿，小便清长，病在下焦，属湿气为病，多出现在妊娠3个月以后，称子气；两脚肿而皮厚者属湿，称为皱脚；两脚肿而皮薄者属水，称为脆脚。如在妊娠7～8个月后，由于胎体渐大，压迫下肢静脉回流，多数孕妇出现足腿部浮肿。如果只是脚部轻度浮肿休息后自愈，无其他不适者，为妊娠晚期常见现象，可不必治疗，产后自消。

二、病理机制

人体内水液代谢与肺、脾、肾的功能密切相关。肺为水之上源，脾主运化水湿，肾主气化行水。《素问·经脉别论》云："饮入于胃，游溢精气，上输于脾，脾气散精，上归于肺，通调水道，下输膀胱，水精四布，五经并行。"各种病因影响肺脾肾任何一脏发生病变，均可引起水液代谢障碍发生肿胀。其中尤以脾为重要，因为

“诸湿肿满，皆属于脾”。妊娠肿胀与一般水肿的病机不同，主要与妊娠期的特殊改变有关。孕5～6个月以后胎体明显增大，升降之气机不利，又因胎碍脏腑，从而因孕重虚。

中医学认为本病产生的机理，为虚实两个方面。虚者主要是脾肾阳虚。脾属土，主运化。肾主水，如素体阳虚，妊娠期间，阴血聚以养胎，有碍肾阳温化，脾阳失运，以致水湿泛滥，而为肿胀。实者，是因胎气壅塞，气机不畅，水湿不化，也可造成肿胀，中医学认为本病的发生主要是肺脾肾三脏功能失调，故临床上常见有的脾虚、肾虚、气滞等，但三脏功能互相影响或相继出现。

1. 脾虚

孕妇脾胃虚损，或饮食不慎，损伤了脾阳，脾虚转输失职，水湿停聚溢于四肢则肿胀。《胎产心法》云：“所谓子肿者，妊娠面目虚浮，多因脾气虚弱，或久泻所致。”脾虚水溢肌肤，遂为肿胀。

2. 肾虚

素体肾虚，命门之火不足，孕后阴血聚以养胎，有碍肾阳的敷布，不能上温于脾阳，下暖膀胱，使气化、利水的功能失调，以致水湿泛滥肌肤而为水肿。《沈氏女科辑要笺正》云：“妊身发肿，良由真阴凝聚以养胎元，肾家阳气不能敷布，则水道泛滥莫制。”

3. 气滞

素多忧郁，气机不畅，妊娠四五个月后，胎儿渐长，又阻碍气机的升降，而致气滞湿郁，泛溢肌肤，发为肿胀，属气肿。

本病类似于现代医学的妊娠高血压综合征、妊娠水肿。妊娠肿胀是女性孕妇中的常见病、多发病，做好产前检查，加强营养，适度休息，对减轻本病的发展程度有着重要意义。西医认为妊娠肿胀的发生可能与子宫胎盘缺氧、子宫血流量的改变等因素有关。其基本病变是全身小动脉痉挛和水钠潴留。所以水肿若发生在大腿以上，经卧床6～8小时而浮肿未退者应列入病理范围。对于浮肿不明显，但体重在1周内明显增加(超过0.5公斤)应特别重视。

因为妊高症最重要而又最早出现的症状是由于水钠潴留而致体重增加或明显水肿。若不伴有高血压、蛋白尿者，预后多良好。病情严重者可发生抽搐、昏迷、肝肾功能衰竭，甚至母儿死亡。

三、诊断要点

1. 临床症状

本病妊娠 20 周后出现水肿、高血压和尿蛋白等三大症状。水肿多由踝部开始，渐延至小腿、大腿、外阴部、腹部，甚至发展到全身。个别患者外表水肿不明显而体重增加明显，每周超过 0.5 公斤或≥2 公斤/月(4 周)、或≥13 公斤/整个孕期者，就认为有水肿存在，谓隐性水肿。

2. 妇科检查

妊娠 20 周后，凡踝部及小腿有明显凹陷性水肿，经休息而不消退者为异常，以(＋)表示；水肿延及大腿，皮肤呈橘皮样，以(＋＋)表示；水肿达外阴及腹部，皮肤发亮，以(＋＋＋)表示；至全身水肿伴有腹水则以(＋＋＋＋)表示。

3. 辅助检查

血液检查包括全血细胞计数、血红蛋白含量、血细胞比容、血黏度、凝血功能等以了解血液浓缩情况；肝肾功能及电解质测定示尿酸、谷丙转氨酶升高、重度时可伴有尿素氮、肌酐升高、高血钾；尿常规检查注意有无蛋白及管型，24 小时尿蛋白定量大于 0.5 克视为异常，超过 5 克为重度妊高征；眼底检查示视网膜小动脉痉挛，重症时出现视网膜水肿、渗出、出血，甚至剥离；心电图了解妊高症性心脏病及高血钾是否存在；B 超检查主要观察胎儿的发育，有无畸形、多胎妊娠及羊水过多。

四、辨证论治

本病的辨证，重在分清水肿与气肿。因水者，大多数皮薄色白而发亮，按之凹陷不起；因气者，大多皮厚而色不变，随按随起。根据临床表现，又有脾虚、肾虚、气滞三种不同的证候。脾虚者，面目四肢浮肿，皮薄发亮，气短懒言，纳少便溏；肾虚者，面浮肢肿，下肢尤甚，腰酸肢冷；气滞者，头面肢肿，皮厚色不变，胸闷胁胀，气逆不安。

治疗妊娠肿胀必须按照“治病与安胎并举”的原则。根据病因不同，随证用药。临床用药勿过于滑利、峻下、逐水、耗散，时时注意扶正培元。若因病致胎不安者，应配用益气补肾之品以达固妊安胎，保护胎元之作用。如选用桑寄生、菟丝子、川续断、阿胶等。脾虚者，治以健脾利水；肾虚者，治以温肾行水；气滞者，治以理气行水，使用理气消胀之品时应与健脾的山药、扁豆、茯苓相伴而用，使其理气而不伤正，消肿而不损其胎气。

然而气病与水病不能截然分开，肺、脾、肾功能又互相影响。《血证论·阴阳水火气血论》云：“气生于水，即能化水，水化于气，亦能病气。气之所至，水亦无不至焉……又有肺之治节不行，气不得降，因而癃闭滑数，以及肾中阳气不能镇水，为饮为泄，不一而足，此病气即病水矣。总之，气与水本属一家，治气即是治水，治水即是治气。”《景岳全书》也云：“凡水肿等证，乃肺、脾、肾三脏相干之病。”这些理论说明对子肿的治疗既要分辨气病、水病，辨清肺、脾、肾不同的证型，又要灵活掌握气与水，肺、脾、肾之间的关系，可能提高疗效。

1. 脾虚型

(1)症状：妊娠数月，面目四肢浮肿，或遍身俱肿，肤色淡黄或㿠白，皮薄而光亮，按之凹陷。胸闷气短，懒于言语，口淡无味，食欲不振，大便溏薄。舌质胖嫩，苔薄白或薄腻，边有齿痕。脉缓滑无力。

(2)治法：健脾理气，行水消肿。

(3)代表方：白术散。

(4)常用药:白术10克,茯苓10克,大腹皮10克,生姜皮10克,陈皮6克,泽泻10克,猪苓10克,砂仁3克,薏苡仁30克。

2. 肾虚型

(1)症状:孕后数月,面浮肢肿,下肢尤甚,按之没指。心悸气短,下肢逆冷,腰膝酸软。舌质淡,苔白滑。脉沉迟。

(2)治法:温阳化气,行水消肿。

(3)代表方:真武汤。

(4)常用药:茯苓15克,白芍15克,白术10克,生姜9克,附子3克,桂枝10克,泽泻10克,山药10克,菟丝子10克。

3. 气滞型

(1)症状:妊娠三四个月后,先由脚肿,渐及于腿,皮色不变,随按随起。头晕胀痛,胸闷胁胀,食少腹胀。舌质淡红,苔薄腻。脉弦滑。

(2)治法:理气行滞,化湿消肿。

(3)代表方:天仙藤散。

(4)常用药:天仙藤10克,香附10克,陈皮6克,炙甘草3克,乌药10克,生姜6克,木瓜10克,紫苏叶10克。

妊娠肿胀的辨证论治见表8-6。妊娠肿胀分型治法代表方见图8-4。

表8-6 妊娠肿胀的辨证论治

分型	临床表现	治法	代表方
脾虚	妊娠数月,面目四肢浮肿,或遍身俱肿,肤色淡黄或㿠白,皮薄而光亮,按之凹陷。胸闷气短,懒于言语,口淡无味,食欲不振,大便溏薄。舌质胖嫩,苔薄白或薄腻,边有齿痕。脉缓滑无力	健脾理气 行水消肿	白术散

续表

分型	临床表现	治法	代表方
肾虚	孕后数月，面浮肢肿，下肢尤甚，按之没指。心悸气短，下肢逆冷，腰膝酸软。舌质淡，苔白滑。脉沉迟	温阳化气行水消肿	真武汤
气滞	妊娠三四个月后，先由脚肿，渐及于腿，皮色不变，随按随起。头晕胀痛，胸闷胁胀，食少腹胀。舌质淡红，苔薄腻。脉弦滑	理气行滞化湿消肿	天仙藤散

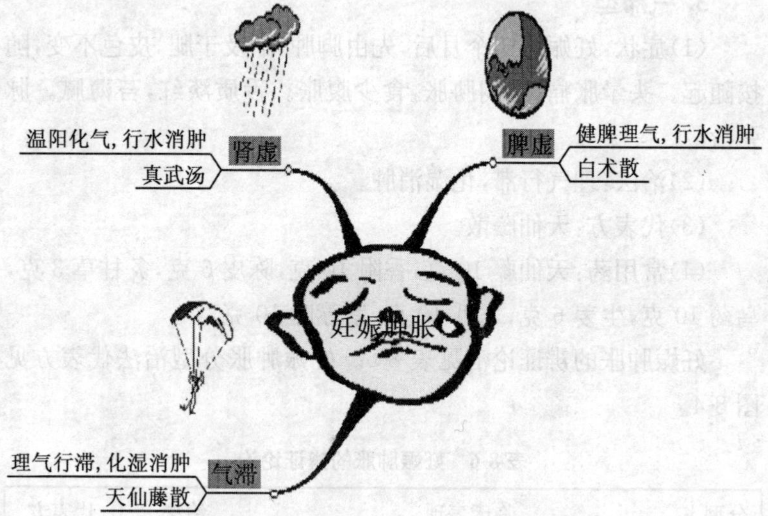

图 8-4　妊娠肿胀分型治法代表方

五、预防调摄

1. 普及孕期保健知识，做好孕期保健工作。定期进行产前检查、高血压、蛋白尿，要积极治疗，及时控制病情的发展。

2. 孕期应注意适当休息，保证足够的睡眠，避免过度劳累，在孕晚期采取左侧卧位。

3. 解除思想顾虑，保持心情舒畅，避免急躁恼怒。

4. 饮食宜清淡，多食富有营养的新鲜蔬菜、肉、蛋、豆类，少食过咸食物，纠正贫血。少食辛辣温燥之品。

妊娠肿胀辨证配膳如下：脾虚型宜食山药车前子粥（生山药30克，车前子9克，粳米100克共煮粥）、鲤鱼煲冬瓜（鲤鱼1条，冬瓜100克共煮熟，加少量盐，油调味，吃鱼喝汤）；肾虚型多食羊腰羹（羊腰2具，肉苁蓉20克，胡椒5克，陈皮5克，草果5克，葱、姜、盐各适量同煮熬汤，作羹食用）、黑鱼冬瓜汤（大黑鱼1条，冬瓜500克，调料适当加水煎汤）；气滞型可食用鲫鱼羹（大鲫鱼500克，大蒜1头，胡椒3克，陈皮3克，缩砂仁3克，荜拨3克熬汁）、冬瓜苏叶汤（冬瓜100克，苏叶5克同放入锅内煮熟）。

六、鉴别诊断

1. 与子悬的鉴别

子悬以心腹胀满，呼吸不畅，甚或气促，烦躁不安为主，肢体面目无肿胀之症。

2. 与子满的鉴别

子满发于妊娠中期，以腹大异常，遍身浮肿，甚至喘促不得卧为主证。相当于西医的羊水过多。

本章小结

在妊娠期间，发生与妊娠有关的疾病称为“妊娠病”，也叫“产前病”。妊娠病的发病原因，不外乎外感六淫，情志内伤以及劳逸过度、房事不节、跌仆闪挫等。妊娠病的治疗原则，是治病与安胎并举。具体治疗大法有三：补肾、健脾、疏肝。在具体选方用药时，有“汗、下、利”三禁之戒。应本着“衰其大半而止”的原则，中病即止，以免伤胎。

本章复习思考题

1. 妊娠病的治疗原则是什么？妊娠期间用药应注意什么？

妊娠病的治疗原则是治病与安胎并举，胎元异常及胎堕难留时宜及时下胎益母。妊娠期间凡峻下、滑利、祛瘀、破血、耗气、散气以及一切有毒之品，都应禁用或慎用。但在病情需要的情况下，也可适当选用，所谓“有故无殒，亦无殒也”。惟须严格掌握剂量，并“衰其大半而止”，以免动胎伤胎。

2. 恶阻病机与一般呕吐病机有何不同？试述恶阻的辨证及治疗要点？

恶阻孕后血聚养胎，冲脉之血相对不足，冲气较盛，而冲脉又隶于阳明，冲气上逆循经犯胃，胃失和降所致。临床上根据呕吐物的性状（色、质、气味），结合兼证、舌脉，以辨寒、热、虚、实。恶阻的治疗重在调气和中，以降逆止呕，用药宜忌升、散之品。同时注意饮食情志的调节及服药方法。

3. 胎漏、胎动不安在妊娠早期类似于西医学的何种疾病？发病机理是否相同？为什么？

两者在妊娠早期相当于西医学的先兆流产。两者发病机理不同：胎漏的主要发病机理是冲任不固，不能摄血养胎；而胎动不安的主要发病机理则为冲任气血失调，胎元不固。二者有程度上的差异，相对而言，前者病轻，后者病重。

4. 试述胎漏、胎动不安的发展转归。

在妊娠早中期发生胎漏、胎动不安者，常为堕胎、小产之先兆，相当于现代医学之先兆流产，经过治疗出血迅速停止，兼证消失，多能继续妊娠；若在妊娠中晚期发生胎漏，则类似于西医学的前置胎盘，诊疗中应予高度重视。若阴道流血逐渐增多，兼证加重，结合有关检查，确属胎堕难留者，切不可再行安胎，宜以去胎益母为要。概括而言：出血控制，腰酸腹痛消失，继续妊娠；出血量多，腰酸腹痛加重，发展为堕胎或小产。

5. 临床如何防治滑胎？

掌握“预防为主、防治结合”的措施。体现在：(1)未孕前的调治；(2)孕后的保胎治疗；(3)注意服药时限。

6. 试述子肿的临床表现和用药注意事项。

临床表现：(1)水肿征象；(2)气肿征象；(3)隐性水肿。用药注意事项：按照治病与安胎并举的原则，随证加入养血安胎之品。慎用温燥、寒凉、滑利之药，以免伤胎。

第九章

产后病

产妇在新产后或产褥期内发生的与分娩有关的疾病，称为"产后病"。新产之妇，气血两虚，元气虚损，抗病能力差。倘摄生不慎，则易引起各种产后疾病，如因七情所伤，或因六淫所袭，或为饮食不慎，或为房劳所损，或产房不洁，或劳逸失度，或接生不得法等，都是造成产后病的主要原因。正如陈自明所云："犯时微若秋毫，成病重如山岳。"产后疾病最主要的病因是由于气血亏损，或瘀血停留所致。其发病机理大致可以概括为三个方而：一是失血过多，亡血伤津，虚阳浮散，或血虚火动，易致产后血晕、产后痉症、产后发热、产后大便难等；二是瘀血内阻，气机不利，血行不畅，或气机逆乱，可致产后血晕、产后腹痛、产后发热、产后身痛、恶露不绝等；三是外感六淫或饮食房劳所伤等，导致产后腹痛、产后痉证、产后发热、产后身痛、恶露不绝等。

产后疾病的诊断在运用四诊的基础上根据新产特点，还须注意"三审"，即先审小腹痛与不痛，以辨有无恶露的停滞；次审大便通与不通，以验津液之盛衰；三审乳汁的行与不行以及饮食之多少，以察胃气的强弱。同时了解产时情况，如分娩方式、出血多少、有无产伤等，并结合产后有无发热、恶寒、出汗多少，有无身痛、尿频、尿闭等临床症状，或配合必要的辅助检查及参以脉诊，运用八纲进行综合分析，及时诊治。在古代医籍中，对新产疾病颇为重视，不但论述了亡血伤津的情况下产生的“新产三病”，即《金匮要略》云“新产妇人有三病，一者病痉，二者病郁冒，三者大便难”；而且指出了急重症“三冲”、“三急”的危害性。如《张氏医通》所论的“三冲”，即冲心、冲肺、冲胃。其临床表现：冲心者，心中烦躁，卧起不安，甚则神志不清，语言颠倒；冲肺者，气急，喘满，汗出，甚则咳血；冲胃者，腹满胀痛，呕吐，烦乱。张氏还指出：“大抵冲心者，十难救一；冲胃者，五死五生；冲肺者，十全一二。”该书又提出产后“三急”曰：“产后诸病，惟呕吐、盗汗、泄泻为急。三者并见必危。”

产后病的治疗应根据亡血伤津、瘀血内阻、多虚多瘀的特点，本着“勿拘于产后，亦勿忘于产后”的原则，结合病情进行辨证论治。《景岳全书》说“产后气血俱去，诚多虚证。然有虚者，有不虚者，有全实者。凡此三者，但当随证随人，辨其虚实，以常法治疗，不得执有诚心，概行大补，以致助邪。”此种论述，颇为中肯，实为产后随证诊治之要领。选方用药，必须照顾气血，以大补气血为主。故古人有“产后宜温”之说法。产后用药，或补或攻，或凉或热，必须要针对病情灵活掌握，应遵循中医的“辨证论治”法则，如虚者宜补，热者宜清，寒者宜温。但用药必须兼顾气血，即开郁勿过耗散，消导必兼扶脾，寒不宜过于温燥，热不宜过于寒凉，应因人因证，灵活掌握。勿犯虚虚实实之戒。同时，应掌握产后用药“三禁”，即禁大汗以防亡阳、禁峻下以防亡阴、禁通利小便以防亡津液。

古人认为产后病的预防要注意四戒，遵循四字真言。产后四戒：即一戒怒气、二戒勉强起居、三戒七日内沐浴梳头、四戒早食荤腥厚味。四字真言即是一曰静；二曰淡；三曰乐；四曰坐。若能按古人这些告诫调护新产之妇，即可促进产后身体复元，减少产后病发生。同时注意调护，适寒温、节饮食、和情志、禁房事。注意外阴及乳房卫生和恶露情况。有产伤应及时修复,因急产或滞产疑有产道感染者,必要时应做预防性治疗,以免邪毒为患。

第一节 产后恶露不绝

一、概述

胎盘从附着于子宫的部位剥离后,子宫面有出血,血液及子宫腔内清除的产物、黏液等混合从阴道排除,即恶露。故恶露是产褥期从阴道排出的胞中余血浊液的统称。新产后3日内恶露血液成分多,称血性恶露或红恶露,其量较多。随着子宫逐渐缩复,出血减少,恶露含量减少而其色渐变淡,2周左右恶露呈白色或淡黄色,称白恶露。恶露一般在产后3周即净,红恶露一般不超过2周。若红色恶露持续3周仍淋漓不断者,称为“恶露不绝”,又叫“恶露不净”,或称“恶露不止”。本病首见于《金匮要略》,谓“恶露不尽”。《诸病源候论》有“产后恶露不尽候”、“产后恶露不尽腹痛候”。《千金翼方》称“恶露不尽”、“余血不尽”、“子血不尽”、“留血不尽”。至《外台秘要》始见“恶露不绝”之名,并沿用至今。正常恶露一般在产后3周左右排净,若1个月而净,量、色、质正常,无其他症状者,不作病论。

二、病理机制

中医学认为本病的发病机理,主要为冲任不固、气血运行失常所致。恶露乃血所化,源于血海,出于胞中,气血调和,冲任健固,胞宫缩复功能正常,则恶露排出期、量有度;反之,若气虚失于统摄,热迫血液妄行,冲任失固或瘀阻冲任,胞宫缩复功能失常,致使恶露至期不尽。早在公元600多年,恶露不绝之候已为当时医家所重视。隋·《诸病源候论》首列“产后血露不尽候”,认为本病发生的原因，为“新产而取风凉，皆令风冷搏于血，致使血不宣消，蓄积在内，则有时血露淋漓不下尽”。宋代《妇人良方大全》立“恶露不绝”之病，指出“夫产后恶露不绝者，由产后伤于经血，虚损不足。或分娩之时，恶血不尽，在子腹中，而脏腑挟于宿冷，致气血不调故令恶露淋沥不绝也”。明代《景岳全书·妇人规》气虚不能收摄与火热而致血不藏的见解，迄今对临床仍具有重要指导意义。

本病相当于西医学晚期产后出血。晚期产后出血是分娩24小时后至产后6周内发生的子宫大量出血。其原因主要为胎盘、胎膜残留；或胎盘附着部因感染而复旧不全；或剖宫产术后，子宫壁创口感染、坏死、伤口愈合不良，或肠线溶解，血管重新开放。此外，若产妇患有子宫黏膜下肌瘤、子宫内膜炎、子宫滋养细胞肿瘤等，也可引起晚期产后出血。本病多发生在产后1～2周，也有产后6周发病者，失血过多可导致严重的贫血或休克。

三、诊断要点

1. 临床症状

产后血性恶露超过3周以上，仍淋漓不净者，常伴色、质或气味异常，小腹或胀、或坠、或痛，伴低热、乏力、心慌等全身症状，或阴道突然大量出血同时有血凝块排出，常可迅速进入休克状态。

2. 妇科检查

子宫较正常产褥期子宫大而软且伴有压痛，宫口松弛，内有血块及残留组织。

3. 辅助检查

血常规以了解感染和贫血情况，多提示贫血或炎性改变；宫腔分泌物培养或涂片检查；B超可提示宫腔内有无组织残留、子宫切口愈合情况；宫腔刮出物做病理检查时，可找到妊娠晚期的绒毛，或可见不同复旧状态的血管。若恶露持续日久不止，应高度警惕绒毛膜癌的可能性，可行诊断性刮宫及HCG检测，以利确诊。

四、辨证论治

产后恶露不绝，有虚实寒热之分。《医宗金鉴》指出辨证时应“审其血之色，或污浊不明，或浅淡不鲜，或臭，或腥，或秽，辨其为实为虚而攻补之”。一般来说，恶露量多，色淡红，质清稀，无臭味者，多属气虚；恶露色红或紫，质稠而腥臭者，多属血热；恶露色黯，有血块，多属瘀血。结合伴随证、舌脉分析，更为确切。如气虚型多不发热、小腹感空坠；血热型伴有潮热、小腹无所苦，若伴有壮热应考虑邪毒感染；血瘀型小腹疼痛拒按。

产后恶露不绝常分三型，一是气虚不能收摄；二是血热扰冲，迫血下行；三是瘀血不尽，新血难安。治疗遵循“虚则补之，热则清之，瘀则行之”的原则，以调理冲任为大法。气虚者，益气摄血，固冲止血；血热者，清热凉血，固冲止血；血瘀者，活血化瘀，调冲止血。临证尚需注意“产后多虚多瘀”的特点，遣方用药勿忘于产后，因虚者，勿补摄太过以免留瘀；因于热者，勿过用苦寒反致化燥伤阴；因于瘀者亦勿攻破太甚，以免耗血动血。使气血调和，冲任得固，则恶露自止。

1. 气虚型

(1)症状：产后恶露过期不止，量多或淋漓不断，色淡红，质清稀，无臭味。面色㿠白，精神疲惫，四肢无力，气短懒言，小腹空坠，舌质淡白，苔薄白，脉细弱。

(2)治法：补气摄血止血。

(3)代表方：补中益气汤加减。

(4)常用药：黄芪 15 克，甘草 3 克，人参 10 克，当归 10 克，陈皮 6 克，升麻 3 克，柴胡 6 克，白术 10 克，阿胶 10 克，艾叶 10 克，益母草 10 克。

2. 血热型

(1)症状：产后恶露过期不止，量较多，色紫红，质稠黏，有臭味。面色潮红,口燥咽干。舌质红,苔黄,脉细数。

(2)治法:养阴清热、凉血止血。

(3)代表方:保阴煎加减。

(4)常用药:生地15克,熟地10克,白芍10克,山药10克,续断10克,黄芩6克,黄柏10克,甘草3克,益母草10克,马齿苋15克。

3. 血瘀型

(1)症状:产后恶露淋漓不尽,涩滞不畅,量少,色紫黯有块,小腹疼痛拒按,舌质紫暗或有瘀斑,脉细涩。

(2)治法:祛瘀生新、理血归经。

(3)代表方:生化汤加减。

(4)常用药:当归25克,川芎10克,桃仁6克,干姜3克,甘草3克,吴茱萸10克,艾叶10克,炒蒲黄10克,五灵脂10克。

产后恶露不绝的辨证论治见表9-1。产后恶露不绝分型治法代表方见图9-1。

表9-1　产后恶露不绝的辨证论治

证型	临床表现特点	治法	代表方
气虚型	产后恶露过期不止,量多或淋漓不断,色淡红,质清稀,无臭味。面色㿠白,精神疲惫,四肢无力,气短懒言,小腹空坠,舌质淡白,苔薄白,脉细弱	补气摄血止血	补中益气汤加减
血热型	产后恶露过期不止,量较多,色紫红,质稠黏,有臭味。面色潮红,口燥咽干。舌质红,台黄,脉细数	养阴清热凉血止血	保阴煎加减
血瘀型	产后恶露淋漓不尽,涩滞不畅,量少,色紫黯有块,小腹疼痛拒按,舌质紫暗或有瘀斑,脉细涩	祛瘀生新理血归经	生化汤加减

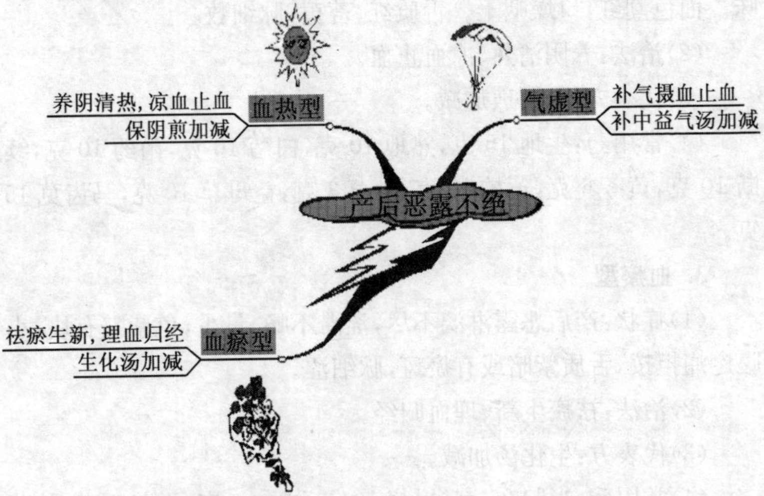

图 9-1　产后恶露不绝分型治法代表方

五、预防调摄

1. 调护脾胃

产后气血俱伤，脾胃虚弱，运化较差。因此既要注重营养，又要饮食适度。食物应清淡易消化，以鱼、肉、新鲜蔬菜、豆制品为主。不宜吃生冷或辛热、煎炒肥腻的食品。量要适度，以少量多餐为宜，不宜过饱，更不宜早补、大补。特别是恶露不绝者，过早地进补人参、桂圆、荔枝等可使恶露不得下达，造成腹痛、淋沥不净等症状。

2. 护理适寒温

产后腠理松疏，营卫不固。如《胎产心法》云："凡新产骤虚，最忌着寒，寒则血气凝滞，诸变亢生。气遇寒则滞，血遇寒则凝，气滞血瘀，恶露不下，瘀血内阻胞宫，不能畅行，造成恶露不绝之病痛。"

3. 腹带法预防

为了防止产后恶露不绝，历代医家也极为重视预防。如医家朱小南，继承发展了祖国医学的固有方法——腹带法，即在生产之后就在腹壁上放棉花4～5层，用软布围而缚住。其作用是稍加压力能帮助子宫复旧；使腹部温暖，防止固摄无力引起恶露不绝；防止腹壁松弛，减少内脏下垂的发生。是值得推荐的简单易行的方法。

4. 注意产褥期的卫生

产褥期机体抵抗力相对低下，易感邪为患。临床上不少恶露不绝的患者，究其原因，与产褥期不注意卫生有很大的关系。如生产过程器械、草纸、内裤等消毒不够严密，感染湿热，使热扰胞宫，或感受寒邪，寒凝气滞影响恶露下达，造成恶露不绝。又如产后不禁房事，既损伤肾气又致外邪侵入，引起恶露不绝。因此注重产褥期的卫生，是预防或减轻恶露不绝的重要措施。

5. 新法接生，做到无菌操作

产后必须检查胎盘、胎膜是否完整，不全时应及时清宫。产后保持外阴清洁，合理使用抗生素预防感染。产后适当活动，以促进子宫复原。对淋漓不断久治不愈者，在排除其他因素后，应警惕绒毛膜癌之可能，必须做进一步检查。

根据恶露不绝的辨证分型，历代医家总结如下食疗要点：属中气虚证或血虚证者，其膳食应以补虚为主，食以鸡汤，红枣汤，红糖水，米粥等营养高易消化之食物，以扶正固本，促进产后迅速恢复体力，如黄芪当归粥（黄芪15克，当归10克，粳米100克，红糖50克共煮粥）；参芪粥（黄芪20克，党参15克，白术12克，大米60克共煮粥）；黄芪炖乌鸡（党参30克，黄芪15克，乌鸡肉200克共炖）。气虚者忌贪食生冷黏腻之物，如冰冻饮品及油炸熏烤食品，以免损伤脾胃。属血热证或血瘀证者，应服养阴清热，凉血止血之食品，或活血化瘀，固冲止血之食品，但两者均应辅以养血生血之品，以祛邪而不伤正。如益母草木耳糖水（益母草50克，黑木耳10克，白糖50克加水共煎）；又如红鸡冠花和鸡蛋一起水煎，顿服鸡蛋具有活血化瘀的功效。

六、鉴别诊断

1. 与产后血崩的鉴别

产后血崩是分娩后或新产后未满4周，阴道发生大量出血，而不是淋漓少量，也不是时多时少。

2. 与产后发热的鉴别

若产后邪毒感染发热，其恶露也可能超过4周而未净，量也可见或多或少。但其恶露臭秽如败酱，伴体温升高、高热寒战。

第二节　产后缺乳或乳汁不行

一、概述

产妇在哺乳开始就乳汁分泌稀少，或乳房不胀、乳汁全无；或开始哺乳正常，后因发热或情志所伤，乳汁骤减，不能或不够喂养婴儿者，称为“产后缺乳”或“产后乳汁不行”。本病历代医家极为重视，早在隋代《诸病源候论》就有“产后乳无汁候”的记载，《经效产宝》中有“产后乳无汁”方论，《三因极一病证方论》称“乳脉不行”，《妇人大全良方》称为“产后乳少或止”。本病多发生在产后第2、第3天至半个月内，也可发生在整个哺乳期。若分娩时阴血骤失，元气大伤，短时间内缺乳，或哺乳期月经复潮后乳汁分泌减少，不属本病范畴。

二、病理机制

中医认为本病发生的主要机理是气血虚弱或气血失调而致。《妇人良方》就指出“妇人乳汁乃气血所化，其或不行者，皆由气血虚弱，经络不调所致”。乳房属胃，乳头属肝，乳汁由气血所化生，来源于中焦脾胃。《女科经纶》引程若水“胎既产，则胃中清纯津液之气，归于肺，朝于脉……流入乳房，变白为乳”之说，就较清晰而系统地阐述了乳汁的生化途径。所以素体气血不足，产时失血耗气，或脾胃虚弱，生化无源，致气血亏虚而不能化血生乳，恰如《傅青主女科》云：“无气则乳无以化，无血则乳无以生。”除了生化来源，乳汁的分泌能否顺利畅通，还需依赖于肝气的疏泄，只有肝气条达，气机畅通，乳汁才能正常分泌。《傅青主女科》云：“少壮之妇，于生产之后，或闻丈夫之嫌，或听翁姑之谇，遂致两乳胀满疼痛，乳汁不通……”所以产后若情志受伤，肝失条达，气机不畅，经脉涩滞，阻碍乳汁运行，亦可导致缺乳或乳汁不行。另外《景岳全书·妇人规》在冲任虚弱，气血不足以致无乳病机的基础上，又提出了“肥胖妇人痰气壅盛，乳滞不来”的缺乳病因和治疗，进一步丰富了本病的理论。综上所述，缺乳的病因有气血化源不足之虚证和肝气郁结，乳汁运行受阻之实证两种，临床以虚证多见。

本病相当于西医的“乳汁分泌不足”。西医学认为，乳汁的分泌与乳腺的发育、精神因素、哺乳方式及全身情况密切相关。垂体功能低下或孕期胎盘功能不全时，促性腺激素，促肾上腺皮质激素，生长激素以及雌、孕激素分泌不足，有碍乳腺的发育，影响产后乳汁分泌。产后营养不良、精神恐惧或抑郁，可直接影响丘脑下部，使垂体泌乳素分泌减少，影响乳汁的分泌。哺乳次数太少或乳汁不能及时排空，经常造成乳汁郁积，也将影响乳汁的分泌。另外产后患病（如发热、感冒、腹泻等）亦可引起缺乳。

三、诊断要点

1. 临床症状

产妇在哺乳期中，乳汁甚少或全无，不足以喂养婴儿。伴乳房不胀，或乳房胀痛。

2. 妇科检查及辅助检查

乳腺发育正常。乳房柔软而不充盈，无胀痛，加压乳房排出乳汁很少或无，乳汁多为清稀状，或乳房胀满，乳腺成块，挤压乳汁，疼痛难出。此外还应注意有无乳头凹陷和皲裂造成哺乳困难，乳汁壅积不通，有无先天性乳腺发育不良。

四、辨证论治

缺乳分虚实两端，有脾胃虚弱，气血不足，乳汁乏源以及肝气郁结，痰气壅阻，乳络不通。本病的辨证关键为乳房的软胀，乳汁的稀稠，结合全身症状与舌脉分辨虚实。虚证者乳房柔软，不胀不痛，挤压乳汁点滴而出，质清而稀；实证者乳房胀满疼痛，乳腺成块，挤压乳汁时，疼痛难出，质稠或黄稠。

对于虚证，补气血、健脾胃，鼓励多进饮食，兼以通行。对于实证，以泻实为则，同时预防发生乳痈。宋代陈无择《三因极一病证方论》指出"产妇有二种乳脉不行，有气血盛而壅闭不行者，有血少气弱涩而不行者，虚当补之，盛当疏之。"清代《傅青主女科》在治法和方药上有新的认识。如因气血虚弱而缺乳，认为"血之代乳，又不老气之所化为尤速……乳全赖气之力，以行血而化之也……治法宜补气以生血。"肝气郁结者，治宜"大舒其肝木之气，而阳明之气血自通，而乳亦通也，不必专去通乳也，方名通肝生乳汤。"傅氏治疗缺乳，所重在"气"，反对专事通乳，而是寓通于补或疏之中，其治则之严谨，配伍之精妙，匠心独具。

1. 气血虚弱型

(1)症状：产后乳汁少甚或全无，乳汁稀薄，乳房柔软无胀感。面色少华，神疲食少。舌质淡，苔薄白。脉细弱。

(2)治法：补气养血，佐以通乳。

(3)代表方：通乳丹。

(4)常用药：人参 30 克，生黄芪 30 克，当归 30 克，麦冬 15 克，木通 3 克，桔梗 6 克，七孔猪蹄 2 只。

2. 肝郁气滞型

(1)症状:产后乳汁涩少,浓稠,或乳汁不下,乳房胀满而痛。胸胁满闷,食欲不振,或身有微热。舌质淡,苔薄白,脉细弦。

(2)治法:疏肝解郁,通络下乳。

(3)代表方:下乳涌泉散。

(4)常用药:当归 30 克,川芎 10 克,天花粉 10 克,白芍药 15 克,生地黄 10 克,柴胡 6 克,青皮 6 克,漏芦 10 克,桔梗 6 克,通草 10 克,白芷 10 克,穿山甲 10 克,王不留行 10 克,甘草 3 克。

产后缺乳或乳汁不行的辨证论治见表 9-2。产后缺乳或乳汁不行分型治法代表方见图 9-2。

表 9-2 产后缺乳或乳汁不行的辨证论治

证型	临床表现特点	治法	代表方
气血虚弱	产后乳汁少甚或全无,乳汁稀薄,乳房柔软无胀感。面色少华,神疲食少。舌质淡,苔薄白。脉细弱	补气养血佐以通乳	通乳丹
肝郁气滞	产后乳汁涩少,浓稠,或乳汁不下,乳房胀满而痛。胸胁满闷,食欲不振,或身有微热。舌质淡,苔薄白,脉细弦	疏肝解郁通络下乳	下乳涌泉散

五、预防调摄

1. 孕前调治

素体虚弱,或素性抑郁者,宜加强营养,注意休息,调畅情志;形体肥胖者,宜加强锻炼,减少脂肪;尽早诊治先天性乳腺发育不良者。

2. 孕期保健

妊娠期间加强营养,及时纠正孕期贫血。调畅情志,清洁乳房。对乳头凹陷者,应经常牵拉乳头及时纠正;穿宽松的内衣。

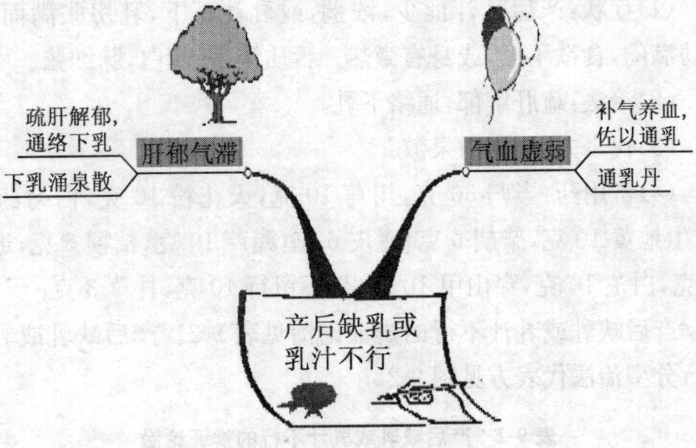

图 9-2　产后缺乳或乳汁不行分型治法代表方

3. 产后调摄

(1)保持乐观、舒畅的心情；饮食富于营养而不过于滋腻，水分须充足，禁食辛辣刺激及生冷食物；生活有规律，睡眠充足；穿着宽松。

(2)养成良好的哺乳习惯，及早开乳，定时哺乳使乳房盈虚有节。初生儿在产后 6～8 小时即可哺乳，一般每隔 3～4 小时哺乳 1 次为宜。

(3)哺乳前，乳母要在哺乳前洗手，并用温开水清洗乳头，避免婴儿吮乳时带入不洁之物而发生胃肠疾病。

(4)乳头内陷者，经常牵拉，并勤用温湿毛巾擦洗乳头，防止乳头皲裂造成哺乳困难。发现乳汁较少，要及早治疗，若时间过久，乳腺上皮细胞萎缩，药石难以奏效。

医家向来重视产后调养，唐·《千金要方》就收载了治"妇人乳无汁"的二十一首下乳方，较常用的药物为钟乳石、通草、麦冬、漏节、瓜蒌根及血肉有情之品的猪蹄、鲫鱼等。但现在社会不乏产后盲目进补的现象，科学的产后膳食需要遵循一定的原则，即营养全面，易于消化，汤水充足，辨证配餐。产后气血大伤，故产褥期需高蛋白高脂饮食，并应富含钙、磷、矿物质及维生素，如清炖鸡汤、清蒸鲫鱼汤及排骨汤等；产后1～2天，产妇体力不支，胃肠功能比较差，因此新产后应进食味道清淡，容易消化，清洁卫生的饮食，另外注意饮食中对乳儿产生不良影响的成分，过食凉性或油腻食物会引起乳儿腹泻。在烹调青菜、大白菜时，可加数片生姜去寒气；由于产创出血，耗伤津液，加之汗多伤津，所以产妇需多食汤水，因为"保津即保乳，津足乳自多"。可多饮米汤，即煮粥时，煮沸后上层滚浮稠浓成泡沫形状的浓汁。将该汁代茶温饮，具有和胃生津，充养乳汁的功效，实在是价廉物美的绿色食品。

产后缺乳原因有二：一为气血虚弱，乳生无源；二为乳络不调，乳汁不通。根据本病的辨证分型，也应辨证配膳。气血虚弱型：当归黄芪猪蹄汤（当归12克，生黄芪30克，王不留行9克，炮山甲3克，木通6克，猪蹄2只，姜、葱、盐、绍酒各适量）；八宝鸡汤（党参、茯苓、炒白术、白芍各9克，炙甘草、川芎各6克，熟地、当归各12克，肥母鸡1只，猪肉、猪杂骨各500克，葱、姜各适量）；章鱼煲花生（章鱼约30克，花生50克，生姜2片）。肝郁气滞型：木瓜橘叶鲢鱼头汤（木瓜50克，鲢鱼头1个，橘叶10克）；菠菜红萝卜汁（菠菜60克，红萝卜1/4个，苹果半个，柠檬1/8个，冰糖1小块）；用豆浆500克，海带100克，佛手9克共煮汤顿服，也具有理气通乳的功效；另外该型的外治法亦相当实用，乳房用热水或用葱汤熏洗，或用橘皮煎水热湿敷，也可达到宣通下乳的作用。

六、鉴别诊断

与乳痈的鉴别

乳痈发生乳汁淤滞不通时也表现为缺乳，但乳痈初起有恶寒发热，乳房红肿热痛，继而化脓成痈。

第三节　产后发热

一、概述

产褥期以发热为主症、可持续发热不减。或突然高热，并伴有其他症状者，称为“产后发热”。早在《金匮要略》已有关于本病的记载，《诸病源候论》载“产后虚热候”、“产后寒热候”，《陈素庵妇科补解》立“产后发热”专论多篇。如在产后一二天内，由于阴血骤虚，营卫失调，有轻微的发热，不兼有其他症状，一般能自行退热，此为生理性发热，不是病态。或产后三四天内，泌乳期间有低热，俗称“蒸乳”。这种现象以后会自然消失，也不属病理范围。一般体温超过38℃才属产后发热。当然，持续性低热，不能自行退热，也属病态。产后发热为产妇死亡的四大原因之一，为危急重症，如处理不及时，可危及产妇生命。

二、病理机制

中医学认为产后发热主要是产时感染邪毒，正邪交争引起。《医宗金鉴·妇科心法要议》记载：“产后发热之故，非止一端。如食饮太过，胸满呕吐恶食者，则为伤食发热；若早起劳动，感受风寒，则为外感发热；若恶露不去，瘀血停留，则为瘀血发热；若去血过多，阴血不足，则为血虚发热。亦有因产时伤力，劳乏产热者。”隋、唐、宋多部名著典籍如《诸病源候论》、《千金翼方》、《陈素庵妇科补解》、《产育宝庆集》等对本病的病因病机及辨证论治又有了侧重不同的论述，指出本病可由外感、冒暑、瘀血、血虚等多种原因所致，《景岳全书·妇人规·产后发病篇》中则详述了“火证发热”与“阴虚发热”的证治，可作为临证参考。

故临证所见主要病机归纳为感染邪毒、血虚、血瘀发热及新产外感四种;感染邪毒。因分娩时的产伤和出血,元气受损,或因产后护理不慎,邪毒乘虚侵入胞宫,正邪相争,致令发热;血虚发热。产时失血过多,阴血骤虚,阳无所附,浮散于外,故令发热,多见于素体阴虚的患者;血瘀发热。产后恶露排出不畅,留阻胞中,气机瘀阻,郁而发热;外感发热。新产体虚,腠理不密,卫气不固,风寒客表,营卫不和,以致发热。

西医学认为产后发热多因产褥感染所致。产褥感染是由于分娩时或产褥期病原菌入侵生殖道而引起的生殖道感染,多局限于子宫内膜,并可通过各种渠道蔓延至各生殖器官和邻近组织乃至全身。由于早期表现为发热,故又称产褥热。本病病因有自身感染和外来感染两方面:自身感染由产妇体内原有的病原菌所引起。正常寄生于妇女阴道和宫颈的各种病菌,通常不致病,或者仅仅造成阴道和宫颈部分的炎症。当孕产妇健康状况不佳、贫血、营养不良或有慢性疾病时常可致病。妊娠后期继续性生活、分娩前后多次阴道操作、子宫内胎儿监护、胎膜早破和破膜后时间过长、第二产程延长、剖宫产和助产手术、软产道损伤、产后出血等,均可使致病菌上行入侵子宫创面并扩散至盆腔各器官和旁组织。外来感染是出于消毒隔离制度不严,或污染的器械、敷料、被褥等各种致病菌传染给产妇造成的。

三、诊断要点

1. 临床症状

产妇持续发热(分娩 24 小时后至 10 天内,用口表每日至少测试 4 次体温,连续 2 日达到或超过 38℃,或寒战后壮热不退或突然高热寒战,或发热恶寒,或乍寒乍热,或低热缠绵等)、腹痛和恶露改变(时多时少而且呈脓血性)为本病的三大症状。此外,由于发病部位不同、炎症范围和程度不同,表现的临床症状也随之而异。

2. 妇科检查

会阴等软产道感染，局部红、肿、发热，有炎性渗出物或脓液；子宫内膜炎、子宫肌炎者，可见子宫大而软，宫体压痛；输卵管炎时，可触到增粗的输卵管，或形状不规则的包块，触痛明显；盆腔结缔组织炎时，可触及宫旁组织增厚、压痛，骶韧带触痛明显。如限于一侧，子宫可被推向对侧，若侵及整个盆腔则形成“冰冻骨盆”。脓肿形成时，可在子宫直肠陷凹上触及波动感的包块。

3. 辅助检查

血常规出现白细胞及中性粒细胞增高，分类中性核左移现象。若白细胞数在$(10 \sim 15) \times 10^9/L$时，则无诊断价值，因产褥早期白细胞增多属正常状态；对高热持续不退及疑为败血症的患者，做血培养加药敏试验；宫腔分泌物培养加药敏试验亦可明确病原菌，指导用药；宫腔内组织残留，宫体肌层小脓肿或盆腔脓肿形成，B超有很高的诊断价值。

四、辨证论治

辨证应根据发热的特点（发热的时间与程度、热势、热型等），结合恶露的量、色、质、气味，及有无腹痛、头痛、乳房胀痛等症，结合舌脉进行辨证。若产后高热寒战持续不退，伴小腹疼痛拒按，恶露秽臭，心烦口渴，尿赤便秘，舌红苔黄，脉数有力则为感染邪毒；寒热时作，伴恶露不下或所下甚少，色黯挟块，腹痛拒按，块出痛减，舌紫黯或有瘀点、瘀斑，脉弦涩者为血瘀发热；产后恶寒发热，头痛鼻塞，咳嗽流涕，身痛无汗，舌淡苔白，脉浮紧为外感风寒证；产后发热恶寒，汗出恶风，头痛咽痛，咳痰黄稠，舌红苔薄黄，脉浮数为外感风热证；产后失血过多，低热缠绵，或日晡尤甚，伴面色苍白，头晕心悸，舌淡苔白，脉细数无力者为血虚发热。若高热神昏、惊厥，属产后发热危重症。另外，由于发热作为主症涉及的产后病较多，因此在辨证的过程中还必须注意兼症。同时结合妊娠时的情况、临产经过、产程长短、产时卫生及产后体质、产后脉象等综合观察分析，以便做出正确的诊断。

治疗产后发热，以调气血、和营卫为主。在选方用药上历代医家甚为注意，徐灵胎有“产后血脱，孤阳独旺，虽石膏、犀角对证亦不禁用”、“辛热之药，戕其阴而益其火，无不立毙”的见解，为“产后发热感染邪毒证”提供了有实践意义的施治原则和用药准绳。《沈氏女科辑要笺正》“新产发热，血虚而阳浮于外者居多，亦有头痛，此是虚阳升腾，不可妄投发散，以煽其焰，此惟潜阳摄纳，则气火平而热自已。如其恶露未尽，稍参宣通，亦即泄降之意，必不可过于滋填，反增其壅。感冒者，必有表证可辨，然亦不当妄事疏散，诸亡血虚家，不可发汗，先圣仪型，早已谆谆告诫。”故外感风寒之产后发热，因失血家不可发汗，只宜微辛疏解，慎投辛温发表之品；外感风热之产后发热，只宜辛凉清解，透邪外出，不可选用苦寒药物，恐其化燥伤阴与克伐中洲，影响乳汁的化生；血虚之产后发热，应在养心益气的同时，佐入甘淡滋阴之品。待营阴充足，阴阳调和，其热自平。至于发热惊厥者，应中西医结合，积极抢救。

1. 感染邪毒型

(1)症状：产后发热恶寒，或高热寒战，恶露量多或少，色紫黯如败酱，其气臭秽，小腹疼痛拒按，心烦口渴，小便短赤，大便燥结，舌质红，苔黄。脉数有力。

(2)治法：清热解毒，凉血化瘀。

(3)代表方：解毒活血汤加减。

(4)常用药：连翘10克，葛根10克，柴胡6克，枳壳10克，当归10克，赤芍10克，生地10克，红花10克，桃仁10克，炙甘草3克，金银花10克，黄芩10克。

2. 血瘀型

(1)症状：产后寒热时作，恶露不下或下亦甚少，色紫黯有块，小腹疼痛拒按。舌质紫黯或有瘀点。脉弦涩。

(2)治法:活血化瘀,清热和营。

(3)代表方:生化汤加减。

(4)常用药:当归10克,川芎10克,桃仁10克,干姜5克,炙甘草3克,红花10克,益母草10克,黄酒调服。

3. 血虚型

(1)症状:产后失血过多,身有微热、自汗,头晕心悸,腹痛绵绵,手足麻木。舌质淡,苔薄白。脉细或芤。

(2)治法:补血益气,调和营卫。

(3)代表方:八珍汤加减。

(4)常用药:当归10克,川芎10克,白芍10克,熟地10克,人参10克,白术10克,茯苓10克,炙甘草3克,大枣5枚,生姜3片。

4. 外感型

(1)症状:产后恶寒发热,头痛,肢体疼痛,无汗,或咳嗽流涕。舌苔薄白。脉浮紧。

(2)治法:疏解表邪,养血祛风。

(3)代表方:加味四物汤加减。

(4)常用药:当归10克,川芎10克,白芍10克,熟地10克,桂枝10克,大枣5枚,生姜3片,炙甘草3克。

产后发热的辨证论治见表9-3。产后发热分型治法代表方见图9-3。

表9-3 产后发热的辨证论治

分型	临床表现	治法	代表方
感染邪毒	产后发热恶寒,或高热寒战,恶露量多或少,色紫黯如败酱,其气臭秽,小腹疼痛拒按,心烦口渴,小便短赤,大便燥结,舌质红,苔黄。脉数有力	清热解毒凉血化瘀	解毒活血汤加减

续表

分型	临床表现	治法	代表方
血瘀型	产后寒热时作,恶露不下或下亦甚少,色紫黯有块,小腹疼痛拒按。舌质紫黯或有瘀点。脉弦涩	活血化瘀 清热和营	生化汤 加减
血虚型	产后失血过多,身有微热、自汗,头晕心悸,腹痛绵绵,手足麻木。舌质淡,苔薄白。脉细或芤	补血益气 调和营卫	八珍汤 加减
外感型	产后恶寒发热,头痛,肢体疼痛,无汗,或咳嗽流涕。舌苔薄白。脉浮紧	疏解表邪 养血祛风	加味四物 汤加减

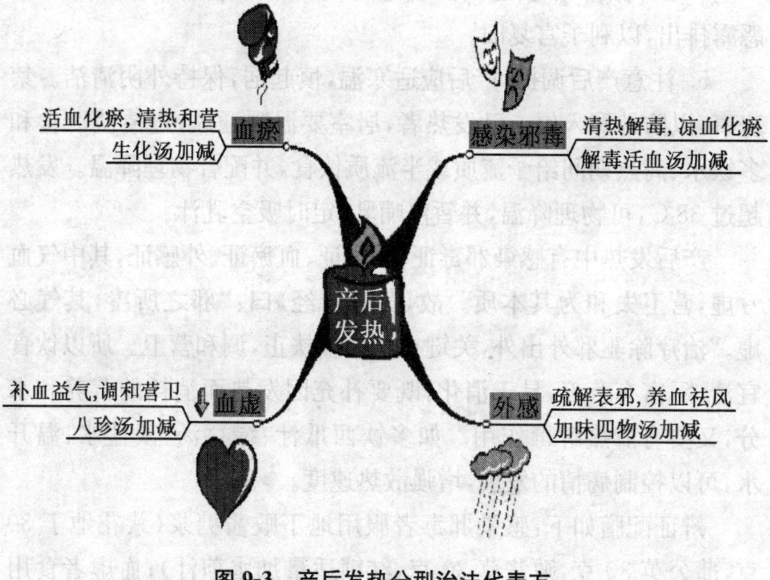

图 9-3 产后发热分型治法代表方

五、预防调摄

1. 加强孕期保健,妊娠晚期及初产后慎戒房事。注意均衡营养,纠正贫血。积极治疗感染性疾病、各种慢性病和并发症。尽量避免不必要的阴道检查,以防发生感染。

2. 严格遵守无菌操作规范。保护产道,尽量避免产道损伤及产后出血。有产伤者应及时缝合,认真处理软产道损伤,仔细检查有无胎盘和胎膜残留并及时清宫。

3. 预防性应用抗生素:剖宫产术后,产后出血,产后刮宫,或胎膜早破,手取胎盘,或产妇抵抗力低下,并发有内外科易于发生感染的疾病如糖尿病,贫血,甲状腺功能低下,慢性阑尾炎,胆道感染等的产妇,均宜预防性予以抗生素,防患于未然。尤其是对于感染邪毒所致产后发热,热退后仍需追踪观察,预防发生产后栓塞性静脉炎。

4. 产褥期产妇要适当活动,多取半卧位,有益炎症局限,促使恶露排出,以利子宫复旧。

5. 注意产后调护:产后应适寒温,慎起居,保持外阴清洁。禁房事,以防外邪入侵。已发热者,居室要温暖通风,进清淡饮食和多饮水、高热期间给予流质或半流质饮食,并配合物理降温。发热超过38℃,可物理降温,并暂停哺乳,定时吸空乳汁。

产后发热中有感染邪毒证、血虚证、血瘀证、外感证,其中气血亏虚,营卫失和为其本质。故《黄帝内经》曰:“邪之所凑,其气必虚。”治疗除驱邪外出外,关键在于补虚扶正,调和营卫。所以饮食宜清淡,富有营养,易于消化,既要补充因发热而消耗的营养和水分,又要有清热解毒作用。如多饮西瓜汁、绿豆汤、淡盐水、温开水,可以控制病情的发展,增强散热速度。

辨证配膳如下:感染邪毒者服用地丁败酱糖浆(紫花地丁30克,蒲公英30克,败酱草30克,红糖适量加水煎汁);血虚者食用山药桂圆炖甲鱼(山药30克,桂圆30克,甲鱼1只共煮至烂)、黄芪枸杞羊肉汤(黄芪15克,枸杞30克,精羊肉500克,生姜3片熬成汤);血瘀者进食川芎当归鱼头汤(川芎10克,当归30克,红枣

5枚，大鱼头2个，生姜3片，绍酒半杯共煮）、益母桃仁糖粥（益母草50克，桃仁10克，大米50克煮成稀粥，加红糖适量食用）；外感者服食鸡肉葱白粥（鸡肉500克，葱白30克，芫荽10克，红枣10枚，生姜15克，粳米100克共煮成粥）、荆芥粥（荆芥5克，薄荷3克，淡豆豉5克，粳米50克同煮为稀粥）。

六、鉴别诊断

1. 与乳痈的鉴别

乳痈发热乃因乳脉瘀阻，乳汁不得出，蕴久而发热。临床表现为乳房胀硬、红肿、热痛，甚则溃腐化脓。发热并伴有乳房局部症状是其特点。

2. 与产后淋症的鉴别

两者均可发热恶寒。但产后淋症有尿频、尿急、尿痛等膀胱刺激症状可作鉴别。

第四节　产后自汗盗汗

一、概述

产妇产后涔涔汗出，持续不止者，称为“产后自汗”，又称“产后汗出不止”；若产妇睡后汗出湿衣，醒来即止者，称为“产后盗汗”。属产后“三急”症之一。《金匮要略》最早论述了本病，称为“产后多汗出”。《千金要方》有“产后虚羸盗汗”、“产后体虚寒热自汗出”、“产后风寒汗出不止”之病名。《校注妇人良方》首见“产后自汗盗汗”之病名。

新产后气血偏虚，阴阳暂失平衡，卫阳失固，腠理不密，汗出较平时偏多，睡眠、饮食和活动时更加明显，数日后随气血渐变，营卫和调而褥汗自止，属正常生理现象，不作病论。

二、病理机制

中医认为本病主要机理是产后气血虚弱，卫阳不固，津液外泄，或阴血不足，阴虚内热，阳浮不敛，迫津外溢所致。早在《诸病源候论》就有详尽阐述："夫汗由阴气虚，而阳气加之，里虚表实，阳气独发于外，故汗出也。血为阴，产则伤血，是为阴气虚也。气为阳，其气实者，阳加于阴，故令汗出。而阴气虚弱不复者，则汗出不止也。"

气虚自汗　素体虚弱，复因产后耗气伤血，气虚愈甚，卫阳不固，腠理疏松，以致阳不敛阴，阴津妄泄而自汗出。恰如《内经》曰："阳者，卫外而为固也。"

阴虚盗汗　素体阴血不足，产后失血，阴血愈亏，阴虚内热，迫津外出而为盗汗。诚如《妇人大全良方》云："气为阳，其气实者，阳加于阴，故令汗出。"

西医认为主要是产后体质虚弱，中枢神经处于抑制状态，毛细血管舒张，汗腺开放而致。

三、诊断要点

1. 临床症状

新产后出现汗出过多，持续时间长，不能自收动则益甚者为"产后自汗"。睡中汗出，醒来自止者，称为"产后盗汗"。两者以出汗多为主要症状，自汗者伴见气短乏力、语声低怯、面色㿠白等症状；盗汗者伴见五心烦热、口干咽燥、头晕耳鸣等症状。

2. 妇科检查

无异常发现。

3. 辅助检查

无异常发现。

四、辨证论治

根据汗出特点及伴随症状以辨自汗，盗汗。傅青主云："自汗阳亏，盗汗阴虚。"即自汗由阳亏所致且白天汗多；盗汗则由阴亏所致且夜间汗多。《医宗金鉴·妇科心法要诀》所提出"头汗阴虚阳上越，周身大汗是亡阳"的汗出危候，临证虽甚罕见，但应警惕重视。

本病着重在虚，但有气虚、阴虚之别，治法各异。气虚者，当益气固表。阴虚者，宜养阴潜阳敛汗。清·《傅青主妇科》论"产后盗汗与内科杂证之盗汗不尽相同，治疗时强调产后亡血伤津的病理，重视调治气血"。唐·《经效产宝》录载有疗产后汗出不止的方剂，药用黄芪、白术、牡蛎、茯苓、防风、干地黄、麦冬、大枣。以玉屏风散为基础方，益气固表，加养阴生津及收涩之品，配伍颇为周全，堪资临证效法。产后宜温，恶露应下，这是产后用药的大法，然产褥期出现的盗汗、自汗是以气血亏虚为主的虚证，确需用补养之法，但用药时一定要兼顾恶露，当问恶露之有无、量之多少、腹痛或感邪等情况，不得滥用补法。

1. 气虚自汗

(1)症状：产后汗出较多，不能自止，动则汗甚，时或恶风，面色㿠白，气短懒言，语声低微，倦怠乏力。舌质淡边有齿痕，苔薄。脉细弱。

(2)治法：补气固表，和营止汗。

(3)代表方：黄芪汤。

(4)常用药：生黄芪 15 克，白术 15 克，防风 3 克，熟地 15 克，茯苓 15 克，煅牡蛎 30 克，麦冬 15 克，甘草 10 克，大枣 5 枚。

2. 阴虚盗汗

(1)症状：产后睡中汗出，醒来即止。面色潮红，头晕耳鸣，口燥咽干，或五心烦热，午后较甚，腰酸膝软。舌质红，苔少，脉细数。

(2)治法：益气养阴、生津敛汗。

(3)代表方:止汗散加减。

(4)常用药:人参15克,当归15克,熟地15克,麻黄根12克,黄连10克,浮小麦10克,山萸肉15克,煅牡蛎(先煎)30克,大枣5枚。

产后自汗盗汗的辨证论治见表9-4。产后自汗盗汗分型治法代表方见图9-4。

表9-4　产后自汗盗汗的辨证论治

证型	临床表现特点	治法	代表方
气虚自汗	产后汗出较多,不能自止,动则汗甚,时或恶风,面色㿠白,气短懒言,语声低微,倦怠乏力。舌质淡边有齿痕,苔薄。脉细弱	补气固表和营止汗	黄芪汤
阴虚盗汗	产后睡中汗出,醒来即止。面色潮红,头晕耳鸣,口燥咽干,或五心烦热,午后较甚,腰酸膝软。舌质红,苔少。脉细数	益气养阴生津敛汗	止汗散

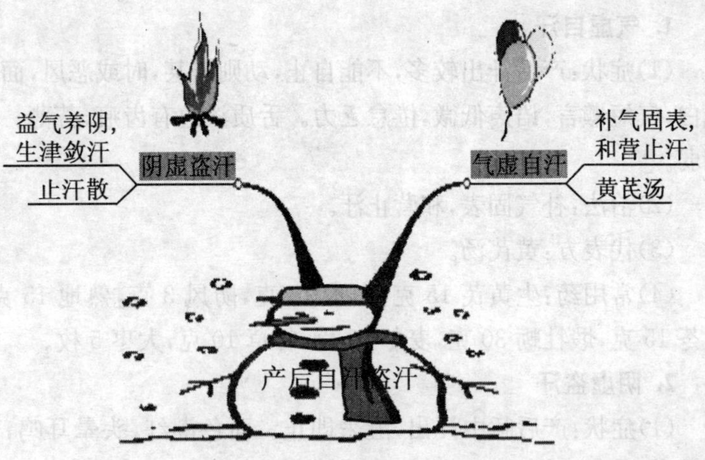

图9-4　产后自汗盗汗分型治法代表方

五、预防调摄

1. 汗出之时当避风寒，以防感冒，汗出之后及时揩拭，最好用热毛巾揩后再用干毛巾擦干。

2. 汗出过多者应经常更换内衣，保持清洁。

3. 产后稍有汗出是正常生理现象，如汗出较多者还必须注意增强抵抗力。

4. 正值炎暑，汗出过多者，要注意空气流通。

产后自汗多属阳虚，盗汗多属阴虚。因而在食调方面着重补气养阴，如食用当归、黄芪、阿胶、鳖甲、冬虫夏草、鸡汤、肉汤、鱼汤等；产后自汗、盗汗，易耗气伤阴。产妇宜饮用藕汁、牛奶或雪梨猪瘦肉汤、黄芪山药粥、水果、蔬菜等，益气养阴，并有预防产后阴津亏损而致便秘；汗出太过，筋脉失荣，易发痉症，在滋肝补肾之中，增加钙质之品，如鳖甲乌鸡汤、黄芪乌鸡汤、当归鲤鱼汤、黄芪猪骨汤等。

辨证配膳如下：气虚自汗者宜食用黄芪枸杞炖乳鸽（生黄芪30克，枸杞子30克，乳鸽1只，生姜3片，绍酒两汤匙共炖）、黄芪党参炖水鱼（黄芪30克，党参30克，桂圆肉15克，陈皮9克，水鱼1只，绍酒两汤匙共煮）；阴虚盗汗者宜进食冬虫夏草炖水鸭（冬虫夏草15克，沙参30克，玉竹30克，水鸭1只，生姜3片，绍酒两汤匙共炖）、杏仁燕窝百合饮（南杏仁15克，北杏仁15克，百合30克，鸡蛋1只，燕窝50克，冰糖适量共煎浓汁）。

第五节 产后腹痛

一、概述

产妇分娩后至产褥期，出现以小腹疼痛为主症者称“产后腹痛”，亦称“儿枕痛”。宋代陈自明《妇人大全良方》首见“儿枕痛”一名。隋代巢元方《诸病源候论》记载有产后恶露不尽腹痛候、产后腹中痛候、产后小腹痛候。产妇分娩后，常有小腹部阵发性疼痛，乃产后子宫缩复所致，持续 3～5 天可逐渐消失，属生理现象。若小腹疼痛阵阵加剧，或腹痛连绵，持续不已，影响产妇身体健康及子宫复旧者，则属病理，应予治疗。

二、病理机制

中医认为本病的发生主要是胞宫气血运行不畅，阻滞不通而致。有因产失血过多胞脉空虚，不荣而痛；或因气血虚弱，气血运行乏力以致虚中挟滞而痛；或因寒致瘀，或因气滞血瘀，胞脉阻滞，不通则痛。《医宗金鉴・妇科心法要诀》说："产后腹痛，若因去血过多而痛者，为血虚痛；若因恶露去少及瘀血壅滞而痛者，为有余痛；若因风寒乘虚而入于胞中而作痛者，必见冷痛形状。"概括了产后腹痛的主要发病机理。

宋・《妇人大全良方》论"产后腹痛，或因外感五邪，内伤六淫，成瘀血堕滞所致，当审其因而治之"，"产后儿枕者，胞中有宿血也，或因风冷凝于小腹作痛"，"若久而不散，必成血瘕，而月水不调"，已十分重视审因论治之法，并对病势发展有了预测。《儒门事亲》、《丹溪心法》均强调瘀血为患是产后腹痛的主因。《医学入门》指出产后腹痛，除瘀血之外，更有气虚、血虚之不同。

通常产后腹痛有血虚、血瘀两方面的原因。血虚：产时失血过多，冲任空虚，胞脉失养而致小腹疼痛。气血互根，因血少导致气弱远行无力，故血流迟滞而作痛；血瘀：产后正气虚弱，若感寒饮冷，寒邪乘虚侵入、气血为寒所凝滞，运行不畅，不通则痛。

西医学认为主要与孕妇分娩后，子宫平滑肌收缩，促使子宫复旧，发生阵发性痉挛，使子宫肌壁血管缺血，组织缺氧等有关。当产妇感觉腹痛时，子宫变硬，恶露增多，可能因子宫收缩引起血管缺血，组织缺氧，神经纤维受压所致，一般在产后 3～4 天自然消失。此外胎盘胎膜残留，恶露排泄不畅，子宫内膜炎等也为腹痛的原因之一。

三、诊断要点

1. 临床症状

新产后，出现小腹部阵发性疼痛，持续1周以上不缓解，或腹痛剧烈难以忍受，且不伴有寒热，恶露可有异常变化。

2. 妇科检查

腹痛发作时，触诊下腹部压痛，呈阵发性收缩变硬。内诊查盆腔有无包块。

3. 实验室检查

血常规、尿常规，一般无异常；B超检查了解子宫复旧情况。

四、辨证论治

根据腹痛特点、恶露性状及伴随症状以辨虚实。一般实痛拒按，虚痛喜按。小腹绵绵作痛，痛无休止，喜揉喜按者，为血虚；小腹疼痛剧烈，痛则腹中有块，为血瘀；小腹抽掣作痛，有冷感，为寒凝。血虚者，恶露色淡质稀，伴头晕心悸；血瘀者，恶露量少，色黯有块，块下痛缓；寒凝者，恶露量少而不畅，伴肢冷喜暖。

临床治疗当以调畅气血为主。虚者补血益气，实者活血散寒，气血调畅，腹痛自止。清·《傅青主女科》对产后腹痛的辨证从血虚、血瘀之论，提出“补血逐瘀之法”，并以生化汤化裁治疗产后腹痛，云“先问有块无块，块痛，只服生化汤调失笑散二钱，加元胡一钱；无块则是遇风冷作痛，宜服加减生化汤”。产后腹痛在《金匮要略·产后病脉证并治篇》中首创当归生姜羊肉汤治疗血虚内寒之“产后腹中痛”，枳实芍药散治气血瘀滞之“产后腹痛，烦满不得卧”。

产后多虚多瘀，药贵平和，忌用攻下破血之品。《景岳全书·

妇人规》则以虚实为纲，指出“血有留瘀而痛者，实痛也”，其证“大都痛而且胀，或上冲胸胁，或拒按而手不可近”。若“无血而痛者，虚痛也”，其证“无胀痛、或喜揉按，或喜热熨，或得食稍缓”，并告诫不可妄用推逐等剂。可谓辨治产后腹痛的规范。

1. 血虚型

(1)症状：产后小腹隐隐作痛，喜按喜揉，恶露量少，色淡质稀。头晕眼花，心悸怔忡，大便秘结。舌质淡红，苔薄白。脉虚细。

(2)治法：益气补血。

(3)代表方：肠宁汤。

(4)常用药：当归12克，熟地15克，阿胶(烊化)10克，党参15克，山药15克，续断15克，麦冬15克，甘草6克，肉桂3克。

2. 血瘀型

(1)症状：产后小腹疼痛，拒按，按之有块，恶露量少，涩滞不畅，色紫黯有块，胸腹胀满。舌质紫暗，苔白滑。脉弦涩。

(2)治法：活血化瘀。

(3)代表方：生化汤合失笑散。

(4)常用药：当归15克，桃仁12克，川芎10克，黑姜10克，炙甘草6克，生蒲黄(包煎)10克，五灵脂10克。

3. 寒凝型

(1)症状：产后小腹冷痛，得温痛减，恶露量少，色紫黯有块，面色苍白，四肢不温，舌质淡白，苔白，脉沉紧。

(2)治法：散寒止痛。

(3)代表方：温经汤。

(4)常用药：党参15克，当归15克，川芎10克，炒白芍10克，肉桂10克，莪术15克，丹皮15克，牛膝12克，甘草10克。

产后腹痛的辨证论治见表9-5。产后腹痛分型治法代表方见图9-5。

表 9-5　产后腹痛的辨证论治

证型	临床表现特点	治法	代表方
血虚型	产后小腹隐隐作痛，喜按喜揉，恶露量少，色淡质稀。头晕眼花，心悸怔忡，大便秘结。舌质淡红，苔薄白。脉虚细	益气补血	肠宁汤
血瘀型	产后小腹疼痛，拒按，按之有块，恶露量少，涩滞不畅，色紫黯有块，胸腹胀满。舌质紫暗，苔白滑。脉弦涩	活血化瘀	生化汤
寒凝型	产后小腹冷痛，得温痛减，恶露量少，色紫黯有块，面色苍白，四肢不温，舌质淡白，苔白，脉沉紧	温经散寒止痛	温经汤

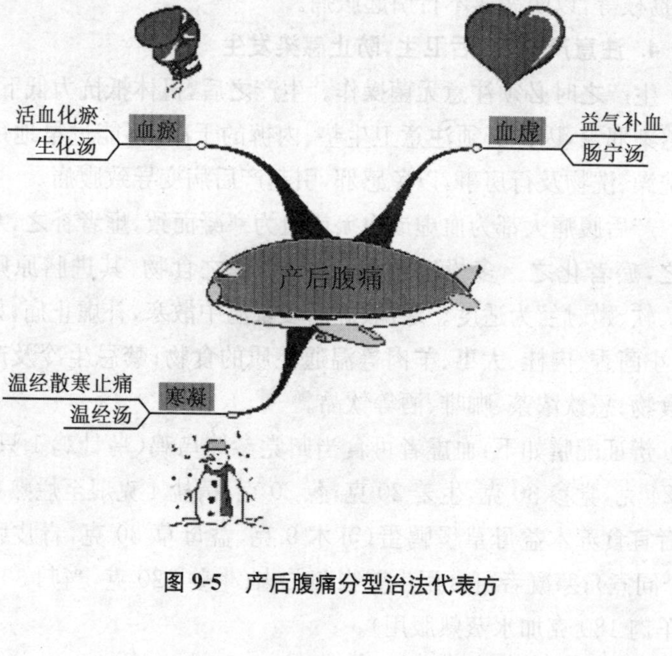

图 9-5　产后腹痛分型治法代表方

五、预防调摄

1. 畅情志

历代的中医医家均十分重视情志的调和。“怒伤肝，思伤脾”等论述说明了情志在人体致病中起着重要的作用，特别是产后多虚、多瘀。郁怒伤肝，肝郁气滞，气滞则血瘀，瘀血内停，不通则痛，都是造成产后腹痛的重要因素。

2. 慎起居

产时用力伤气，产后 24 小时内应绝对卧床休息以恢复体力，2～3 天后应下床适当活动或半卧位，以使恶露排出和子宫恢复。

3. 调饮食

宜食营养丰富易消化的温热食物，品种多不偏食，如新鲜的肉类、鱼类、蔬菜、豆制品等。恶露未净之前不宜过早地进补参、桂圆、荔枝等，以防恶露不行引起腹痛。

4. 注意产时、产后卫生，防止感染发生

生产之时必须注意无菌操作。生产之后，机体抵抗力低下，容易感染邪毒，因此必须注意卫生垫、内裤的干净，不能过早地用冷水洗澡、洗物及行房事，以免感邪，引起产后病变导致腹痛。

产后腹痛大都为血虚或血瘀或血为寒凝而致，虚者补之，寒者温之，瘀者化之。多投以温热，易于消化之食物，其进膳原则宜“细、软、嫩、烂”为适度。寒痛、虚痛多宜温中散寒，补虚止痛，如干姜、小茴香、肉桂、大枣、羊肉等温通性质的食物；禁忌生冷及产气之食物；忌饮浓茶、咖啡、酒等饮品。

辨证配膳如下：血虚者可食当归党参炖乌鸡（乌骨鸡 1 只，当归 24 克，党参 30 克，生姜 20 克，葱 20 克，精盐 4 克煨至烂熟）；血瘀者宜食苏木益母草煲鸭蛋（苏木 9 克，益母草 30 克，青皮鸭蛋 2 个同煮）；寒凝者可食用生姜当归羊肉（生姜 120 克，当归 30 克，精羊肉 180 克加水蒸熟服用）。

六、鉴别诊断

1. 与产后虚羸的鉴别

产后在百日内，虽动则气短汗出，但不活动时汗不出，尚伴有饮食减少，四肢无力，头昏眼花，身体日见羸瘦，面色萎黄。

2. 与产后中暑的鉴别

产后中暑初期亦表现为汗出、乏力、头晕，若治疗不及时，则迅速高热，甚至神昏抽搐，危及产妇生命。因发生在夏日炎热酷暑季节，有感受暑邪之病因，可与产后自汗鉴别。

本章小结

产妇在新产后或产褥期内发生的与分娩有关的疾病，称为“产后病”。产后疾病最主要的病因是由于气血亏损，或瘀血停留所致。产后疾病的诊断在运用四诊的基础上根据新产特点，还须注意“三审”，即先审小腹痛与不痛，以辨有无恶露的停滞；次审大便通与不通，以验津液之盛衰；三审乳汁的行与不行以及饮食之多少，以察胃气的强弱。产后病的治疗应根据亡血伤津、瘀血内阻、多虚多瘀的特点，本着“勿拘于产后，亦勿忘于产后”的原则，结合病情进行辨证论治。同时，应掌握产后用药“三禁”，即禁大汗以防亡阳、禁峻下以防亡阴、禁通利小便以防亡津液。古人认为产后病的预防要注意四戒，遵循四字真言。

本章复习思考题

1. 产后三病是指什么？首见于何书？其发病机理是什么？

产后三病是指“产后痉病”、“产后郁冒”、“产后大便难”，首见于张仲景所著《金匮要略·妇人产后病脉证并治篇》，其发病机理均为亡血伤津。

2. 产后腹痛的辨证要点是什么?

根据腹痛特点、恶露性状及伴随症状以辨虚实。一般实痛拒按,虚痛喜按。小腹绵绵作痛,痛无休止,喜揉喜按者,为血虚;小腹疼痛剧烈、痛则腹中有块,为血瘀;小腹抽掣作痛,有冷感,为寒凝。血虚者,恶露色淡质稀、伴头晕心悸;血瘀者,恶露量少,色黯有块,块下痛缓;寒凝者,恶露量少而不畅,伴肢冷喜暖。

3. 为什么产后发热以感染邪毒型为最急最重? 如何防治?

因为感染邪毒型起病急,变化快。预防:(1)作好产检及孕期卫生指导;(2)正确处理分娩,严格执行无菌操作;(3)注意产褥期调理,以防外邪入侵;(4)凡有感染可能者,可给予预防性治疗。治疗:治疗原则为清热解毒,凉血化瘀;方用解毒活血汤、大黄牡丹皮汤等,必要时中西医结合治疗。

4. 产后恶露不绝的诊断和辨证要点是什么?

产后血性恶露超过3周以上,仍淋漓不净者,常伴色、质或气味异常,小腹或胀、或坠、或痛,伴低热、乏力、心慌等全身症状称为恶露不绝。

产后恶露不绝,有虚实寒热之分。《医宗金鉴》指出辨证时应"审其血之色,或污浊不明,或浅谈不鲜,或臭,或腥,或秽,辨其为实为虚而攻补之"。一般来说,恶露量多,色淡红,质清稀,无臭味者,多属气虚;恶露色红或紫,质稠而腥臭者,多属血热;恶露色黯,挟有血块,多属瘀血。结合伴随证、舌脉分析,更为确切。

5. 试述产后缺乳的辨证要点及治疗法则、代表方。

气血虚弱者以乳房柔软,乳汁清稀为辨证要点,治以补气养血,佐以通乳,代表方为通乳丹;肝气郁滞者以乳房胀硬而痛,乳汁浓稠者为辨证要点,治以疏肝解瘀,活络通乳,代表方为下乳涌泉散。

第十章

妇科杂病

凡不属经、产、胎和前阴疾病范畴，而又与女性解剖、生理特点有密切关系的疾病，概括称之为“妇科杂病”。常见的妇科杂病有带下病、不孕症、子宫脱垂、妇人腹痛、癥瘕、脏燥等。

妇科杂病，临床证候不同，病因病机各异。就病因而论，总结有三：其一，起居不慎，感受外邪；其二，脏阴亏少，情志不调；其三，禀赋不足，气血虚弱。这些病因作用于机体，导致脏腑、经络、气血功能失调，便产生各种疾病。具体而言，不孕一证，多因肾气不足，或冲任气血失调所致；子宫脱垂由于气虚下陷，或分娩用力过度引起；妇人腹痛主要是胞脉失养，“不荣则痛”，或瘀血停滞冲任、胞脉，“不通则痛”；癥瘕多由气滞血凝而成；脏燥主要由营血亏损，心神失养所导致。

妇科杂病病情多变，治疗必须以脏腑、经络、气血为核心，辨证施治。一般来说，不孕症宜温养肾气，调理气血为主；子宫脱垂宜补气升提为主，挟湿热者又宜清热渗湿，配以外治，疗效尤佳；妇人腹痛证有虚实，临证亦须细察，虚弱者宜补而调之，实质者宜破而通之。对病急而症重者，必要时可中西医结合治疗；癥瘕宜理气散结，破血消瘀，然必察正气盛衰，酌用攻补；脏燥宜养阴润燥安神，更要佐以开郁。总之，对妇科杂病的治疗，只要从整体观念出发，施以辨证的治疗，可以收到满意疗效。

第一节 带下病

一、概述

带下量明显增多，色、质、气味异常，伴有全身、局部症状者，称为带下病。本病首见于《黄帝内经·素问·骨空论》曰："任脉为病……女子带下瘕瘕。"《金匮要略》及《脉经》中称之为"下白物"。晋代《针灸甲乙经》中描述为"下赤白"、"赤白沥"、"赤沥"、"白沥"、"赤淫"、"赤白沃"、"下苍汁"、"漉青汁"等。

带下有广义和狭义之分。广义带下泛指妇科疾病，即经、带、胎、产等多种疾病。狭义带下是指妇女阴道内流出一种黏稠的物质，如涕如唾绵绵不断，有生理和病理之分。健康女子自青春期开始，阴道内即有少量白色或无色透明无臭的黏性液体分泌。每逢经期前后、月经中期及妊娠期，分泌量增多以润泽阴户，防御外邪，此为生理性带下。生理性带下至绝经后减少。若带下量多，色质味均异常，伴有局部乃至全身症状者，为病理性带下，即带下病。

根据带下的色泽和伴有的症状，历代医家将其分为白带、黄带、青带、赤带、黑带及五色带等。带下色白，稠黏如涕，或如蛋清样，或清稀如米泔水样，称为"白带"。如《傅青主女科》："故妇人有终年累月下流白物，如涕如唾不能禁止，甚则秽臭者，所谓白带也。"带下色黄或黄绿色稠黏，臭秽为"黄带"。黄带内混有血秽，称为"黄赤带"。如《傅青主女科》："妇人有带下而色黄者，宛如黄茶浓汁，其气腥秽，所谓黄带是也。"带下色青或如绿豆汁稠黏，腥臭称为"青带"。如《傅青主女科》："妇人有带下，而色青者，甚则绦如绿豆汁稠黏不断，其气腥臭，所谓青带也。"带下色赤者称为"赤带”。《傅青主女科》:“似血非血,淋沥不断所谓赤带也。”带下色黑,积于胞宫和阴道内,不断流出,称为“黑带”。如《傅青主女科》:“妇人有带而色黑者,甚则如黑豆汁,其气亦腥,所谓黑带也。”带下见多种颜色,其中有脓、有血、质稠黏腥秽,为五脏俱败,称为“五色带下”。如《医宗金鉴》:“……内渍五色有脏气,时下而多命必倾。”根据临床观察,以白带、黄带、赤白带为最常见。

二、病理机制

中医认为本病发生的主要机理是湿邪下注,伤及任带二脉,以致带脉失约,任脉不固,而发生带下病。《傅青主女科》云“带下之病,皆因于湿”。湿邪的产生又分外感、内伤两类:外湿主要由冒雨涉水、久卧湿地、过食寒凉、洗具不洁、性生活不洁所致;内湿则主要由肝、脾、肾三脏功能失调,水液代谢失常,致水湿内停。

带下是以症状命名,因此凡是能引起带下量明显增多的西医疾病,都可包括在中医的带下病中,如阴道炎(包括滴虫性,霉菌性,淋球菌性),宫颈糜烂,子宫内膜炎,附件炎,急慢性盆腔炎等。其原理为炎症感染造成盆腔充血,引起分泌物增多。当然,生殖系统肿瘤亦可引起白带量色质的异常。

三、诊断要点

1. 临床症状

带下明显增多,不同病邪引起白带的颜色、气味各有不同。或伴有阴部瘙痒,灼热,疼痛;或兼有尿频尿痛等。

2. 妇科检查

外阴、阴道炎急性期可见局部潮红肿胀,慢性期局部体征不明显。滴虫性阴道炎的带下为稀薄脓性、泡沫状、有臭味的黄带,伴有外阴及阴道口瘙痒,尿频尿痛,阴道壁可见黏膜充血,有散在出血点;念珠菌阴道炎为凝乳或豆渣样的稠厚白带,阴道黏膜可见水肿、红斑，附有白色块状物，擦去后见红肿黏膜面；老年性阴道炎白带稀薄，为淡黄色或血样脓性，伴有外阴瘙痒、灼热感，阴道呈老年性改变，黏膜充血有散在小出血点或点状出血斑；淋病性阴道炎白带呈黄色或脓样，常见尿道口充血，经阴道挤压尿道旁腺，可见尿道旁腺出口处有脓样分泌物排出；支原体或衣原体阴道炎的白带多无明显改变或有黄带；细菌性阴道病多为灰白色均匀稀薄白带，有鱼腥臭味，分泌物黏度很低，容易从阴道壁上拭去，阴道黏膜无充血；宫颈糜烂或宫颈管、子宫内膜炎时，白带呈黏液样、脓样从宫颈管流出。

3. 辅助检查

阴道分泌物涂片检查或宫颈拭子病原体培养有助于诊断。对于赤带要特别警惕，需做B超、肿瘤标记物检测、宫颈脱落细胞检查、阴道镜下碘试验及活组织病检等排查。

四、辨证论治

辨证要点以辨带下量、色、质、气味为主，同时辨明寒热虚实。如同是带下量多色白者，若质清稀如涕多属脾虚湿盛；质稠而黏浊多属痰浊下注；质清稀如水，伴冷感多属肾阳虚，寒湿内盛。同是带下量多色黄者，若质稠臭秽，多属湿热下注；若黄绿如脓或浑浊如米泔，或脓血杂见，恶臭难闻，多为湿毒。同是带下量多色赤，若淡红质稀无臭，多系肾气不固；而色红而鲜、质稠，多系阴虚内热，若暗红如败酱，黏浊秽臭难闻，多是湿热或湿毒伤络；若带赤瘀暗，或有小瘀块，多是瘀血内阻。临床辨证时需结合全身症状和舌脉全面分析。

治疗原则是健脾、升阳、除湿为主，但应根据湿邪的成因不同而治法各异，可健脾除湿、温肾化湿、清热燥湿、清热解毒、祛邪利湿等。一般治脾宜运、宜升、宜燥；治肾宜补、宜固、宜涩；湿热和湿毒宜清、宜利。带秽渍遏，可成毒、生“虫”，故当在内治服药的同时,配以外治法,或采用熏洗法,或用冲洗法、纳药法以祛邪除秽。

1. 脾阳虚型

(1)症状:带下量多,色白或淡黄,质稀薄,无臭味,绵绵不断,神疲肢倦,纳少便溏,或下肢微肿,面色萎黄,舌质淡或淡胖,苔白或白腻,脉缓弱。

(2)治法:健脾益气,升阳除湿。

(3)代表方:完带汤。

(4)常用药:白术10克,山药10克,人参10克,白芍15克,苍术10克,炙甘草3克,陈皮6克,黑荆芥3克,柴胡6克,车前子30克。

2. 肾阳虚型

(1)症状:带下量多,色白,质清稀如水,无臭味,淋漓不断,头晕耳鸣,腰痛如折,畏寒肢冷,小腹冷感,小便清长,或夜尿频多,面色晦暗,舌质淡,苔白,脉沉细而迟。

(2)治法:温肾助阳,涩精止带。

(3)代表方:内补丸。

(4)常用药:鹿茸10克,菟丝子10克,蒺藜10克,炙黄芪20克,紫菀10克,肉桂2克,桑螵蛸10克,肉苁蓉10克,炙附子3克。

3. 阴虚挟湿型

(1)症状:带下量少或量多,色黄或赤白相兼,质稠,或有臭味;阴部干涩不适,或灼热感,腰膝酸软,头晕耳鸣,颧赤唇红,五心烦热,失眠多梦;舌质红,苔少或黄腻,脉细数。

(2)治法:滋阴益肾、清热除湿。

(3)代表方:知柏地黄丸。

(4)常用药:知母10克,黄柏10克,生地10克,山药10克,山茱萸10克,泽泻10克,丹皮10克,茯苓10克,芡实10克,金樱子10克。

4. 湿热下注型

(1)症状:带下量多,色黄,黏稠,有臭味,或带下色白,呈豆腐渣样;阴部瘙痒,胸闷心烦,口苦口腻,纳食较差,小腹或少腹作痛;舌质红,苔黄腻,脉滑数。

(2)治法:清热利湿止带。

(3)代表方:止带方。

(4)常用药:猪苓 10 克,茯苓 10 克,车前子 30 克,泽泻 10 克,茵陈 10 克,赤芍 10 克,丹皮 10 克,黄柏 10 克,栀子 10 克,牛膝 10 克。

5. 湿毒蕴结型

(1)症状:带下量多,色黄绿如脓,或赤白相兼,或五色杂下,状如米泔;臭秽难闻,小腹疼痛,腰骶酸痛,口苦咽干,小便短赤;舌红,苔黄腻,脉滑数。

(2)治法:清热解毒除湿。

(3)代表方:五味消毒饮。

(4)常用药:金银花 15 克,野菊花 15 克,蒲公英 15 克,紫花地丁 10 克,天葵子 10 克,土茯苓 10 克,薏苡仁 30 克,败酱草 10 克,鱼腥草 10 克,车前草 30 克。

带下病的辨证论治见表 10-1。带下病分型治法代表方见图 10-1。

表 10-1　带下病的辨证论治

分型	临床表现	治法	代表方
脾阳虚型	带下量多,色白或淡黄,质稀薄,无臭味,绵绵不断,神疲肢倦,纳少便溏,或下肢微肿,面色萎黄,舌质淡或淡胖,苔白或白腻,脉缓弱	健脾益气升阳除湿	完带汤

续表

分型	临床表现	治法	代表方
肾阳虚型	带下量多,色白,质清稀如水,无臭味,淋漓不断,头晕耳鸣,腰痛如折,畏寒肢冷,小腹冷感,小便清长,或夜尿频多,面色晦暗,舌质淡,苔白,脉沉细而迟	温肾助阳涩精止带	内补丸
阴虚挟湿型	带下量少或量多,色黄或赤白相兼,质稠,或有臭味;阴部干涩不适,或灼热感,腰膝酸软,头晕耳鸣,颧赤唇红,五心烦热,失眠多梦;舌质红,苔少或黄腻,脉细数	滋阴益肾清热除湿	知柏地黄丸
湿热下注型	带下量多,色黄,黏稠,有臭味,或带下色白,呈豆腐渣样;阴部瘙痒,胸闷心烦,口苦口腻,纳食较差,小腹或少腹作痛;舌质红,苔黄腻,脉滑数	清热利湿止带	止带方
湿毒蕴结型	带下量多,色黄绿如脓,或赤白相兼,或五色杂下,状如米泔;臭秽难闻,小腹疼痛,腰骶酸痛,口苦咽干,小便短赤;舌红,苔黄腻,脉滑数	清热解毒除湿	五味消毒饮

五、预防调摄

1. 养成良好的饮食(饮食要适当)及卫生习惯(洗浴用具要清洁,有足癣、滴虫或霉菌性阴道炎的患者其脚布、脚盆应与其他洗浴用具分开使用,不要久卧湿地等);经常保持外阴清洁(常用盐水洗,勤换内裤);加强经期、孕后期、产褥期卫生保健,此间应禁房事,勿坐浴,忌游泳。

2. 妇科检查及宫腔手术用品应严密消毒,防止交叉感染。

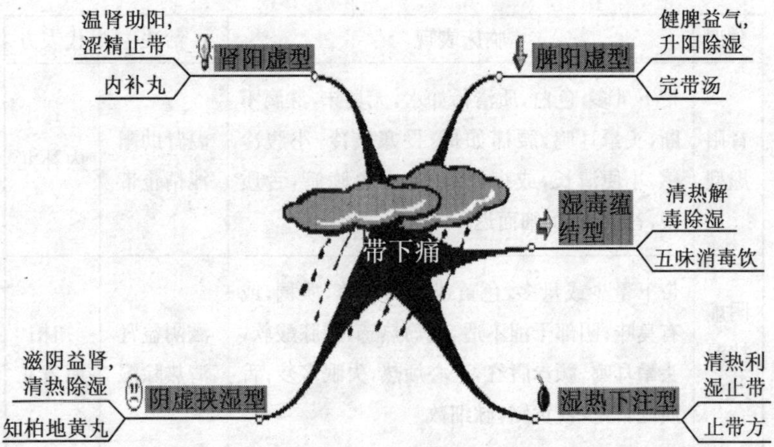

图 10-1　带下病分型治法代表方

3. 经期、产后劳逸有度，勿过劳、以防损伤正气。

食疗需辨证配膳：脾肾阳虚证带下，膳食应以健脾温肾为主，如白果黄芪乌鸡汤（白果 30 克，黄芪 30 克，乌鸡 500 克，米酒 50ml 共炖）；海螵蛸乌鸡汤（乌骨鸡 250 克，海螵蛸 50 克，茯苓 30 克共炖）；芡实糯米鸡（芡实 60 克，莲子 30 克，乌骨鸡 1 只，糯米 100 克共煮）。肾阳虚亏证带下，还常配食参附鸡、附子狗肉汤等温阳壮阳之品，尽量少食生冷、寒凉之物。湿热下注或热毒证带下，在配膳时应尽量避免油炸及辛燥之品，常服蚌肉煲鸡冠花（蚌肉 200 克，鸡冠花 30 克共煮）；莲荷粥（莲子 60 克，芡实 60 克，鲜荷叶 50 克，糯米适量共熬粥）；车前子煲猪膀胱（车前子 20 克或鲜车前草 50 克，猪膀胱 1 只共煮）。

六、鉴别诊断

1. 与白浊的鉴别

白浊是从尿道中流出的如米泔样的液体，随尿而下，多见于泌尿系统疾病。而带下是从阴道流出。

2. 与白淫的鉴别

男女均可见，如精液状，男子因溲而下，女子从阴道中绵绵而下，其特点为耳闻目见，为情所动而自溢出。《素问》中指出："思想无穷，所愿不得，意淫于外，入房太甚，宗筋弛纵，发为筋痿，及为白淫。"然带下病并无思想无穷或所见情动之症。

3. 与白崩的鉴别

阴道流出大量的白色液体，质稀如水，或质黏稠，量多似崩（指忽然大下）。多见于中老年妇女，要警惕生殖系统肿瘤发生，特别是输卵管癌。

4. 与经间期出血的鉴别

经间期出血是指两次月经之间，有周期性的阴道少量出血。而赤带是绵绵不断无周期性。

5. 与漏下的鉴别

经血非时而下，量少淋漓不断为漏下，该液体以血液为主，一般无臭味，易与赤带相混。赤带者月经正常，时而从阴道流出一种赤白黏液，似血非血，绵绵不断。此液体以黏液为主，夹少量血液。

第二节　不孕症

一、概述

受孕是一个复杂的生理过程，必须具备一定的条件，包括正常的卵子和精子，以及精卵的相遇并结合，孕卵的运行通道，着床的场所，还要一定的内分泌基础。早在《黄帝内经》就提出繁衍生息的先决条件："女子二七而天癸至，任脉通，太冲脉盛，月事以时下，故有子……丈夫二八肾气盛，天癸至，精气溢泻，阴阳和，故能有子……"后世理论更是发展到阴阳交媾宜"天时"、"地利"、"人和"

之境界："天时"即"细缊之时"，此"的候"也；"地利"要求环境温暖、干燥、避风、舒适而干净、令人心旷神怡，应避免阴冷、潮湿、邪风等风湿浓重的地方，更应远离污秽、腥臭、腐败等不祥之地，唐代名医孙思邈在其《千金要方》中记载："大风、大雨、大雾，有子必癫疾、顽愚、喑痖聋聩、挛跛盲眇、多病短寿"；"人和"要求男女双方"阴阳完实"，宜"寡欲、节劳、息怒、戒酒、慎味，此乃聚精之道也"。

然不孕之疾古而有之，现今发病趋势亦日趋上升。我们把育龄女子婚后，夫妇同居两年以上，配偶生殖功能正常，未避孕而未受孕者；或曾怀孕或流产过，未避孕经过两年以上未再受孕者，称为"不孕症"。前者称为"原发性不孕"，《脉经》称"无子"，《千金要方》称"全不产"；后者称为"继发性不孕症"，《千金要方》称"断绪"。

不孕症又可分为绝对性不孕和相对性不孕。绝对性不孕，即通过中西医治疗都不可能怀孕。这些疾病，部分是古代所说的螺、纹、鼓、角、脉，即"五不女"。"螺"，指阴户外门如螺丝样旋入内，古人认为不能生产，必从产亡，相当于产道狭窄。"纹"，指阴道狭窄，不能容纳二指，这种多伴有其他女性器官发育不良，故不易怀孕。以上两病，如能怀孕，都可做剖宫产。"鼓"，阴户绷急似无孔，相当于处女膜闭锁，无阴道，但内部器官发育正常，故手术切开处女膜，或行阴道造形术即可。"角"，尖削似角，即阴蒂过长，相当于两性人。"脉"，指终生无月经，也无生育能力者，大多数无子宫，无卵巢，故称为"石女"或"实女"。以上这些疾病发生不孕，即属"原发性不孕症"，非药物所能奏效，但部分经手术可治愈。另外因炎症、或结核或手术，致子宫内膜严重破坏，输卵管严重粘连，或其他有关生殖器的功能严重损伤，也可形成绝对性不孕。这种不孕以"继发性不孕症"较多。相对性不孕，指检查无明显生殖器官缺陷，因各生理功能失调（多为肾虚、肝郁、血瘀和痰湿）而引起的不孕症。这种不孕症，一般通过药物可以治愈。

二、病理机制

中医认为：肾主藏精，乃生殖之本，天癸之源。肾又主冲任，冲为血海、任主胞胎，二脉相资而相生，故能有子。若肾与冲任二脉发生生理或病理变化时，则可发生不孕，但脏腑经络，津液气血等均可影响肾与冲任的病变。《圣济总录》曰：“妇人所以无子，由冲任不足，肾气虚寒故也。”女子不孕乃血海虚寒，多从寒论治，朱丹溪则认为“妇人久无子者，冲任脉中伏热也。夫不孕由于血少，血少则热，其原必起于真阴不足。真阴不足，则阳胜而内热，内热则荣血枯，故不孕。益阴除热，则血旺易孕矣”。《医宗金鉴·妇科心法要诀》曰：“不子之故伤任冲，不调带下经漏崩，或因积血胞寒热，痰饮脂膜病子宫”，认为妇人不孕属脂膜闭塞子宫，多指肥人而言。

西医学认为不孕症发生的原因很多。除男子生殖器疾患之外，女方如果患有慢性疾病，如结核、慢性肾炎、营养不良、维生素缺乏症，或妇科慢性炎症、子宫肌瘤、卵巢囊肿等盆腔包块类疾病，均可影响受孕。女子不孕的主要原因是下丘脑-垂体-卵巢轴的功能失调，或排卵障碍，或黄体不健全，或输卵管痉挛、输卵管梗阻，或生殖系统抗原的自身免疫及同种免疫，或性生活不正常，或女子身体过于肥胖以及阴道或外阴患有先天性畸形，如阴道闭锁、发育不全、阴道痉挛，或阴道分泌物酸性过高而致使精子不能生存，干扰了精卵的结合和受精卵的着床所致。

三、诊断要点

1. 临床症状

结婚或同居两年以上，性生活正常，未采用任何避孕措施而未怀孕；男方检查性功能及精子正常；无其他重大全身性疾病；多伴有月经失调、闭经、痛经、溢乳、乳房胀痛、腰脊酸痛、带下异常等病证。不同原因引起不孕的临床表现：①无排卵性不孕：月经稀少，闭经，不孕，或有多毛、肥胖、溢乳、痤疮等。②黄体不健性不孕：月经正常来潮，不孕，或伴有经前乳胀，腰酸乏力，水肿等症。③子宫内膜异位症：渐进性痛经，周期性直肠刺激症状，进行性加剧，不孕。④输卵管炎性不孕：下腹闷痛，痛连腰骶，常于劳累、性交后及月经前后加剧，月经不调，不孕。⑤免疫性不孕：临床及各项检查除外以上因素引起的不孕症，临床可无症状。

2. 妇科检查

注意检查第二性征及内外生殖器的发育情况，有无畸形、炎症、包块及乳房泌乳等。

3. 辅助检查

临床通过男女双方全面检查找出原因，这是诊断不孕症的关键。男方的检查包括询问既往有无慢性疾史，如结核、腮腺炎等；有无性交困难；检查外生殖器有无畸形和病变；重点是精液常规检查。女方的检查比较多，首先应作全身检查以了解营养及第二性征发育情况，排除导致不孕的非妇科因素，然后再进行有关女性不孕的特殊检查：如基础体温的测定、B超、阴道细胞涂片、宫颈黏液检查、激素测定、经前子宫内膜活组织检查，以了解卵巢有无排卵及黄体功能状态；输卵管通液术、子宫输卵管碘油造影、子宫输卵管超声造影，可明确阻塞部位和有无子宫畸形、黏膜下肌瘤或输卵管结核等病变；生殖免疫功能的检查，以了解血清和宫颈黏液有无抗精子抗体存在；CT、MRI 检查，有助于诊断因垂体病变引起的不孕等。

四、辨证论治

治疗不孕症的原则应以补肾气、益精血、养冲任、调月经为总则。不孕之因，虽根本在肾，但有虚实之分，或虚实夹杂等，临床均当详审，辨证施治，各有所宜。

1. 肾虚型

(1)肾气虚型

①症状:婚久不孕,月经不调或停经,经量或多或少,头晕耳鸣,腰酸腿软,神疲,小便清长,舌淡,苔薄,脉沉细。

②治法:补肾益气,益精填髓。

③代表方:毓麟珠。

④常用药:人参 10 克,白术 10 克,茯苓 10 克,白芍 10 克,川芎 10 克,炙甘草 3 克,当归 15 克,熟地 10 克,菟丝子 10 克,鹿角霜 15 克,杜仲 10 克,川椒 3 克。

(2)肾阳虚型

①症状:婚久不孕,月经衍后,量少色淡,或闭经。面色晦暗,腰膝冷痛,性欲淡漠,小便清长,大便不实。舌质淡胖嫩,苔白。脉沉细或沉迟。

②治法:温肾暖宫,养血温冲。

③代表方:温冲汤加减。

④常用药:山药 10 克,当归 10 克,紫石英 10 克,益母草 15 克,桃仁 10 克,补骨脂 20 克,附子 3 克,肉桂 2 克,茴香 10 克,鹿角胶 10 克,白芍 15 克,广木香 15 克,川芎 15 克,柴胡 6 克。

(3)肾阴虚型

①症状:婚久不孕,月经提前,经量少,色红无血块,或月经尚正常,但形体消瘦,腰腿酸软,头昏眼花,耳聋耳鸣,舌质红,苔少,脉沉细数。

②治法:滋肾填精,养肝调冲。

③代表方:养精种玉汤加减。

④常用药:熟地 15 克,当归 15 克,白芍 15 克,山茱萸 10 克,首乌 10 克,女贞子 10 克,墨旱莲 10 克,麦冬 10 克,知母 10 克。

2. 肝郁型

(1)症状:多年不孕,经期先后不定,经行不畅,量少色黯,经来小腹胀痛,经前乳房胀痛,精神抑郁或烦躁易怒。舌质正常或黯红,苔薄白。脉弦。

(2)治法:疏肝解郁,健脾养血。

(3)代表方:开郁种玉汤加减。

(4)常用药:白芍 10 克,香附 10 克,当归 10 克,白术 10 克,丹皮 10 克,茯苓 10 克,天花粉 10 克,柴胡 10 克,熟地 10 克。

3. 痰湿型

(1)症状:婚后久不受孕,形体肥胖,经行延后,甚或闭经,带下量多,质黏稠,面色晄白,头晕心悸,胸闷泛恶,苔白腻,脉滑。

(2)治法:燥湿化痰,理气调冲。

(3)代表方:启宫丸加减。

(4)常用药:半夏 10 克,苍术 10 克,香附 10 克,茯苓 10 克,神曲 10 克,陈皮 6 克,川芎 10 克,炙甘草 3 克,胆南星 10 克,枳壳 10 克,石菖蒲 10 克。

4. 血瘀型

(1)症状:婚久不孕,月经后期量少,色紫黑,有血块,或痛经,平时少腹作痛、拒按。舌质紫黯或舌边有紫点,脉细弦。

(2)治法:温经化瘀,活血调经。

(3)代表方:少腹逐瘀汤。

(4)常用药:小茴香 3 克,干姜 6 克,延胡索 10 克,当归 10 克,川芎 10 克,肉桂 3 克,赤芍 10 克,蒲黄 10 克,五灵脂 6 克,乳香 10 克,没药 10 克。

不孕症的辨证论治(表 10-2)。不孕症分型治法代表方(图 10-2)。

表 10-2　不孕症的辨证论治

证型	症状特点	治法	代表方
肾气虚型	婚久不孕,月经不调或停经,经量或多或少,头晕耳鸣,腰酸腿软,神疲,小便清长,舌淡,苔薄,脉沉细	补肾益气 益精填髓	毓麟珠

续表

证型	症状特点	治法	代表方
肾阳虚型	婚久不孕，月经衍后，量少色淡，或闭经。面色晦暗，腰膝冷痛，性欲淡漠，小便清长，大便不实。舌质淡胖嫩，苔白，脉沉细或沉迟	温肾暖宫养血温冲	温冲汤加减
肾阴虚型	婚久不孕，月经提前，经量少，色红无血块，或月经尚正常，但形体消瘦，腰腿酸软，头昏眼花，耳聋耳鸣，舌质红，苔少，脉沉细数	滋肾填精养肝调冲	养精种玉汤加减
肝郁型	多年不孕，经期先后不定，经行不畅，量少色黯，经来小腹胀痛，经前乳房胀痛，精神抑郁或烦躁易怒，舌质正常或黯红，苔薄白，脉弦	疏肝解郁健脾养血	开郁种玉汤加减
痰湿型	婚后久不受孕，形体肥胖，经行延后，甚或闭经，带下量多，质黏稠，面色㿠白，头晕心悸，胸闷泛恶，苔白腻，脉滑	燥湿化痰理气调冲	启宫丸加减
血瘀型	婚久不孕，月经后期量少，色紫黑，有血块，或痛经，平时少腹作痛、拒按，舌质紫黯或舌边有紫点，脉细弦	温经化瘀活血调经	少腹逐瘀汤

五、预防调摄

1. 保持精神愉快，心情舒畅，则肝气条达，气血循行流畅，冲任盈溢有度，经调而易孕育，尤其对求子心切之人，首当调畅其情志，消除其焦急情绪。

2. 忌恣食生冷，勿过食辛辣香燥之物。血之运行，贵在流畅。恣食生冷，寒邪内客，寒为阴邪，易伤阳气，阳虚不能温煦胞宫，胞寒则难孕育。过食辛辣、香燥之物，易生热伤阴，热扰血海，阴血不足，冲任失调，造成不孕。

3. 戒烟酒。大量文献报道烟酒嗜好的妇女（男子亦同）的不

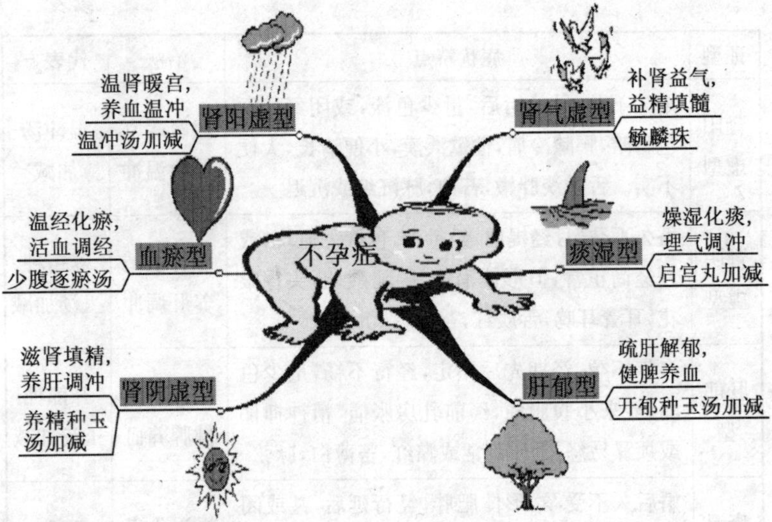

图 10-2　不孕症分型治法代表方

孕率明显高于不吸烟、不饮酒的妇女。

4. 注意经期卫生，经期用品、浴巾、浴具应清洁，以防邪气乘虚内侵，损伤冲任、胞宫而影响受孕。经期血室正开，应禁房事、避免游泳、盆浴及坐药，以防发生盆腔炎影响妊娠。

5. 实行计划生育。婚后短期内不计划生育者，应采取有效、可靠的避孕措施，尽量避免或减少人工流产术的实施，以防反复宫腔操作损伤子宫内膜，导致月经过少、继发闭经等引起不孕。

生殖细胞的营养成分主要是优质蛋白质、精氨酸、维生素和微量元素，所以不孕症病人宜进食富含优质蛋白（瘦猪肉、鱼、虾、牛羊肉等）及精氨酸的食物（黄鳝、海参、墨鱼、蹄筋等），补充各种维生素（各类蔬菜、奶、蛋等），增加摄人微量元素（贝壳类食物如蛤、牡蛎、鲍鱼等），适当增加含有性激素的食品（如羊肾、狗睾、鸡肝、动物鞭等）。

辨证配膳如下：肾虚不孕宜用温肾补气养血，调补冲任二脉之药膳，如鹿茸酒（鹿茸3克，山药30克，白酒500ml共浸）；枸杞羊肉汤（枸杞子30克，羊肉250克，羊肾2对共煮汤）；枸杞黄精炖乳鸽（枸杞子30克，黄精30克，山药30克，乳鸽1只共炖）；山药桂圆炖甲鱼（山药30克，桂圆30克，甲鱼1只共炖）。肝郁不孕宜用疏肝解郁，养血理脾之药膳，如玫瑰焖豆腐（新鲜玫瑰花瓣10克，砂仁6克，豆腐100克，姜葱适量共焖）；莱菔粥（莱菔子20克，大米100克熬成粥）。痰湿不孕宜用燥湿化痰，理气调经之药膳，如马齿苋薏仁粥（新鲜马齿苋30克，生薏仁30克，粳米50克煮成粥）。血瘀不孕宜用活血化瘀，调经理气之药膳，如桃仁墨鱼（桃仁6克，墨鱼肉15克，姜、葱、盐各适量加水共煮）；田七酒（田七50克，陈皮12克，60度白酒2500ml一起浸泡）。

六、鉴别诊断

与暗产的鉴别

暗产是指受孕之早期（第5～6周），孕珠始成而孕妇尚无明显的妊娠反应，因故而自然流产可误以为月经来潮。通过基础体温、早孕试验、病理学检查可以明确其诊断。

第三节 癥 瘕

一、概述

妇女下腹部胞中有结块，伴有或痛、或胀、或满，甚或出血者，称为癥瘕，亦称“积聚”。癥和瘕既有区别又有联系。癥者，坚硬不移，痛有定处；瘕者，推之可移，痛无定处。就临床所见，往往是先有气聚，日久则血瘀成症。因此，常不能将两者截然分开，临床上往往癥瘕并称。关于癥瘕，最早见于《内经·素问·骨空论》：“任脉为病，男子内结七疝，女子带下瘕聚。”《灵枢·水胀篇》有“石瘕”

的记载。《金匮要略》首创“癥”名，并制定了第一张治疗癥瘕的方剂——桂枝茯苓丸。指出妇女患癥瘕会出现如“怀子状”，并兼有闭经或漏下的证候。《诸病源候论》首将癥瘕并称。

二、病理机制

中医认为本病的发生主要是脏腑功能失常，气血不调，阻滞胞宫，气聚为瘕，血结为癥。癥瘕成因甚多，历代医家均有论述。明代医家张景岳指出癥瘕之证乃“由经期或产后，凡内伤生冷，或外受风寒，或恚怒伤肝，气逆而血留；或忧思伤脾，气虚而血滞；或积劳成疾，气弱而不行，总由血动之时，余血未净，而一有所逆，则留滞日积，而渐以成癥矣。”癥瘕形成后，邪气愈甚，正气愈伤，故本病后期，往往虚实错杂，致成痼疾。临床上以气滞、血瘀及痰湿为主。

1. 气滞

多因肝气郁结，气血运行受阻，滞于冲任胞宫，日久形成结块。

2. 血瘀

多因经期、产后胞脉空虚，风寒侵入，凝滞气血；或因房劳所伤，余血未净，瘀阻胞中，精血相搏；或因脏腑功能失常，气血失调致瘀血停留，积而成癥。

3. 痰湿

脾虚运化失职，湿浊内停，聚而成痰，下注冲任，阻滞胞络，痰血相互搏结，积而成癥。

西医认为癥瘕的发生可能与卵巢功能失调，孕产过频，性生活紊乱，感染，长期精神刺激等因素有关。癥瘕相当于西医的女性生殖系统肿瘤（其中临床常见的是子宫肌瘤及卵巢囊肿）、炎性包块及陈旧性宫外孕等。小腹肿块质地坚硬，凸凹不平，固定不移，增长速度快者，多为恶性。结合辅助检查，确诊为恶性肿瘤者则预后不良。

三、诊断要点

1. 临床症状

初起可无明显症状，或有白带增多、经量增多。病程迁延日久，下腹部或胀、或痛、或满，甚或出血者，出现月经过多或过少、痛经、闭经、血崩、漏下不止、带下增多，堕胎、小产、不孕等。

2. 妇科检查

宫颈糜烂或有赘生物，易出血，宫颈外口溃烂，黄水淋漓或出血；子宫体增大，变硬，表面凹凸不平或变软；一侧或双侧穹窿可扪及囊性、实性或囊实性包块。一般而言，包块按之坚硬，推之不移，表面不光滑，边界不清楚，伴疼痛，增长迅速，多为恶性；若包块活动，无明显压痛，表面光滑，周界清楚多为良性。

3. 辅助检查

卵巢癌相关抗原 CA125 测定、碱性磷酸酶、甲胎蛋白、绒毛膜促性腺激素（HCG）测定对辨别癥瘕的善恶可作参考；B 超了解包块的部位、形态、大小、性质、与临近器官的关系等；盆腔 CT 能够清晰显示肿块的部位、大小、形态，并能初步确定包块的性质；腹腔镜明确包块的部位、大小、性质等；阴道镜和子宫内膜病理检查对宫颈部位癥瘕的诊断有帮助。

四、辨证论治

本病的辨证要点是按包块的性质、大小、部位、病程的长短，以及舌、苔、脉和兼证辨其在气在血，属痰属湿，并应注意辨识病程中的变证。包块坚实硬结者属癥，多为血病，聚散无常者属瘕，多为气病；包块囊性感触痛者，多为湿热；包块软而僵硬者，多为痰积。从病程分虚实：病之初期，肿块胀痛明显者，此乃邪实为主；中期包块增大，质地较硬，隐隐作痛，月经异常，面色欠润者，多邪实正虚；后期胀痛剧，肿块坚硬如石，全身羸弱者，正虚为主。辨善恶：癥瘕发展缓慢，按之柔软活动，精神如常，面色有泽者多善证；若癥瘕日益增大，按之坚硬如石，疼痛甚剧，伴有或崩或漏，或五色带下，形瘦面黯者，多为恶证，预后不良。明代张介宾在《景岳全书·杂证谟·积聚候》中云："积聚之病，凡饮食、血气、风寒之属，皆能致之。但曰积曰聚，当详辨之。盖积者，积垒之谓，由渐而成；聚者，聚散之谓。或聚或散，本无形也，故无形者曰聚。诸有形者，或以脓血之留，凡汁沫凝聚，旋成癥块者，皆积之类，其病多在血分，血有形而静也，诸无形者，或胀或不胀，或痛或不痛，凡随触随发，时来时住者，皆聚之类，其病多在气分，气无形而动也。"张介宾对前人的论述进行了概括，较全面而正确地分析了病机、症状特点，符合临床癥病以血瘀为主，瘕病以气滞为主的辨证大法，对临床颇有启迪。

本病的治疗原则，病在气者，以理气行滞为主，佐以理血；病在血者，以活血破瘀散结为主，佐以理气。新病体质较强者，宜攻宜破；久病体质较弱者，可攻补兼施，或先补后攻，或先攻后补，随证施治。并需遵循"衰其大半而止"的原则，不可一味猛攻、峻伐，以免损伤正气。《医宗金鉴》云："凡治诸癥积，宜先审身形之壮弱，病势之缓急而治之。如人虚，则气血衰弱，不任攻伐，病势虽盛，当先扶正气，而后治其病；若形证俱实，宜先攻其病也。经云：大积大聚，衰其大半而止，盖恐过于攻伐，伤其气血也。"该病必要时可采取手术或配合其他疗法。在治疗过程中，应注意坚持服药，定期复查。

1. 气滞型

(1)症状：小腹有包块，积块不坚，推之可移，时感疼痛，痛无定处，小腹胀满，胸闷不舒，精神抑郁，月经不调。舌暗红，苔薄白。脉沉弦。

(2)治法：行气导滞，活血散结。

(3)代表方：香棱丸。

(4)常用药：木香 10 克，丁香 10 克，三棱 10 克，莪术 10 克，枳壳10克，青皮6克，川楝子10克，小茴香10克，柴胡6克。

2. 血瘀型

(1)症状：小腹有包块，积块坚硬，固定不移，疼痛拒按，面色晦黯，肌肤乏润，口干不欲饮，月经量多，或经期延后，或淋漓不断，或月经延后。舌紫黯或边有瘀点。脉沉涩。

(2)治法：活血祛瘀，散结消癥。

(3)代表方：桂枝茯苓丸加减

(4)常用药：桂枝10克，茯苓10克，丹皮10克，桃仁10克，赤芍10克，红花10克，穿山甲10克。

3. 痰湿型

(1)症状：小腹包块，按之不坚，或如囊性，时或作痛，带下较多，色白质黏腻，形体肥胖，胸脘痞闷，时欲呕吐，经行后期，甚或闭而不行，舌淡胖，苔白腻，脉滑。

(2)治法：理气化痰，散结消癥。

(3)代表方：苍附导痰丸。

(4)常用药：陈皮6克，半夏10克，茯苓10克，炙甘草3克，枳壳10克，胆南星10克，苍术10克，香附10克，生姜6克，神曲10克。

癥瘕的辨证论治见表10-3。癥瘕分型治法代表方见图10-3。

表10-3　癥瘕的辨证论治

分型	临床表现	治法	代表方
气滞	小腹有包块，积块不坚，推之可移，时感疼痛，痛无定处，小腹胀满，胸闷不舒，精神抑郁，月经不调。舌暗红，苔薄白，脉沉弦	行气导滞 活血散结	香棱丸
血瘀	小腹有包块，积块坚硬，固定不移，疼痛拒按，面色晦黯，肌肤乏润，口干不欲饮，月经量多，或经期延后，或淋漓不断，或月经延后。舌紫黯或边有瘀点。脉沉涩	活血祛瘀 散结消癥	桂枝茯苓丸加减

续表

分型	临床表现	治法	代表方
痰湿	小腹包块,按之不坚,或如囊性,时或作痛,带下较多,色白质黏腻,形体肥胖,胸脘痞闷,时欲呕吐,经行后期,甚或闭而不行,舌淡胖,苔白腻,脉滑	理气化痰散结消癥	苍附导痰丸

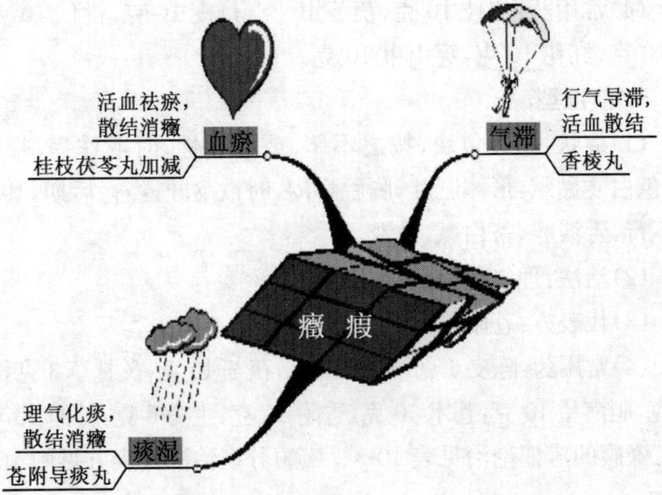

图 10-3 癥瘕辨证分型治法代表方

五、预防调摄

1. 饮食护理

饮食上宜食清淡而有营养的食品,不宜过食辛热或寒凉冰冷,不吃发霉和烧焦的食物,少饮酒、不吸烟;平时除了食瘦肉、禽蛋类以增强体质外,还需要多进食活血化瘀、消积除癥之品:如海带、海蜇、海藻、蘑菇、木耳、山楂、甲鱼等。

2. 生活调护

生活起居上要有规律，劳逸适度、防止外邪侵入，保持气血和调，以利病体早日痊愈。非经期时，可参加日常工作，但不宜过度劳累，可作适当的运动如打太极拳、散步。经期应保持外阴清洁，防止疾病发生，月经垫要清洁，禁止性交、盆浴和游泳。注意经前、经期保暖防寒，不冒雨涉水、不久居潮湿之地。

3. 心理调护

因气滞血瘀是形成癥瘕的重要原因，故调畅情志是预防癥瘕的重要方面。消除对癥瘕恐惧，对自身疾病有正确的认识。忌抑郁、恚怒，保持心情舒畅。

癥瘕常见有阴道不规则出血、白带多，都属消耗性疾病，应予高营养食品，清淡滋补而又不腻的饮食为宜，如甲鱼、鸽蛋、鸡肉、鱼肉等。忌肥腻甘醇，辛辣香窜，油煎烤等生热、生湿、生痰，易致出血的食品。癥中属于肿瘤病人，手术后气血大伤者，宜补气养血膳食为主；若因放、化疗后出现消化道反应，应服用健脾和胃，降逆止呕之食品，如姜汁、乌梅、蔗汁、藕汁等。

辨证配膳如下：气滞者可进食佛手柑粥（佛手柑 15 克，粳米 30 克共煮粥）；血瘀者可食用木耳田七瘦肉汤（木耳 15 克，田七 9 克，红枣 6 枚，猪瘦肉 250 克，陈皮 6 克，绍酒 120 克共煮）；痰湿者宜食赤小豆冬瓜鲤鱼汤（赤小豆 30 克，冬瓜 500 克，陈皮 6 克，鲤鱼 1 条共煮）。

六、鉴别诊断

1. 与妊娠的鉴别

妊娠时有停经史及早孕反应，子宫增大与停经月份相符，质软囊性感，与盆腔肿块不同。借助妇科检查、妊娠试验、B 超检查等可明确诊断。

2. 与癃闭的鉴别

癃闭是尿液在膀胱内积聚，不能溺出的疾病。虽有小腹膨隆、胀、满、痛等症，但导尿后诸证便可消失。B超检查两者显示不同声像，可资鉴别。

3. 与大便燥结的鉴别

体瘦之人，如多日不解大便，可在小腹部的左侧摸到包块，多呈索条状，有时可伴有一些不适症状、详细了解大便情况后可明确诊断。

本章小结

凡不属经、带、胎、产和前阴疾病范畴，而又与女性解剖、生理特点有密切关系的疾病，称之为"妇科杂病"。妇科杂病，临床证候不同，病因病机各异。总结有三：其一，起居不慎，感受外邪；其二，脏阴亏少，情志不调；其三，禀赋不足，气血虚弱。妇科杂病病情多变，治疗必须以脏腑、经络、气血为核心。对妇科杂病的治疗，只要从整体观念出发、施以辨证的治疗，就可以收到满意疗效。

本章复习思考题

1. 试述带下的含义。

带下有广义和狭义之分。广义带下泛指妇科疾病，即经、带、胎、产等多种疾病。狭义带下是指妇女阴道内流出一种黏稠的物质，如涕如唾绵绵不断，有生理和病理之分。健康女子自青春期开始，阴道内即有少量白色或无色透明无臭的黏性液体分泌。每逢经期前后、月经中期及妊娠期，分泌量增多以润泽阴户，防御外邪，此为生理性带下。生理性带下至绝经后减少。若带下量多，色质味均异常，伴有局部乃至全身症状者，为病理性带下，即带下病。

2. 带下病的辨证要点有哪些？

辨证要点以辨带下量、色、质、气味为主，同时辨明寒热虚实。